これだけは知っておきたい！産科麻酔Q&A

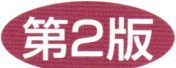

【明日からの産科麻酔を自信をもって行うために】

　皆さんは，産科麻酔に対してどのようなイメージをおもちでしょうか．「緊急が多い」「胎児のことがよくわからない」「基本的に若くてリスクの低い患者」など，急がされることは多くて嫌だけれども，なんとなく出来てしまう，という印象をもつ麻酔科医も多いのではないかと思います．それでも，帝王切開や妊婦の麻酔を日々担当するなかで，「どうしてそこまで急がされるのか理解したい」「胎児にとっても母体にとっても安全な麻酔を自信をもって行いたい」「帝王切開中の患者の不快感を解消したい」といった思いは芽生えていることでしょう．しかし産科麻酔の教科書は英語の大部のものしかないし，日本語の麻酔教科書では産科麻酔はわずか一章を占めるだけだし，どちらにしても「妊娠中の生理学的変化」から読み始めると，実際に役立つ情報に到達する前に読み続ける気力が弱まってしまいがちです．

　そこで本書では，明日からの診療に役立つように，実際の麻酔診療の流れに沿って構成いたしました．術前評価では，独特の略語の多い産科カルテの読み方に始まり，胎児評価のポイント，妊婦の診察を解説します．その中で，妊娠中の生理学的・解剖学的変化についての知識も身につくようになっています．インフォームドコンセントは超緊急の帝王切開ではどのように行ったらよいのでしょうか．また，目の前の母児に対して，どのような麻酔法が適しているのでしょうか．緊急度や母体の病態に応じた麻酔法選択の基準に続いて，実際の各種麻酔法を具体的に解説します．そこでは術中によく遭遇する心電図変化や腸間膜牽引症候群，稀ではあっても命に関わる局所麻酔薬中毒の対策にも触れていただきました．麻酔合併症として妊婦では頻度の高い挿管困難と，硬膜穿刺後頭痛の対策もそれぞれ項目を立てました．帝王切開の術後鎮痛は，薬物が母乳を介して新生児に影響を及ぼす可能性があり，独立して解説していただきました．

帝王切開の麻酔を安全に行うためには，帝王切開の適応となる産科病態についての理解が不可欠です．産科医と共通の理解があれば，帝王切開申込時に緊急性をくどくど確認しなくても直ちに動き出すことができます．妊娠高血圧症候群や多胎など，術中は状態が安定していても術後に肺水腫や腎不全などで産科医が苦労しているかもしれません．術後の状態を良好にできてこその麻酔管理です．そのためにも，帝王切開の麻酔の各論として，病態ごとの術前，術中，術後管理の実際とポイントを解説していただきました．

　産科麻酔は帝王切開にとどまるものではなく，無痛分娩や，妊娠中の手術の麻酔，産後授乳期の患者の麻酔なども大切です．さらに新生児蘇生法ガイドラインや，麻酔が原因での母体死亡，妊婦の心肺蘇生法も解説します．麻酔と蘇生は不可分のものですし，いざというときに知識があれば，少なくとも何をしたらよいかがわかります．シミュレーションを繰返していれば，なお自信をもてるでしょう．序章は，最初に読んで全体像をつかむのも良いし，最後に読んで再構築するのも良いでしょう．

　本書は，読みやすい Q&A 形式が特徴です．自分が質問したつもりで，解説を楽しみながら読み進めてみてください．執筆者は，産科麻酔の診療，教育，研究に第一線で携わっていらっしゃる日本各地のエキスパートです．内容は，専門医試験受験者に必須のものから，ベテラン麻酔科医にとっても読みごたえのあるものまで含まれています．読み終えたら，いろいろな臨床現場で自信をもって妊婦の診療ができるようになったと気づかれることと思います．

　本書で学んだことを活かしつつ，麻酔科医がお産の場に直ちに駆けつけ，母体の急変や超緊急帝王切開に迅速・的確に対応することで，母児に明るい未来がもたらされることでしょう．

　　　　　　　　　　　　　　　編集：**照井克生**（埼玉医科大学総合医療センター　産科麻酔科）

＊本書は，麻酔科学レクチャー　vol.2　no.2　として刊行されたものに最新の情報を加え改訂し，書籍化したものである．

これだけは知っておきたい！

産科麻酔 Q&A 第2版

編集 照井克生

序章

Q 1.	産科麻酔とは何か 研修医は何を知るべきか 我が国の無痛分娩の特徴，無痛分娩の功罪	奥富 俊之	1

I 麻酔前評価

Q 2.	産科カルテの読み方と胎児の評価	髙田 真二	7
Q 3.	妊婦の診断とインフォームドコンセント	奥谷 龍	16

II 帝王切開の麻酔：総論

Q 4.	麻酔が原因での母体死亡 （帝王切開における30分ルールについて，を含む）	照井 克生	21
Q 5.	麻酔法選択の基準	秋永智永子	28
Q 6.	麻酔準備	奥富 俊之	33
Q 7.	全身麻酔の実際（利点，適応，やり方）	吉田 仁 他	38
Q 8.	妊婦における困難気道（Diffcult Airway）の予測・予防と対処	岩瀬 良範	43
Q 9.	脊髄くも膜下麻酔の実際	佐藤 哲文 他	52
Q10.	硬膜外麻酔の実際	小田 裕	56
Q11.	Post Dural Puncture Headache (PDPH)* の治療	坂本 明之 他	62
Q12.	局所浸潤麻酔	天野 完	68
Q13.	帝王切開術の術後鎮痛	上山 博史	73

III 帝王切開の麻酔：各論

Q14.	胎児機能不全	入駒 慎吾	79
Q15.	妊娠高血圧症候群	田中 基	83
Q16.	常位胎盤早期剥離の麻酔と全身管理	狩谷 伸享 他	94
Q17.	前置胎盤，癒着胎盤	中畑 克俊 他	103
Q18.	多 胎	永田 悦朗 他	107

Ⅳ 硬膜外無痛分娩

- Q 19. 分娩の痛み ……………………………………………………… 角倉　弘行 他　111
- Q 20. 硬膜外無痛分娩の実際 …………………………………………… 角倉　弘行 他　116
- Q 21. 開業産科医における無痛分娩の実際 …………………………… 大原　玲子　121
- Q 22. 硬膜外無痛分娩による母体合併症対策 ………………………… 吉澤　佐也　126
- Q 23. 硬膜外無痛分娩が分娩経過に与える影響 ……………………… 島本　博子　133
- Q 24. 硬膜外無痛分娩が児に及ぼす影響 ……………………………… 加藤　里絵　137

Ⅴ 妊娠中の手術

- Q 25. 妊娠中の手術の麻酔 ……………………………………………… 辻原　寛子　143
- Q 26. 術前の放射線検査 ………………………………………………… 岡田　尚子 他　149
- Q 27. 虫垂切除および腹腔鏡下卵巣のう腫摘出術 …………………… 細川　幸希　155
- Q 28. 妊娠中のペインコントロール …………………………………… 佐伯　陽子　161

Ⅵ 産褥期の麻酔

- Q 29. 産後の生理学的，薬理学的変化 ………………………………… 渡邉　美貴　169
- Q 30. 麻酔薬の母乳への移行 …………………………………………… 伊奈川　岳　174

Ⅶ 妊産婦救急

- Q 31. 産褥出血の管理と麻酔 …………………………………………… 谷口美づき　183
- Q 32. 羊水塞栓症 ………………………………………………………… 杉村　　基　191
- Q 33. 肺血栓塞栓と抗凝固療法 ………………………………………… 福光　一夫　196
- Q 34. 産科DIC …………………………………………………………… 石川　　源　201
- Q 35. アナフィラキシー ………………………………………………… 坂本　英俊　208
- Q 36. 妊婦における心停止時の心肺蘇生法 …………………………… 加藤　里絵　214
- Q 37. 病的肥満 …………………………………………………………… 大瀧　千代　221
- Q 38. 心疾患合併妊婦 …………………………………………………… 三浦　倫一 他　229

Ⅷ 新生児の評価と蘇生

- Q 39. 新生児蘇生法ガイドライン ……………………………………… 川名　　信　235

序章 Q1 産科麻酔とは何か 研修医は何を知るべきか
―我が国の無痛分娩の特徴，無痛分娩の功罪―

回答：北里大学病院 産科麻酔部門　奥富俊之（おくとみとしゆき）

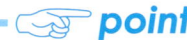 **point**

- 産科麻酔のカバーする領域は，妊娠前から産褥期まで及ぶ．
- 産科麻酔において，コミュニケーションスキルは非常に重要であり，各職種間でのスムーズなコミュニケーションと，リーダーシップなどの役割がスムーズに発揮できるようなチームトレーニングが必要である．
- わが国で無痛分娩が普及しない背景には，文化的背景の他に，助産師教育，医療介入に対する妊婦の抵抗感や知識不足，産科医の誤解，麻酔提供施設や医師の不足など複数の因子が考えられる．
- 硬膜外鎮痛下無痛分娩の利点には，母親への鎮痛以外に，胎児への酸素供給を改善することが挙げられるが，一方で医療行為に伴う副作用や合併症は否定できない．しかし，分娩そのものや児の予後には不利な点はほとんどない．

Q 産科麻酔とは何を扱うのですか？

A 帝王切開術がすぐ頭に浮かぶと思います．そして，わが国ではそれほど多くはありませんが無痛分娩も産科麻酔の範疇というのは容易に思いつくと思います．しかし，それだけでなく，産科麻酔で扱う領域は，妊娠が成立する前から産褥期にまで及びます．というのも，体外受精（採卵）という妊娠を成立させる時にも麻酔が関与するからです．また，妊娠中に発生した疾患に非産科手術が行われる場合もあります．急性虫垂炎，胆石症，外傷などによる手術がそれに相当します．妊娠を維持したまま胎児手術を行う場合にも麻酔を用います．胎児検査のための臍帯穿刺時にも麻酔を行います．また切迫流早産には子宮頸管縫縮術を行ったり，骨盤位矯正のための外回転術にも麻酔を用います．流産してしまった場合の子宮内容除去術にも麻酔が必要です．一方，産褥期には，出血の処置に麻酔が必要なこともあれば，分娩後の卵管結紮にも麻酔が必要です．また新生児の蘇生も産科麻酔の範疇に入ります．これらの麻酔を麻酔科医として管理する場合には可能な限りきちんと術前診察をし，説明と同意を得た後に，麻酔（鎮痛）を行い，麻酔後は術後評価を通して，術後の疼痛対策，副作用対策などを行います．

Q 産科麻酔で研修医は何を知るべきですか？

A 産科麻酔といえ麻酔行為である以上，麻酔学の基礎をふまえたうえで，産科麻酔に特化した麻酔管理法を知る必要があります．ここで大切なことは，母体に麻酔を行うことは大なり小なり胎児にも影響が及ぶ可能性があるということです．お母さん方にとっても妊娠前後の心理状態は非妊娠時とは全く異なり，児に対する影響にとても敏感であることです．特にわが国では，薬物，特に麻酔薬に対する安全性についての知識が妊婦をはじめ一般の人に普及していないこともあり，医療者側とのスムーズな関係を確立するのに多くの時間を要する場合もあります．したがって，特にそのような場合に産科麻酔を行う際には，まず母親および家族のニーズを把握したうえで，医療者側が，薬物が必要な状況をきちんと説明する必要があります．さらにはそれを行うための麻酔行為そのもののリスクをも知ったうえで，それを提供する必要があります．無痛分娩においては，母親のバースプランに近い形での鎮痛の提供が母親の満足度を上げます．したがって教科書一辺倒の麻酔（鎮痛）が望ましくない場合もあります．

さらに産科麻酔で知っておかなければならないのが，周産期医療におけるチームコミュニケーションの重要性です．産科麻酔が関与する出産前後には，時として極めて緊急性の高い帝王切開術が必要となる場合もあり，産科医と麻酔科医が共通の認識で迅速に行動する必要がありますし，その際には，看護師，助産師，その他のパラメディカルをも巻き込みます．出産した児に迅速な処置が必要な場合には新生児科医の援助が必要となりますし，それらを受け入れるためのベッドが新たに必要となります．これらのためには，周産期チームとして，ケースごとに誰がリーダーシップをとってどのように行動するべきか，あるいは各症例の振り返りの中でどう行動すべきであったか話し合う習慣が必要です．その中で，お互いの信頼関係を構築していかないと，融通性のある迅速な対応は難しくなります．

Q 欧米に比べ，日本で何故，無痛分娩は広がらないのでしょうか？

いくつか原因が考えられます．①日本の古くからの文化的背景，②助産師教育における思想，③医療介入に対する妊婦の抵抗感と，産科医師の麻酔に対する誤った医療知識，④無痛分娩を安全に24時間体制で提供できる施設や医師の不足などが挙げられます．

まず日本の文化的背景として，わが国では古くからお産は自然が一番，我慢することが美徳，苦しんで痛みを感じてこそ強い愛情が湧き親子の絆が築かれるという思想があります．様々な疾患に対して，西洋医学的な治療に期待を寄せている現代ですら，出産に対して薬剤を用いることに抵抗がある女性も多くいます[1]．このことは20世紀以降，陣痛の苦しみから解放されたいとの思いから，「分娩は陣痛を必要とするもの」とする従来の医療者側の態度に反対する市民運動が起きた欧米とわが国の大きな違いです．しかも，わが国では助産院での出産が諸外国に比べて多かった影響もあります．助産師は，「出産は女性の自然な生理現象で，薬剤を必要としない」と

の考えに立脚して教育されてきており，それが無痛分娩の施行を阻んできた理由のもう一つの理由でしょう．そのような姿勢は現在でも一般女性の中に根強くあります．ちょっとした心配時に相談，受診できる近距離の中小病院での出産が多いのも日本の特徴です[2]．過去のわが国の統計では，産科医の少ない病院ほどリスクが高いことが示されていますが[3]，それでも大病院という環境は妊婦には受け入れがよくありません．医療介入自体は容認できたとしても，実際それを妊婦自身が受けるとなると，具体的な方法を知らず，漠然とした不安や恐怖が先立つ場合もあります[2]．あるいは，実際に無痛分娩を希望しても近くにそのような体制がとれている病院が見つからない場合も多くあります．

このような理由から，米国，フランス，ベルギーなどのように60〜70％を超える無痛分娩率の国とは対照的に，わが国では5％にも満たないのが特徴です．

Q 硬膜外鎮痛法を用いた無痛分娩の利点と欠点は何ですか？

A 動物実験では，痛みというストレス時に発生するカテコールアミンは子宮胎盤血管を収縮し，血流を減少させ，胎児への酸素供給を悪くします（図1）[4]．また痛みにより母体の過換気が起これば，母体の呼吸性アルカローシス，酸素解離曲線は左方移動が起こり，胎児への酸素供給はさらに悪化します．しかも，その呼吸性アルカローシスが子宮収縮間欠期において低換気を惹起することで低酸素血症をひき起こしやすいとされています．したがって，もともと子宮胎盤血流の悪い妊娠高血圧症候群や，妊娠高血圧腎症，糖尿病，循環器疾患合併妊娠などでは，痛みによるカテコラミン値の上昇による子宮血流への影響は重大です．これに対して，無痛分娩，特に硬膜外鎮痛法は，陣痛を緩和するだけでなく，そのことでこれら悪影響を及ぼすカテコールアミンの値，特にエピネフリンを

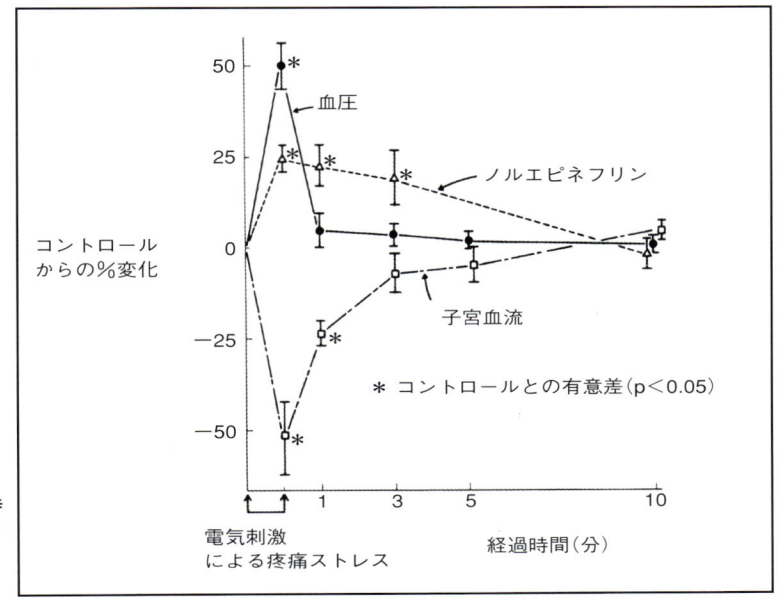

図1 動物にストレスをかけた時の血圧，血中ノルエピネフリン，子宮血流の変化
（文献4を参照して作成）

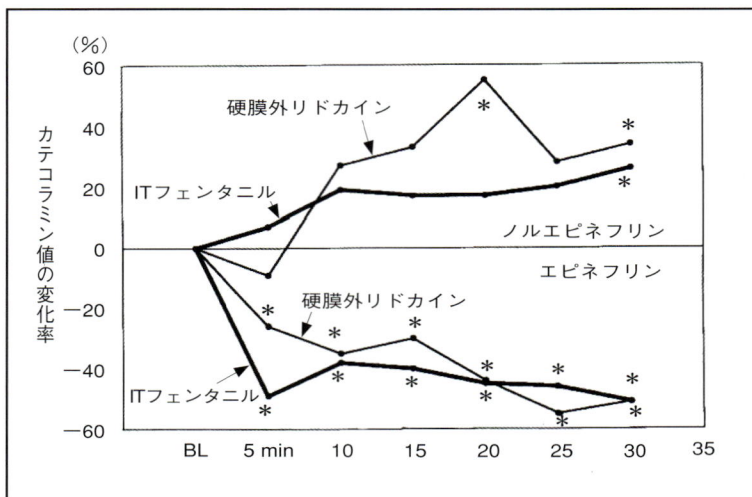

図2 硬膜外麻酔および脊髄くも膜下（IT）麻酔後の母体血中のカテコラミン値の変化
（BLは麻酔前のコントロール）．いずれも5分後にエピネフリン値の低下がみられる．
（文献5を参照して作成）

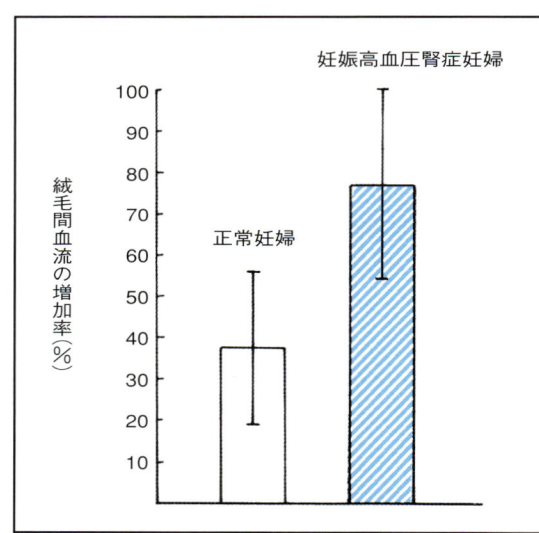

図3 局所麻酔薬（0.25%ブピバカイン 10 mL 硬膜外腔）投与後の絨毛間血流の増加率
（文献6，7を参照して作成）

有意に減少させることが正常妊婦を対象とした研究で明らかになっています（図2）[5]．これにより硬膜外鎮痛法は子宮胎盤血管収縮，血流減少を阻止し，絨毛間腔血流を改善することがわかっており，硬膜外鎮痛法はメリットとなります（図3）[6,7]．

一方で，硬膜外鎮痛法による無痛分娩では分娩時間の遷延，器械分娩や帝王切開率の増加，児の回旋異常が問題となっていました．しかし，近年では低濃度の局所麻酔薬にオピオイドを併用して用いることで，鎮痛の質が向上し，それに伴い，硬膜外鎮痛法が帝王切開率を上げることはないとされています[8,9]．分娩の遷延に関しては，実際には内診を頻回にすることは難しいので，評価が一定しませんが，遷延したとしても1時間程度であり，児の予後には影響しません[8]．児の回旋異常や器械分娩率は若干上昇しますが[8]，適切に管理されていればそれらが児に悪影響を及ぼすことはありません．その他，麻酔薬投与後の子宮過収縮により胎児心拍数から判断した場合の胎児機能不全の徴候が10〜20%の症例でみられますが，一過性の変化であり急速遂娩が必要になることはありません．また，硬膜外鎮痛時間が長くなると母体の発熱がみられ，児への影響が懸念されており，麻酔そのものの影響や絨毛膜羊膜炎との関連などが示唆されていますが明らかにそれらを肯定するエビデンスはありません．

また薬剤による副作用（低血圧，悪心嘔吐，尿閉，掻痒感，シバリング，アレルギー），

手技に伴う合併症(一過性神経障害,偶発的硬膜穿刺とそれによる頭痛,偶発的血管内注入と局所麻酔中毒,腰痛,硬膜外血腫,その他の神経学的合併症)は医療の介入である以上,無視できませんが,重篤なものは数千～数万に1例程度の頻度です.

[文　献]

1) 奥富俊之:最近の分娩時麻酔/帝王切開時麻酔の動向.産婦人科の実際 58:1969-1978, 2004
2) 奥富俊之,皆川麻希子:日本において硬膜外麻酔下経腟分娩が普及しない理由について――一般女性の硬膜外麻酔下経腟分娩に対する認知度と第一児出産形態からの考察―.分娩と麻酔 79:9-17, 2000
3) Nagaya K, Fetters MD, Ishikawa M et al：Causes of maternal mortality in Japan. JAMA 283：2661-2667, 2000
4) Shnider SM, Wright RG, Levinson G et al：Uterine blood flow and plasma norepinephrine changes during maternal stress in the pregnant ewe. Anesthesiology 50：524-527, 1979
5) Cascio M, Pygon B, Bernett C et al：Labour analgesia with intrathecal fentanyl decreases maternal stress. Can J Anaesth 44：605-609, 1997
6) Hollmen AI, Jouppila R, Jouppila P et al：Effect of extradural analgesia using bupivacaine and 2-chloroprocaine on intervillous blood flow during normal labour. Br J Anaesth 54：837-842, 1982
7) Jouppila P, Jouppila R, Hollmen A et al：Lumbar epidural analgesia to improve intervillous blood flow during labor in severe preeclampsia. Obstet Gynecol 59：158-161, 1982
8) Sharma SK, McIntire DD, Wiley J et al：Labor analgesia and cesarean delivery：an individual patient meta-analysis of nulliparous women. Anesthesiology 100：142-148, 2004
9) Marucci M, Cinnella G, Perchiazzi G et al：Patient-requested neuraxial analgesia for labor：impact on rates of cesarean and instrumental vaginal delivery. Anesthesiology 106：1035-1045, 2007

Ⅰ 麻酔前評価

Q2 産科カルテの読み方と胎児の評価

回答：帝京大学医学部 麻酔科　髙田真二

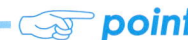 point

- 産科カルテの読み方を理解することで，麻酔科医は産科医や助産師と円滑に意思疎通ができ，チーム医療に貢献できる．
- 胎児体重の推定は胎児発育評価の基本．
- ドプラ法による臍帯動脈の血流測定は，IUGR 児の胎児機能評価に役立つ．
- 胎児心拍数図で，以下の 4 項目をすべて満たせば，胎児が健康であると評価できる．
    ① 基線心拍数：110〜160
    ② 基線細変動：6〜25
    ③ 一過性頻脈を認める
    ④ 一過性徐脈を認めない
- 胎児心拍数図で以下のいずれかを認めた場合，胎児の well-being は障害されている可能性がある．
    ① 反復する遅発一過性徐脈，反復する変動一過性徐脈，遷延一過性徐脈のいずれかを認め，かつ基線細変動が消失している場合
    ② 基線細変動の減少または消失を伴う高度徐脈
- 基線細変動，心拍数基線，一過性徐脈の組合せに基づき，胎児心拍数波形を 5 段階に分類する．レベル 3〜5 の場合，「胎児機能不全（NRFS：Non-Reassuring Fetal Status）」と診断し，産科医と協力して適切な対応に努める．

Q なぜ麻酔科医が産科カルテの読み方を学ぶ必要があるのですか？

　妊婦と胎児の 2 人（時には 3 人以上）を同時にケアする産科麻酔を安全に実践するためには，患者の麻酔前状態を正しく評価しなければなりません．産科麻酔の特徴でもある緊急手術の際に，時間の制約の中で必要な情報を収集して適切な麻酔計画を立案するためにも，産科カルテの基本的な読み方を理解しておくことは重要です．

緊急帝王切開や無痛分娩は医療チームとしての対応能力が問われる場面です．チーム医療の成功のためには，チーム構成員が患者情報を含め必要な知識を共有していることが不可欠です．妊婦や胎児の状態を評価する種々の方法を理解することで，麻酔科医も産科医や助産師との円滑な意思疎通が可能になり，周産期チームの一員として母児の幸福に貢献できます．

それでは，① 入院時の母児のリスク評価，

②分娩の進行状況の評価，③分娩中の胎児の状態評価，に焦点を当てて産科カルテを読んでみましょう．なお，①のうち具体的な産科合併症のリスク評価の要点に関しては，本書の該当章を参照してください．

胎児の発育をどのように評価しますか？

A まず，過去の妊娠出産歴と今回の妊娠週数を確認しましょう．産科カルテの冒頭に「2G1P」のような記載を目にすることがあります．G は gestation（妊娠），P は parturition（分娩・出産）の略です．つまり 2G1P とは「2 回経妊，1 回経産」の意味です．

カルテには通常，胎児発育の個体差が少ない妊娠 15 週以前に超音波断層法で決定した妊娠週数が記載されています．頭臀長（crown rump length：CRL）が 14〜41 mm の範囲（妊娠 8〜11 週相当）では頭臀長を，児頭大横径（biparietal diameter：BPD）が 20〜30 mm の範囲（妊娠 12〜15 週相当）では児頭大横径を計測し，日本人の発育基準曲線をもとに妊娠週数を決定します[1]．

妊娠中期以降の胎児発育のスクリーニングのためには，胎児推定体重（estimate of fetal weight：EFW）を計算します．超音波断層法で児頭大横径（BPD），大腿骨長（femur length：FL），腹囲（abdominal circumference：AC）の 3 つを計測し，以下の推定式を用いて計算します[1]．

EFW (g) = $1.07 \times BPD^3 + 0.30 \times AC^2 \times FL$

経時的な EFW の値が発育基準曲線から下方（−1.5 SD 以下あるいは 10 パーセンタイル以下）に外れてゆく場合は，子宮内胎児発育遅延（intrauterine growth restriction：IUGR）が疑われます．原因として母体要因，子宮胎盤要因，胎児要因がありますが，いずれにしても産科麻酔の対象になる可能性が高いです．逆に EFW＞4,000 g の巨大児も，児頭骨盤不均衡や肩甲難産のため，分娩が遷延して緊急帝王切開の可能性が高まります．

超音波ドプラ法で胎児の血流を測定した写真がカルテに貼ってありました．何を評価しているのですか？

A 主に妊娠 28 週以降の IUGR 症例で，胎児機能の評価のために超音波ドプラ法を用いて臍帯動脈や中大脳動脈の血流を測定します．この結果と胎児心拍数図の評価などを併せて，IUGR 症例での妊娠継続の可否が判断されます．低リスク妊娠例では検査の特異度に問題があるので，ルーチン検査としては実施されません[2]．

拍動性の動脈血流波形から収縮期最高血流速度（S）と拡張終期血流速度（D）を求め，これから RI（resistance index）を RI＝（S−D）/S の式で算出します（**図 1**）．臍帯動脈の血流波形は胎児心臓からの心拍出量と胎盤の血管抵抗に影響されます．正常妊娠では週数とともに拡張終期血流速度が上昇するので RI は低下します．しかし胎盤の血管抵抗が増加して胎児から胎盤への循環が障害された病態では，拡張終期血流速度が低下するため RI は上昇します．さらに病態が進行すると，拡張終期に臍帯動脈血流が途絶したり，胎盤から胎児側へ血流が逆流したりすることもあります（**図 2**）．IUGR 児でこの血流の途絶や逆流を認めた場合は，胎児が低酸素症やアシドーシスに陥っている可能性が強く疑われます．

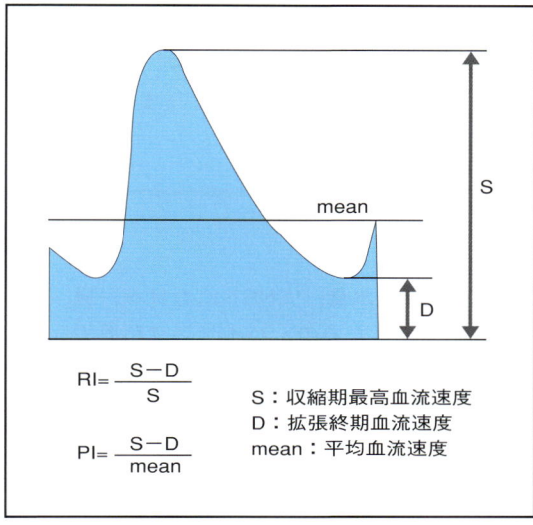

図1 超音波ドプラ法による臍帯動脈血流測定：RI（resistance index）と PI（pulsatility index）
（文献4より引用）

子宮内胎児死亡や新生児死亡との関連も指摘されており，早期娩出を考慮すべき状況です[2]．

　胎児が低酸素症に陥ると，重要臓器を保護するために胎児体内で血流の再分布が生じ，脳血流が増加します．したがって臍帯動脈血流の場合とは逆に，胎児中大脳動脈では拡張終期血流速度が上昇し，RIは低下します．

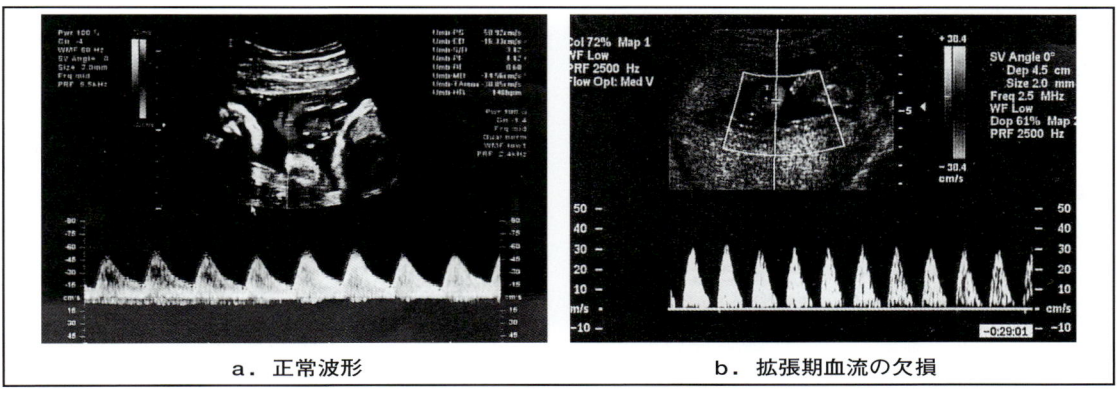

a．正常波形　　　　　　　　　b．拡張期血流の欠損

図2　超音波ドプラ法による臍帯動脈血流波形
（文献2より引用）

NST（ノンストレステスト）の意味を教えてください

　A　NSTは陣痛（ストレス）のない状態での基線胎児心拍数とその変動，および一過性頻脈の有無から，分娩開始前の胎児のwell-beingを評価する方法です．胎児の自律神経系が成熟してくる妊娠28週以降に実施します．

　記録中の任意の20分間に2回以上一過性頻脈を認める場合，"reactive"と判定し，1回以下の場合を"non-reactive"とします（一過性頻脈の定義は，p.11を参照してください）．reactiveの場合，その時点での胎児の状態は健康であると判断できます．一方，non-reactiveであっても，必ずしも胎児の状態が悪いとは限りません．例えば胎児がnon-

REM睡眠状態にある時は，胎動が少なくなり，non-reactiveと判定される可能性が高くなります．したがって，non-reactiveの場合はさらにNST検査時間を延長したり，biophysical profile scoring（BPS）（メモ）による確認をしたりすることが必要になります．

> **メ モ**
>
> ●biophysical profile scoring（BPS）
> ①胎児の動き，②胎児の筋緊張，③胎児の呼吸様運動，④羊水量，⑤NSTにおける一過性頻脈，の5項目を各々2点満点，計10点満点でスコア化したもの．ハイリスク胎児のwell-beingの評価と分娩管理方針の決定に利用される．

Q 分娩の進行状況をどのように確認しますか？ 産科医が記載した「内診所見」の読み方もよくわからないのですが…

A 分娩は3つの時期に区分できます．第1期（開口期）は分娩開始（陣痛周期が10分以内になった時点）から子宮口が全開大（10 cm）するまで，第2期（娩出期）は子宮口全開大から胎児娩出まで，第3期（後産期）は胎児娩出から胎盤娩出までです．分娩第1期はさらに子宮口の開大速度が大きく変化する時点を境に潜伏期と活動期に分かれ，活動期はさらに加速期，極期，減速期に分かれます．硬膜外無痛分娩で妊婦を管理する麻酔科医は，妊婦が現在分娩のどの時期にあるのかを理解しておくことが必要です．

分娩の進行具合は内診所見で決定します．確かにカルテには多くの項目があり，とても覚えきれませんね．とりあえずBishopスコアの概念を理解しましょう．内診所見のうち子宮口の開大度，頸管の展退度，児頭位置，頸部の硬度，子宮口の位置，の5項目を点数化して頸管の成熟度を評価するものです．頸管の成熟不全，すなわち軟産道異常は分娩停止の大きな原因の一つです．これらを理解しておけば，無痛分娩で管理中の妊婦が緊急帝王切開にいたる可能性を，内診所見記載からある程度予測することも可能になります．

Q 胎児心拍数図に出てくる様々な用語の意味を教えてください

A 超音波ドプラ法で測定した胎児心拍数（fetal heart rate：FHR）を子宮収縮曲線と同時に記録した胎児心拍陣痛図は，陣痛開始前および分娩中の胎児の状態（well-being）を評価するために必須の検査です．まず以下の用語の定義と意味を理解しましょう[3]．

1．基線心拍数（baseline FHR）

正常値は110〜160 bpmの範囲です（bpm=拍/min）．FHR＞160 bpmは頻脈（tachycardia），FHR＜110 bpmは徐脈（bradycardia）です．

2．基線細変動（variability）

正常なFHRは胎児心臓の自律神経系のバランスの影響で周期的に変動しています．基線FHRの最高値と最低値の差を基線の細変動（variability）とよび，単独で胎児のwell-beingを評価するのに最も重要なパラメータ

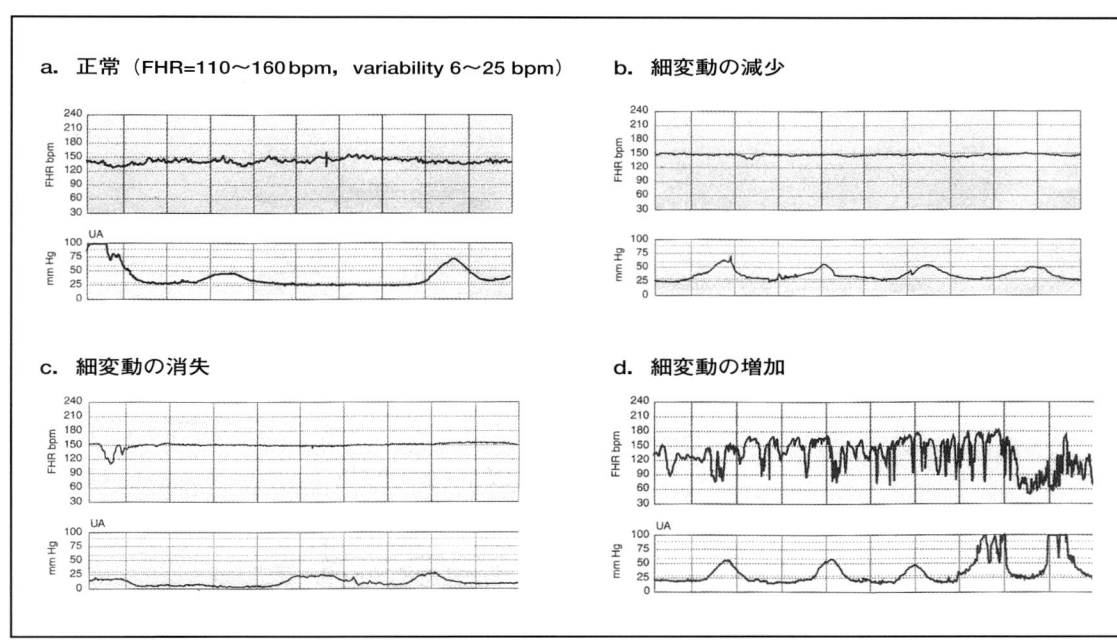

図3 胎児心拍数陣痛図（上段：胎児心拍数図，下段：子宮収縮曲線）
（文献2より引用）

であるとされています．細変動が6〜25 bpmの正常範囲内であれば，胎児の自律神経系が正常に機能し，かつ低酸素症が存在しないことを示唆します．胎児が急性の低酸素症に曝されると，細変動は増加（≧26 bpm）または低下（≦5 bpm）します．慢性的な胎児低酸素症状態では細変動が消失します（図3）．

3．一過性頻脈（acceleration）

FHRが上昇し始めてからピークに至るまでが30秒未満と急速で，基線から15 bpm以上増加し，元に戻るまでの持続が15秒以上2分未満のものを指します．ただし妊娠32週未満では増加幅が10 bpm以上，持続が10秒以上2分未満のものとします．持続が2分以上10分未満の場合は，遷延一過性頻脈とよびます．10分以上持続するものは，基線が変化したものとみなします．

4．一過性徐脈（deceleration）

子宮収縮との関係により，早発（early）一過性徐脈，遅発（late）一過性徐脈，変動（variable）一過性徐脈，に分類されます．いずれも持続は2分以内で基線に戻ります．

①早発一過性徐脈は徐脈の開始・ピーク・回復が子宮収縮のそれらと時間的に一致しています．心拍数減少開始から最下点までは30秒以上と緩やかです．心拍ごとの再変動は維持されています．

②遅発一過性徐脈は徐脈の開始・ピーク・回復が子宮収縮のそれらよりも時間的に遅れて生じます．心拍数減少開始から最下点までは30秒以上と緩やかです．基線から最下点までの心拍数低下が15 bpm未満のものを軽度，15 bpm以上のものを高度，とします．

③変動一過性徐脈は，心拍数低下開始から最下点までが30秒未満と，他の2つより急速です．子宮収縮との一定の時間関係を認めず，徐脈の持続時間，程度も変

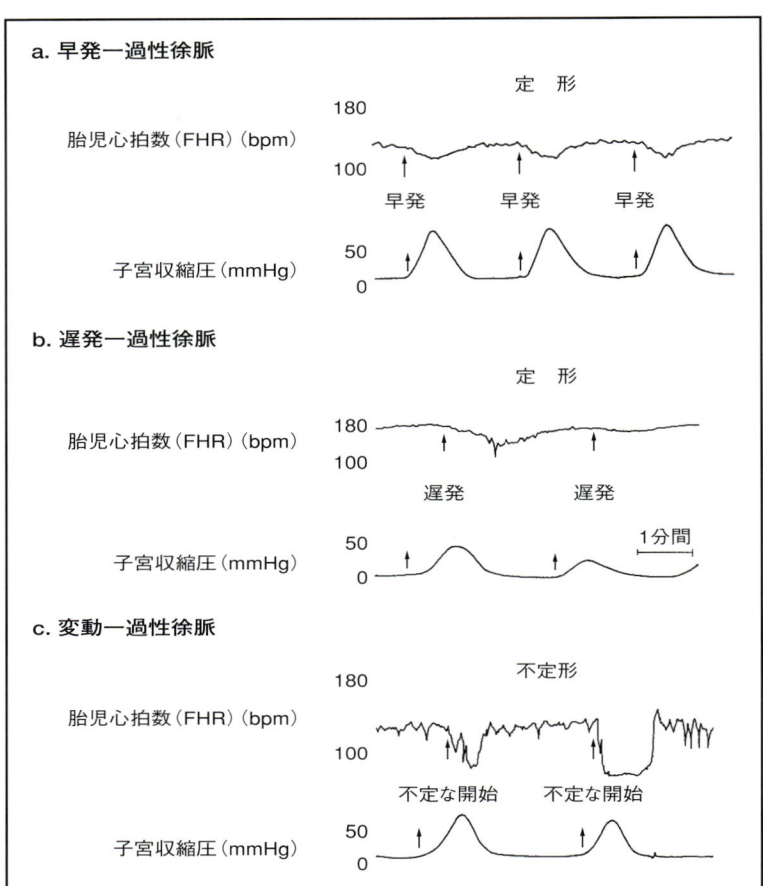

図4 胎児一過性徐脈
(文献5より引用)

動しやすいです(図4).最下点が70 bpm未満で持続時間が30秒以上のもの,または最下点が70 bpm以上80 bpm未満で持続時間が60秒以上のものを,高度とします.それ以外は軽度とします.④なお基線から15 bpm以上の心拍数減少の持続が2分以上10分未満の場合は遷延一過性徐脈(prolonged deceleration)とします.このうち最下点が80 bpm未満のものを高度,80 bpm以上のものを軽度とします.また10分以上持続する心拍数低下は,基線の変化とみなします.

分娩中に胎児が徐脈になり緊急帝王切開を申し込まれることがよくあります.胎児徐脈の病的意味について教えてください

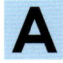
胎児の一過性徐脈の意義は以下の通りです.

1.早発一過性徐脈

子宮収縮の際に児頭が圧迫されて頭蓋内圧が上昇し,迷走神経が緊張することが原因です.胎児のwell-beingは基本的には侵されていないと考えられています.

2.遅発一過性徐脈

子宮収縮時の胎盤から胎児への血流の減少が原因とされており,子宮胎盤機能不全の早

期徴候と考えられています．酸素投与，側臥位などの処置が必要です．

3．変動一過性徐脈

胎児の体幹の一部による臍帯の圧迫が原因と考えられています．遷延一過性徐脈や高度徐脈に移行することもあります．厳重な監視が必要です．

遅発一過性徐脈や変動一過性徐脈がただちに「緊急帝王切開」を意味するものではありませんが，適切な処置を行っても徐脈が繰返される場合は，胎児の状態は危険であると判断されます．陣痛発作の50％以上で一過性徐脈を伴う場合を，「反復する（recurrent）一過性徐脈」と定義します．

胎児心拍数波形による胎児の well-being の評価についてまとめますと，**表1** のようになります．胎児心拍数波形は原則として 10 分の区画で判定します．

胎児の well-being が保証された状態と，胎児が危険だと考えられる状態の間には，様々な心拍数波形が存在します．日本産科婦人科学会の最新のガイドラインは，基線細変動，心拍数基線，一過性徐脈の組合せに基づき，

表1 胎児心拍数波形による胎児の well-being の評価

胎児の well-being が保証できる状態（assuring status）とは，以下のすべてを満たす場合である．
- ◎基線胎児心拍数：110〜160 bpm
- ◎基線胎児心拍数の細変動：6〜25 bpm
- ◎一過性頻脈を認める
- ◎一過性徐脈を認めない

逆に以下のいずれかを認めた場合には，胎児に危機が差し迫っていると考えられる．
- ●反復する遅発一過性徐脈，反復する変動一過性徐脈，遷延一過性徐脈のいずれかを認め，かつ基線細変動が消失している場合．
- ●基線細変動の減少または消失を伴う高度徐脈

この中間部分も含めて，胎児心拍数波形を5段階に分類しています[6]．このうちレベル3〜5を「胎児機能不全（NRFS：Non-Reassuring Fetal Status）」と診断することにしています（**表2**）．NRFSの場合，麻酔科医は産科医と協力して適切な対応に努めることが望まれます．NRFSの詳細な解説と，レベルごとの対応に関しては，本書の該当箇所を参照してください．

表2a 胎児心拍数波形の分類に基づく分娩時胎児管理の指針[Ⅰ]（2011年改訂版）

Ⅰ 胎児心拍数波形のレベル分類		
レベル表記	日本語表記	英語表記
レベル1	正常波形	normal pattern
レベル2	亜正常波形	benign variant pattern
レベル3	異常波形（軽度）	mild variant pattern
レベル4	異常波形（中等度）	moderate variant pattern
レベル5	異常波形（高度）	severe variant pattern

（文献6を参照して作成）

表2b 胎児心拍数波形の分類に基づく分娩時胎児管理の指針[Ⅱ]（2011年改訂版）

Ⅱ-1 基線細変動正常例

心拍数基線＼一過性徐脈	なし	早発	変動 軽度	変動 高度	遅発 軽度	遅発 高度	遷延 軽度	遷延 高度
正常脈	1	2	2	3	3	3	3	4
頻脈	2	2	3	3	3	4	3	4
徐脈	3	3	3	4	4	4	4	4
徐脈（＜80）	4	4		4	4	4		

Ⅱ-2 基線細変動減少例

心拍数基線＼一過性徐脈	なし	早発	変動 軽度	変動 高度	遅発 軽度	遅発 高度	遷延 軽度	遷延 高度
正常脈	2	3	3	4	3*	4	4	5
頻脈	3	3	4	4	4	5	4	5
徐脈	4	4	4	5	5	5	5	5
徐脈（＜80）	5	5		5	5	5		

＊：正常脈＋軽度遅発一過性徐脈：健常胎児においても比較的頻繁に認められるので「3」とする．ただし，背景に胎児発育不全や胎盤異常などがある場合は「4」とする．

Ⅱ-3 基線細変動消失例

一過性徐脈	なし	早発	変動 軽度	変動 高度	遅発 軽度	遅発 高度	遷延 軽度	遷延 高度
心拍数基線にかかわらず	4	5	5	5	5	5	5	5

・薬剤投与や胎児異常など特別な誘因がある場合は個別に判断する．
・心拍数基線が徐脈（高度を含む）の場合は一過性徐脈のない症例も「5」と判定する．

Ⅱ-4 基線細変動増加例

一過性徐脈	なし	早発	変動 軽度	変動 高度	遅発 軽度	遅発 高度	遷延 軽度	遷延 高度
心拍数基線にかかわらず	2	2	3	3	3	4	3	4

・心拍数基線が明らかに徐脈と判定される症例では，表Ⅱ-1の徐脈（高度を含む）に準じる．

Ⅱ-5 サイナソイダルパターン

一過性徐脈	なし	早発	変動 軽度	変動 高度	遅発 軽度	遅発 高度	遷延 軽度	遷延 高度
心拍数基線にかかわらず	4	4	4	4	5	5	5	5

付記：
ⅰ．用語の定義は日本産科婦人科学会55巻8月号周産期委員会報告による．
ⅱ．ここでサイナソイダルパターンと定義する波形はⅰの定義に加えて以下を満たすものとする．
　①持続時間に関して10分以上．
　②滑らかなサインカーブとはshort term variabilityが消失もしくは著しく減少している．
　③一過性頻脈を伴わない．
ⅲ．一過性徐脈はそれぞれ軽度と高度に分類し，以下のものを高度，それ以外を軽度とする．
　◇遅発一過性徐脈：基線から最下点までの心拍数低下が15 bpm以上
　◇変動一過性徐脈：最下点が70 bpm未満で持続時間が30秒以上，または最下点が70 bpm以上80 bpm未満で持続時間が60秒以上
　◇遷延一過性徐脈：最下点が80 bpm未満
ⅳ．一過性徐脈の開始は心拍数の下降が肉眼で明瞭に認識できる点とし，終了は基線と判定できる安定した心拍数の持続が始まる点とする．心拍数の最下点は一連の繋がりをもつ一過性徐脈の中の最も低い心拍数とするが，心拍数の下降の緩急を解読するときは最初のボトムを最下点として時間を計測する．

（文献6を参照して作成）

表 2c 胎児心拍数波形の分類に基づく分娩時胎児管理の指針[Ⅲ]（2011 年改訂版）

Ⅲ 胎児心拍数波形分類に基づく対応と処置（主に 32 週以降症例に関して）		
波形レベル	対応と処置	
	医師	助産師＊＊
レベル 1	A	A
レベル 2	A または B	A，B
レベル 3	B または C	B または C
レベル 4	C または D	C または D
レベル 5	D	D
	A：経過観察 B：監視の強化，保存的処置の施行および原因検索 C：保存的処置の施行および原因検索，急速遂娩の準備 D：急速遂娩の実行，新生児蘇生の準備	A：経過観察 B：連続監視，医師に報告する C：連続監視，医師の立ち会いを要請，急速遂娩の準備 D：急速遂娩の実行，新生児蘇生の準備

〈保存的処置の内容〉
一般的処置：体位変換，酸素投与，輸液，陣痛促進薬注入速度の調節・停止など
場合による処置：人工羊水注入，刺激による一過性頻脈の誘発，子宮収縮抑制薬の投与など
＊＊：医療機関における助産師の対応と処置を示し，助産所におけるものではない．

（文献 6 を参照して作成）

[文 献]

1) 日本超音波医学会用語・診断基準委員会：「超音波胎児計測の標準化と日本人の基準値」の公示について．超音波医学 30：J415-J440，2003
2) Campbell K, Park JS, Norwitz ER：Antepartum fetal assessment and therapy. In "Obstetric Anesthesia, 4 th ed" ed. Chestnut DH. Mosby Elsevier, Philadelphia, pp89-121, 2009
3) 日本産科婦人科学会周産期委員会：胎児心拍数図に関する用語・定義（改定案）．日産婦誌 54：4，2002
4) 江口勝人，大倉磯治：胎児・臍帯の血流測定．"産婦人科研修ノート" 三橋直樹，綾部琢哉編．診断と治療社，pp98-101，2009
5) 角倉弘行：無痛分娩の基礎と臨床．真興交易（株）医書出版部，pp41-42，2007
6) 日本産科婦人科学会・日本産婦人科医会 編：産婦人科診療ガイドライン 産科編 2011．東京，pp199-205，2011

I 麻酔前評価

Q3 妊婦の診断とインフォームドコンセント

回答：大阪市立総合医療センター 麻酔科・中央手術部　奥谷　龍

point

- 産科麻酔の原点は，まず妊婦の生理・解剖学的特徴を認識することである．
- 妊婦の不安を解消できる麻酔医の術前診察が，安全な麻酔管理を成功させる．
- 妊娠後期は凝固系亢進・線溶系抑制状態であり，肺血栓塞栓症ができやすい環境である．
- 妊婦以外に，胎児のリスクを考えた麻酔計画を立てる．
- インフォームドコンセントは重要だが，怖がらせることのないように慎重に説明する．

Q 妊産婦の妊娠経過中に起こる生理・解剖学的変化（特に，心血管系，呼吸器系，腎機能，消化器）について教えてください

A 生理・解剖学的変化について説明します．

1．心血管系（図1）

a）循環血液量の増大

血液量の増加は妊娠4週頃から始まり，20週前後より加速度的に増加し，30〜34週前後で最大（非妊娠に比べ約40〜50％増加）となります．この増加の生理学的意味は，子宮増大に伴った血管床増加への適応，胎児胎盤循環の維持，母体の仰臥位時の静脈還流量の低下への適応，血液過凝固の防止，分娩時出血への防御的適応とされています．多胎ではさらに著しく，双胎60％，品胎90％程度まで増加します．血液量の増加でも，血漿量の増加（非妊時の30〜40％増加）が赤血球量の増加（20〜30％増加）を上回るので，妊娠後期には血液希釈により生理的貧血状態で，日本産科婦人科学会は妊婦の貧血の定義を，HB 11 g/dL，Ht 33％未満としています．よって，正常妊婦においても多くは妊婦末期には貧血状態になりますが，この時期の軽度の貧血は正常妊婦においては臨床上問題になりません．血液量や心拍出量の増加を伴っているために，末梢組織への酸素運搬能は保たれているからです．しかし，分娩時出血でこの増大した循環血液量は失われますが，下大静脈への圧迫の解除による静脈還流の増加や子宮収縮による自家血輸血（autotransfusion：500〜750 mL）により体循環が戻ってくるため，前負荷は維持されたままで，分娩後3〜6週間にようやく非妊娠時に復します．静脈圧は上肢は変化しませんが，下肢では増大した子宮による圧迫により8 mmH$_2$Oから妊娠末期には25 mmH$_2$Oまで上昇します．

b）心拍出量の増加

循環血液量の増加，末梢血管抵抗の減少，母体体重と代謝量の亢進のため，非妊時に比べ最大30〜40％まで増加し，この傾向は妊

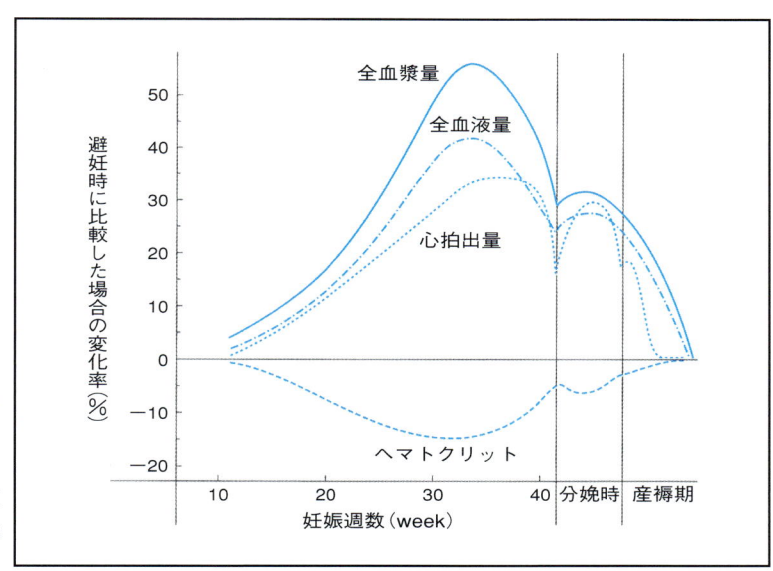

図1 妊娠・分娩・産褥期における母体の循環状態の変化
(塩崎有宏,酒井正利,斎藤 滋:妊娠による母体の変化."産婦人科学テキスト" 倉智博久,吉村泰典 編. 中外医学社, p390, 2008 より引用)

娠末期まで持続されます．この増加は妊娠前半は一回心拍出量の増加（30〜40％増加），後半は一回拍出量と心拍数の両者の増加に起因します．また，子宮収縮が起こると子宮内にプールされた血流が，母体循環に還ってくるため，分娩時から分娩後にかけてさらに増加し，分娩前の80〜100％まで増加することもあります．

c）血圧の変動

血圧は妊娠中期まで収縮期・拡張期圧ともに低下しますが，妊娠後期には非妊娠時まで回復します．

d）心拍数の変動

安静時心拍数は妊娠週数の増加に伴い，10〜20％増加します．産後は静脈還流量増加に伴い，心拍数は正常化あるいは若干減少します．

e）末梢血管抵抗の変動

妊娠中は低下します．この低下の機序は性ホルモンの血管拡張作用に起因すると考えられています．特に，子宮血管床の拡張が著しく，その結果,子宮血流量は非妊娠時100 mL/min（心拍出量の2％）が1,200 mL/min（心拍出量の17％）まで著増します．

2．肺機能

妊娠に伴い酸素消費量は約20％増加し，その結果，二酸化炭素の産生量も増加します．妊娠に伴うプロゲステロンの増加は呼吸中枢の二酸化炭素に対する感受性を亢進させるため，妊娠中の分時換気量は非妊娠中に比べ50％も増加（一回換気量は40％，呼吸回数は15％とともに増加）し，その結果，動脈血の二酸化炭素濃度の正常値は5〜10 mmHg低下し，慢性呼吸性アルカローシス状態になります．また，妊娠に伴う子宮底の上昇により横隔膜が挙上しますが，代償的に胸郭の前後径が拡大するため，肺活量，一秒量（率）は非妊娠時と比較し著変しません．しかし，機能的残気量は妊娠20週ごろから約20％程度減少し，逆に，クロージング・ボリュームは増加となり，この傾向は進行性で妊娠末期まで持続します．麻酔導入時に母体の動脈血酸素飽和度が低下しやすく，容易に低酸素血症となりうることがうなずけます．

3．腎機能

腎血流量は妊娠初期から増加する結果，腎

血漿流量（25%増），糸球体濾液過率（妊娠16週で50%増）とも増加するため，血清尿素窒素とクレアチニン濃度の正常値が40〜50%低下するので注意しましょう．

4．消化器系

分泌亢進したプロゲストロンにより胃の蠕動運動は低下します．陣痛が始まると明らかに胃の排泄遅延とガストリンと胃酸分泌が増加します．さらに，妊娠14週頃より，下部食道括約筋の弛緩も起こるため，胃食道逆流や誤嚥が起こりやすくなります．妊婦は常時，フルストマック状態と考えましょう．

Q 妊娠に伴う血液・凝固能の変化はどうなっていますか？

 血小板数は多少増加します．フィブリノーゲンなどの凝固因子（XI，XIII因子以外）はすべて増加し，さらに，抗凝固因子活性作用を示す活性化プロテインCやプロテインSは低下します．逆に，線維素溶解は軽度低下状態となり，妊婦は凝固亢進状態となり，この変化は分娩時の出血に対する生体の防御反応と理解されていますが，それと表裏をなして周産期に播種性血管内凝固症候群（DIC：disseminated intravascular coagulation）を生じやすいことの素地ともなります．この凝固能亢進の結果，周産期の妊婦は深部静脈血栓症や肺血栓塞栓症といった血栓症の合併症の頻度が高くなり，その頻度は非妊娠時の約5倍であり，経腟分娩に比べて帝王切開分娩における発生率は約3倍とされています．また，深部静脈血栓症の頻度は1,000妊婦あたり0.7という報告もあります．

Q 妊娠に伴う気道の解剖学変化はどうでしょうか？

 気道の形態的変化が起こります．妊娠に伴う体液増加に伴い，気道浮腫や粘膜・毛細血管床の充血（舌，口蓋，声門，気管内）が起こります[1]．妊娠経過に伴い，マランパチ分類も難易度を増し，気道確保が困難になります[2]．乳房肥大が加われば，喉頭鏡操作がさらに困難となります．

Q 妊婦に対する麻酔診察時の情報収集・問診のポイントを教えてください

 まず，妊婦が帝王切開になった理由や非産科手術が必要となった理由を主治医から尋ねることから始めましょう．問診では非妊娠者に行う通常の基本的項目（現病歴，既往歴，家族歴，麻酔歴，アレルギーの有無，日常生活状況，嗜好品，挿管困難の予測など）以外に，妊婦特有の情報を正確に聞き出し，把握する必要があります．問診すべき項目は表1に示しますが，これらの情報に基づいて危険因子を評価し，高リスクか低リスク妊婦かを選別し麻酔計画を立てます．特に，高齢出産（40歳以上），病的肥満，著明や全身浮腫，妊娠中毒症，4回以上の頻産婦，心疾患，腎疾患（透析中，腎移植後），肺疾患，内分泌疾患（甲状腺疾患），代謝性疾患（腎症を伴う糖尿病），血液疾患（HELLP症候群，DIC），膠原病，精神科疾患は要注意ですが，胎児の評価も決して忘れてはいけません．

表1 ハイリスク妊婦の評価法（厚生労働省科学研究班：主任研究者　中林正雄）

妊娠リスクスコア				
	リスクスコア：初期			リスクスコア：初期
1．基本情報 　40歳以上 　体重100 kg以上	5 5	15歳以下，35〜39歳 身長150 cm未満 BMI 25以上 初妊婦		1 1 1 1
2．既往症（内科疾患合併） 　高血圧：投薬中 　糖尿病：薬物治療中 　抗リン脂質抗体症候群	5 5 5	慢性腎炎 気管支喘息 SLE		2 2 2
3．産婦人科既往症 　重症妊娠高血圧症既往 　胎盤早期剥離既往	5 5	早産既往 死産・新生児死亡既往 IUGRの既往 帝切既往		2 2 2 2
	リスクスコア：後期			リスクスコア：後期
4．現在の妊娠について 　感作されたRh（-） 　MD双胎，3胎以上 　糖尿病：インスリン療法中 　重症妊娠高血圧症候群 　羊水過多 　前回帝切＋前置胎盤	5 5 5 5 5 5	人工授精妊娠 STD DD双胎 切迫早産 前期破水 羊水過少 前置胎盤 IUGR 骨盤位		2 2 2 2 2 2 2 2 2

（スコアの合計が0〜1点を低リスク群，2〜3点を中リスク群，4点以上をハイリスク群とする）
MD双胎：monochorionic diamniotic twim：一絨毛膜二羊膜双胎
DD双胎：dinochorionic diamniotic twim：二絨毛膜二羊膜双胎
IUGR：intrauterine growth restriction, STD：sex transmited disease
〔産科領域における医療事故の解析と予防対策（主任研究者：中林正雄）：平成18年度厚生労働科学研究費補助金（医療技術評価総合研究事業）総括・分担研究報告書1. 2007/中林正雄：ハイリスク妊娠の評価と周産期医療システム．産科治療 96（増刊）：474-482, 2008 より引用〕

 術前検査で，特に注意すべき検査は何ですか？

 血算と凝固能検査が最重要と思います．血小板数8万/μL以下とPT-INR 1.2以上の妊婦に対しては，一般的に区域麻酔を避ける施設が多いようです．また，HELLP症候群や急性妊娠性脂肪肝の妊婦では肝機能（AST，ALT，ビリルビン，など）や凝固系の悪化がみられ，また，時間単位で急速に病態が進行することもあります．

 インフォームドコンセントで注意することは何ですか？

 麻酔科医が妊産婦に麻酔を行う場合には，帝王切開術が多いですが，時として非産科手術時があります．しかし，深部静脈血栓症，肺血栓塞栓症，大量出血は共通問

題でしょう．また，いかなる場合も妊婦に良い十分量の鎮静・鎮痛薬投与は胎児には良くない場合もあることを十分説明し，多少の我慢が必要なことを理解してもらいましょう．

1．帝王切開術の麻酔の場合（表2）

麻酔に伴う死亡頻度が報告されていますが，他の手術症例より高く，特に，全身麻酔では以前に比べ，リスク比は下がってはきましたが，依然高率です[3,4]．多くは気道確保に関したものが主因です．区域麻酔の場合は，背部穿刺時の痛みや穿刺後の背部痛，硬膜穿刺後頭痛，神経損傷（馬尾神経症候群），出血，感染，区域麻酔が難しく全身麻酔への変更，子宮復古に伴う後陣痛などがあります．全身麻酔の場合は，歯芽損傷以外に，妊婦の挿管困難の危険性は十分説明しなければいけません．

2．非産科手術の場合

流早産の危険性があります．しかし，妊婦の胆嚢摘出術において，開腹手術での40％に比べ，腹腔鏡下手術では妊娠初期7％，中期

表2　全身麻酔と区域麻酔での死亡率の比較（2008年　ASA Annual Meeting）

帝王切開術100万例あたりの死亡率			
年	全身麻酔	区域麻酔	リスク比
1979〜1984	20	8.6	2.3
1985〜1990	32.3	1.9	16.7
1991〜1996	16.8	2.5	6.7
1997〜2002	7.8	3.4	2.3

同じ施設からの報告である．年々，両者での死亡率には差がなくなってきている．これには，患者評価，麻酔管理の向上が寄与していると思われる．しかし，帝王切開術に対する第一選択の麻酔法は安全性と母親に産声を聞かせるためにも区域麻酔であり，安易な全身麻酔は避けるべきと考える．

5％と低くなっています[5〜7]．催奇形性に関しても説明をしましょう．可能であれば，器官形成期を避け，中期以降（妊娠14週以降）に手術を行うのが安全と進言すべきでしょう．いずれの場合も，十分な説明は大切ですが，過度の説明は妊婦の精神的不安を掻き立てますので慎重なインフォームドコンセントの取得が重要です．

[文　献]

1) Kodali BS, Chandrasekhar S, Bulich LN et al：Airway changes during labor and delivery. Anesthesiology 108：357-362, 2008
2) Kodali BS, Chandrasekhar S, Bulich LN et al：Mallampati classification, an estimate of upper airway balance, Can change rapidly during labor-Editorial views. Anesthesiology 108：357-362, 2008
3) Hawkins JL, Koonin LM, Palmer SK et al：Anesthesia-related deaths during obstetric delivery in the United State, 1979-1990. Anesthesiology 86：277-284, 1997
4) Hawkins JL, Chang J, Palmer SK et al：Anesthesia-related maternal mortality in the United State, 1979-2002. Anesthesiology 103：A206, 2008
5) Graham G, Baxi L, Tharakan T：Laparoscopic cholecystectomy during pregnancy：a case series and review of the literature. Obstet Gynecol Surv 53：566-574, 1998
6) Al-fozan H, Togas T：Safety and risk of laparoscopy in pregnancy. Obstet Gynecol 14：375-379, 2002
7) McKeller DP, Anderson CT, Boynton CJ：Cholecystectomy during pregnancy without fetal loss. Surg Gynecol Obstet 174：465-468, 1992

II 帝王切開の麻酔：総論

Q4 麻酔が原因での母体死亡
（帝王切開における30分ルールについて，を含む）

回答：埼玉医科大学総合医療センター　産科麻酔科　照井克生（てるいかつお）

point

- 麻酔が原因での母体死亡は現実に存在する．
- 麻酔が原因での母体死亡は，誤嚥や挿管困難が主である．
- 救命可能だった母体死亡は，麻酔科医が不在の施設に多い．
- 麻酔科医が母体死亡減少に貢献するためには，母体死亡調査を継続して行う必要がある．

Q 麻酔が原因での母体死亡は本当にあるのですか？

A 帝王切開を受ける患者は，時に妊娠高血圧症候群などで重症化することがあるものの，基本的には健康な若い女性が大部分です．そして帝王切開術は，いまや約5人に1人の産婦が受けるごく日常的な手術です．その麻酔法は9割以上が脊髄くも膜下麻酔などの区域麻酔で行われることもあり，帝王切開術の麻酔の58％は麻酔科医以外の医師が担当していると推計されました[1]．このような現状で行われている帝王切開において，麻酔が原因での母体死亡は本当にあるのでしょうか．麻酔科医歴22年でほとんど産科麻酔ばかりをやっている私自身，麻酔が原因での母体死亡を身近に経験したことはありません．

麻酔が原因での母体死亡が本当にあるものか，妊産婦死亡の統計を見てみましょう．**表1**は，死因別妊産婦死亡数および割合で，人口動態統計から周産期に関する統計を抽出した「母子保健の主なる統計」を参照して作成しました．しかしこれを見ても，死因の項目として麻酔が独立していないため，麻酔が原因での母体死亡がどれだけあるのかわかりません．麻酔が原因での母体死亡は，「その他の直接産科的死亡」の中に含まれているのです．したがって，毎年発表される妊産婦死亡統計からは，麻酔が原因での母体死亡数すら判明しません．

麻酔が原因での母体死亡の実態を知るには，長屋らの調査がこれまでほぼ唯一のものです．旧厚生省の班研究として行われたもので，1991年，1992年の2年間の全国の母体死亡を対象として，麻酔科医2名を含む42人の調査員が分担して母体死亡の発生した施設には搬送元にも搬送先にも赴き，詳細な聞き取り調査をした結果です．それによれば，2年間で230例の母体死亡があり，そのうち調査可能だった197例のうちで，麻酔関連の事故が5例ありました[2]．麻酔が原因での母体死亡は確かに存在します．

表1 死因別妊産婦死亡数および割合（平成7〜20年）

年　次	1995	2000	2005	2007	2008	1995	2000	2005	2007	2008
総　数	85	78	82	35	39	100.0	100.0	100.0	100.0	100.0
直接産科的死亡	67	62	45	30	31	78.8	79.5	72.6	85.7	79.5
子宮外妊娠	2	5	1	2	2	2.4	6.4	1.6	5.7	5.1
妊娠高血圧症候群	19	8	5	6	1	22.4	10.3	8.1	17.1	2.6
前置胎盤，常位胎盤早期剝離	3	12	8	3	3	3.5	15.4	12.9	8.6	7.7
その他の分娩前出血	—	—	—	—	1	—	—	—	—	2.6
分娩後出血	4	11	6	9	6	4.7	14.1	9.7	—	17.9
産科的塞栓症	20	14	12	—	7	23.5	17.9	19.4	—	17.9
その他の直接産科的死亡	19	12	13	10	11	22.4	15.4	21.0	28.6	28.2
間接産科的死亡	18	15	17	5	7	21.2	19.2	27.4	14.3	17.9
原因不明の産科的死亡	—	1	—	—	1	—	1.3	—	—	2.6
産科的破傷風，HIV	—	—	—	—	—	—	—	—	—	—

（財団法人母子衛生研究会．母子保健の主なる統計　平成21年度刊行，p.80を参照して作成）

「麻酔が原因の母体死亡」と関連の深い「帝王切開術中の心停止」については，日本麻酔科学会偶発症例調査から興味深い結果が得られました．川島らが1999年と2000年の調査を分析した結果，帝王切開中の心停止は1万例あたり1.89例であり，帝王切開を含む全ての手術における頻度（1万例あたり6.78）よりは低い数値でした．しかし，術中心停止のうち麻酔管理が原因とされる症例の割合は，全ての手術では9.4％だったのに対して，帝王切開では60％にも及びました[3]．すなわち，多くの手術では術中心停止は麻酔以外の原因によることがほとんどなのに，帝王切開中に心停止が発生するときは過半数が麻酔のせいだったのです．

この調査での帝王切開術中死亡率は，1万例あたり1.51例でした．そのうち麻酔管理が原因と報告されたのは12.5％です．この頻度を用いて，年間100万出生，帝王切開率20％として概算すると，年間20万件の帝王切開が行われ，30人の術中死亡が発生していることになります．そのうち麻酔が原因での死亡は年間3.75人と推計されますが，日本麻酔科学会偶発症例調査の対象は麻酔科管理症例です．麻酔科医以外が過半数の帝王切開を担当している現状では，その推計より少なくなる可能性は低いでしょう．このように，麻酔が原因での母体死亡は確かに存在します．

Q 麻酔が原因での母体死亡の実例は，どのようなものですか？

麻酔が原因での母体死亡の実例が，上記の長屋班から報告されています．調査の過程で明らかとなった母体死亡症例の具体的な経過や検査値を，施設の同意が得られたものに限って「妊産婦死亡症例集」として公刊したものです[4]．私は一般の書店で偶然この本を見つけたときの驚きを忘れることができません．麻酔が原因での母体死亡例の概略は以下のようなものです．

1）33歳1回経産婦，側彎症のために帝切既

往あり，反復帝切を麻酔科医応援を得て診療所にて予定．脊麻に成功せず，全身麻酔を試みるも挿管できず，気管支攣縮，喉頭浮腫をきたした．総合病院の別の麻酔科医の応援を得るも挿管できず，麻酔科部長の応援を要請し，最初の応援依頼から4時間後に気管切開し総合病院へ搬送．1時間後帝王切施行，児はNICUで死亡，母体は人工心肺などを使用して一時意識が回復するも，産褥20日に肺炎およびARDSにより死亡．

2）43歳5回経産婦，子宮筋腫あり帝切方針だったが，午前に腹部緊満あり診療所入院，午後に帝切を全身麻酔下に予定（朝食摂取不明）．ラボナール，サクシンを静注した後，13分後に血圧低下，顔面蒼白，四肢チアノーゼ．気道の泡状分泌物を吸引し，気管挿管施行．その25分後に血圧脈拍測定不能．ノルアドレナリン心注，カルニゲン静注など繰返し，総合病院へ搬送．ICUで同日夜に食物残渣を大量に嘔吐した．その後骨盤位牽出術により死産児を娩出．母体は産褥3日に脳死状態と診断され，産褥15日に死亡．

3）36歳初産婦，妊婦健診未健．未明に性器出血と全身倦怠感で産婦人科単科病院（麻酔科医なし）に救急車で搬送される．児は足位で羊水混濁あり，胎児仮死の状況から結果的に死産児を娩出．産後49分に会陰切開縫合のためにハロタンを吸入開始．吸入開始直後に意識消失，呼吸抑制，ショック状態となる．救急車にて大学病院へ搬送するも，来院時心肺停止，直ちに気管挿管・人工呼吸開始．DIC治療などを行うも，産褥8日に脳死判定，産褥12日に死亡．

4）23歳初産婦，未婚で健診はまだ受けていなかった．腹痛にて総合病院外科受診，腹部単純写真ではっきりせず，2日後に胃透視検査予約を入れて帰宅．その検査後の帰宅途中で腹痛増強して倒れているところを同病院へ運ばれる．来院時血圧77，脈拍77，妊娠約7週，子宮外妊娠と診断された．酸素投与，輸液，輸血を開始して右付属器切除術施行．手術終了の約50分後に覚醒し，会話が可能となる．その30分後，口腔内に胃液，胆汁様の液があふれ泡を吹くように次々と出てきた．血液も混在していた．10分後，挿管試みるも挿入できず，10分後再度施行，人工呼吸と心マッサージ施行するも回復せず，術後2時間10分に死亡確認．

上記を含めた5例の麻酔等の事故による死亡例は，「挿管など不適切な麻酔管理」が4例，「帰室後の誤嚥」が1例と分類されています．麻酔が原因での母体死亡は，誤嚥や挿管困難など，全身麻酔や気道管理に関連していると欧米から報告されていますが，日本の実態も全く同じであることがわかりました．貴重な調査結果ですし，公表に同意した施設の思いを真摯に受け止めたいと思います．

 麻酔が原因での母体死亡を減らすには，どうしたらよいですか？

 妊産婦死亡は，出産の期待と喜びに満ちた妊娠の最後に訪れる結末として，残された家族にとって想像を絶する悲しみと苦しみでしょうし，関わった医療者全員にとって身を切られるような出来事です．それをできるならばゼロにしたいという思いは，誰しも抱くことでしょう．麻酔科医としては，麻酔が原因での母体死亡を何とか減らしたい

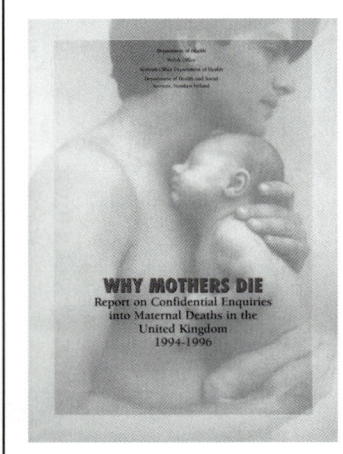

図1 英国における母体死亡調査報告書表紙と麻酔が原因での母体死亡数の推移

年	死亡数	直接母体死亡中 %
1964～66	50	
1982～84	19	
1985～87	6	4.3
1988～90	4	2.7
1991～93	8	6.5
1994～96	1	0.5
1997～99	3	2.8
2000～02	6	6.6
2003～05	6	4.5
2006～08	7	6.5

と念願します．そのためには，まずは実態を調査して，症例を評価検討し，対策を検討する以外にありません．

これまでは，前述したように麻酔が原因での母体死亡数も公表されていませんし，その内容も特別な調査が行われない限りわかりませんでした．そこで6年前から，厚生労働科学研究補助金により国立循環器病センター周産期・婦人科の池田智明部長（現三重大学医学部産科婦人科学教室教授）を主任研究者として，「乳幼児死亡と妊産婦死亡の分析と提言に関する研究」が開始され，現在も継続しています．麻酔科医も分担研究者として症例検討会に参加し，麻酔が原因での妊産婦死亡の原因分析と対策提言に協力しています．現在の麻酔科医の参加者は，日本麻酔科学会教育委員会産科麻酔検討ワーキンググループの4名です．最初の3年間は，症例検討の同意を医療機関から得るのに難渋し，検討した症例数が少なかったためか，麻酔が直接の原因と思われる事例はありませんでした．

そこで池田班では，日本産婦人科医会の協力を得て，新たな母体死亡報告制度のもとで検討症例数を増やすことに成功しました．そして麻酔が関与した可能性のある事例については，追加の質問票を送付して調査の精度を高める工夫をしています．検討結果は「母体安全への提言2010，2011」として公表されていますので，ぜひ活用いただきたいと思います．

このような包括的な母体死亡調査のモデルは，英国にあります．1955年より3年ごとに妊産婦死亡調査結果を公表し，診療向上のための勧告を行ってきました[5]．その報告書の表紙と母体死亡数の推移を**図1**に示します．この調査には麻酔科医が関わっており，母体死亡理由の項目に「麻酔」が独立してあり，症例の経過と勧告が記されています．このような積み重ねの結果，麻酔が原因での母体死亡が着実に減ってきたことが，図からもわかります．日本でも母体死亡調査の常設機関を作り活動すれば，妊産婦死亡全体と，麻酔が原因での母体死亡を減らすことに大きく役立つでしょう．

Q 麻酔科医は，麻酔以外の原因による母体死亡も減らすことができますか？

A 前項で述べた英国の母体死亡調査では，麻酔が原因での母体死亡のみならず，麻酔が関与した（contributory だった）かどうかも評価されています．出血に対する輸液・輸血の適切さや，応援医師との連絡と要請，産科医とのコミュニケーションなどが検討されています．それらの改善は，麻酔が関与した母体死亡を減らすのに役立つことでしょう．

実は日本においては，麻酔科医は「麻酔以外が原因の母体死亡」を減らすのにさらに大きく貢献できる可能性があります．前述の長屋論文では，表2に示すように，母体死亡は産科医と麻酔科医の少ない施設に多いことが示されました．また，同論文では以下のような記述があります．"Of preventable deaths, 49（68%）were attributable to the physician attempting to act as both the obstetrician and anesthetist : 46 cases of antepartum and postpartum hemorrhage and 3 cases of anesthesia complications. National data on staffing patterns of anesthesiologists and availability of laboratory services do not exist and so calculating the maternal mortality rate for these variables was precluded. The Japanese government needs to develop policies providing financial incentives for recruiting adequate numbers of obstetricians and anesthesiologists to regional medical facilities." すなわち，分娩の現場に麻酔科医が直ちに駆けつけられる体制がとれれば，出血の対処も迅速になり，母体死亡を減らせる可能性が示されているのです．現在進行中の分娩施設の集約化やオープンシステムは，限られた麻酔科医を活かすのに役立つことでしょう．同時に麻酔科医も，産科出血の特徴を理解して，産科医や救命救急医とともに治療にあたる必要がありますし，安全な帝王切開の麻酔をさらに追求し啓発していくことが求められています．

麻酔科医が周産期医療にさらに関与して，母体死亡を減らしたり，緊急帝王切開に迅速に対応して児の予後を改善したりできるように，行政や学会レベルでも様々な取り組みが進行中です．2010年1月に改定された周産期センター設置基準においても，麻酔科医を配置することが繰返し記載されていますし，緊

表2 日本における母体死亡症例施設での産科医と麻酔科医の人員数（1991〜1992年*）

Maternal Deaths	Staffing							Total No.
	Obstetricians, No.				Anesthesiologists, No.			
	0	1	2-3	≥4	0	1	≥2	
Total in-hospital	8[†]	90	51	48	184	7	6	197
Unpreventable	6(75)	47(52)	34(67)	38(79)	115(63)	5(71)	5(83)	125
Preventable from all causes[‡]	2(25)	43(48)	17(33)	10(21)	69(38)	2(29)	1(17)	72
Preventable from hemorrhage	1(13)	40(44)	5(10)	0(0)	43(23)	2(29)	1(17)	46

*Data are given as No.（%）unless otherwise indicated. For all categories of maternal deaths, percentages are percentage of total deaths in staffing category. Eleven deaths were not indicaded in the analysis because 3 facilities refused participation, 5 had no patient records, and 3 were closed.
[†] These women were treated in a medical facility by a physician other than an obstetrician.
[‡] Parcentages of preventable deaths are given as percentage of total deaths.

（文献2より）

急対応した麻酔科医への手当も検討されています．日本麻酔科学会としても，帝王切開術の脊麻診療報酬引き上げを要望し，一部実現いたしました．日本産婦人科学会と共同で，医学的適応での硬膜外無痛分娩に診療報酬を設定するように要望もしています．このように麻酔科医がお産の現場に居やすくなるような環境整備を今後も進め，麻酔が原因での母体死亡を減らすために皆で力を合わせていきたいと念願します．

> **メモ**
>
> ●妊産婦死亡の定義
>
> 妊産婦死亡の定義は，妊娠中および産後 42 日までの死亡数であり，事故によるものを含まない．妊産婦死亡率は，1 年間の妊産婦死亡数を 1 年間の出産数（出生数＋妊娠満 12 週以後の死産数）で除したものに 10 万を掛けたものである．なお，妊産婦死亡率については，国際比較のために出生数を分母に使うこともある．

TOPICS

≪緊急帝王切開における 30 分ルール≫

周産期センター設置基準においては，緊急帝王切開が必要な場合，おおむね 30 分以内に施行できる体制が求められています．その根拠は医学的なものではなく，実際に超緊急帝王切開では 30 分も待てないことも少なくありません．これは米国産科婦人科学会が，現実的な基準として定義したものを日本にも導入したにすぎません．

それでも周産期センターにおいて 30 分以内の帝王切開が常に施行可能なのは総合周産期 C の 47.4％，地域周産期 C の 28.2％にとどまりました（筆者らの 2008 年の調査）．律速段階として，手術室に次いで麻酔科医が多く挙げられました．麻酔科医が院内当直をしていない周産期センターは，総合周産期の 26.3％，地域周産期の 65.2％に及んだのです．

すると麻酔科医としては，超緊急帝王切開のために呼び出され，不十分な麻酔前評価のまま麻酔を急がされることになります．これは，麻酔に関連した母体死亡につながりかねません．日本麻酔科学会は 2007 年に，周産期センターには麻酔科医が院内当直ができるような麻酔科定員数を確保するように厚労省に要望書を提出しました．

[文　　献]

1) 照井克生，上山博史，大西佳彦 他：厚生労働科学研究費補助金（こども家庭総合研究，主任研究者池田智明）分担研究報告書「全国の分娩取り扱い施設における麻酔科診療実態調査」
2) Nagaya K, Fetters MD, Ishikawa M et al：Causes of maternal mortality in Japan. JAMA 283：2661-2667, 2000
3) 川島康男：日本の産科麻酔．臨床麻酔 26（3）：447-452, 2002
4) 妊産婦死亡検討委員会 編：日本の母体死亡―妊産婦死亡症例集―．三宝社，東京，pp214-228, 1998
5) Special Issue：Saving Mothers' Lives：Reviewing maternal deaths to make motherhood safer：2006-2008. The Eighth Report of the Confidential Enquirles into Maternal Deaths in the United Kingdom. Br J Obstet Gynaecol 118（suppl）：1-203, 2011

II 帝王切開の麻酔：総論

Q5 麻酔法選択の基準

回答：浜松医科大学附属病院 周産母子センター　秋永智永子（あきながちえこ）

point

- 母体と児の状態，手術の適応と緊急性を把握する．
- 選択した麻酔法がうまくいかなかった場合や，術中の状況変化に備えて麻酔法を選択する．
- 多くの帝王切開術において，全身麻酔よりも区域麻酔が適している．

Q なぜ帝王切開術の麻酔は特殊なのですか？

A 帝王切開術においては，妊娠経過中に著しい生理学的，解剖学的変化をきたす母体の安全性を保ちながら，児がより良い状態で娩出されるように，母体と児の双方に配慮した麻酔管理が求められます．麻酔法は，帝王切開術を必要とする適応が多様であるため，母児の病態や合併症に応じて選択する必要があります．同時に，予定を組んで臨めるものばかりではなく，超緊急を要するものまで緊急度も多様であり，緊急度に応じた麻酔法を選択しなければなりません．以上より，帝王切開術の麻酔においては，特別な配慮が求められます．

Q 帝王切開術においては，全身麻酔ではなく区域麻酔を第一選択とするのはなぜですか？

A 妊婦では，挿管困難の危険性が高くなっています．挿管困難の指標に用いられる Mallampati 分類（図1）は，妊娠中[1]にも分娩中[2]にも悪化することが示されています．それは，口腔内および咽頭，喉頭，気管粘膜の毛細血管が充血して，浮腫を生じるためとされています．Samsoon らの後ろ向き研究[3]によると，挿管が不可能であった産科患者は，1,980例中7例（1：280）であったのに対して，非産科患者では，13,380例中6例（1：2230）と，産科患者で挿管困難の危険性が高いことが示されています．2011年のアメリカ合衆国の報告[4]によると，全身麻酔の区域麻酔に対する相対危険度（麻酔100万症例に対する死亡数を比較）は，1997〜2002年は1.7であり，1991〜1996年の6.7よりも低下していました．これは，パルスオキシメトリなどのモニタリングと気道確保困難に対する臨床技術の向上によるとされています．しかし，全身麻酔に伴う妊産婦死亡のうち約2/3が気道確保の失敗と麻酔導入時の問題によることには留意しなくてはなりません．大

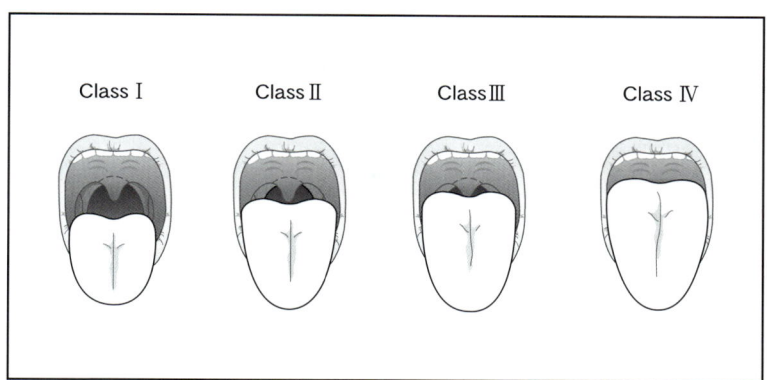

図1 Mallampati 分類（文献3より引用）

量出血や臍帯脱出などの際に全身麻酔を選択する場合には，十分に気道を評価し，気道確保困難への対策を定めておく必要があります．さらに，妊婦では胃内容誤嚥の危険性が高くなっています．誤嚥の頻度は報告により異なりますが，オーストラリアとニュージーランドにおける3年間の調査では，1095件の全身麻酔下帝王切開術において，5例に誤嚥を認めたと報告されています[5]．妊娠経過とともに血中濃度が上昇するプロゲステロンが，下部食道括約筋を弛緩させること，妊娠経過とともに食道と横隔膜，胃の位置関係が変化し，胃内圧が上昇することが原因と考えられます．母体の安全性以外にも，区域麻酔を選択することで，母親が出産の様子を記憶にとどめておくことができるのは，大きな長所です．以上より，帝王切開術においては，

表1 区域麻酔が禁忌となる病態

- 血液凝固障害
- 穿刺部位の感染
- 敗血症
- 重症で未治療の循環血液量減少（例：前置胎盤，子宮破裂など）
- 頭蓋内圧亢進をもたらしている脳内占拠性病変
- 局所麻酔薬に対するアレルギー

妊婦の自発呼吸と意識を保つことのできる区域麻酔が第一選択とされています．区域麻酔では，全身麻酔よりも麻酔薬の母体血中濃度が低いため，胎盤を通じた胎児への薬物移行を最小限とすることができるのも長所の一つです．ただし，区域麻酔には**表1**に示すような禁忌があります．妊婦が禁忌に当てはまる病態を有していたら，区域麻酔を選択することは難しくなります．

 麻酔法を選択する際に，基準となることは何ですか？

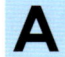 母体の安全性，手術の適応と緊急性，予想される手術における問題点が麻酔法を選択する上での基準となります．

 母体の安全性が基準になるとはどういうことですか？

 母体の低酸素血症は胎児の低酸素血症につながり，母体の血圧低下は，子宮胎盤血流減少をきたし，胎児の状態悪化につながります．母体の安全性を確保することは，

麻酔法選択の基準

胎児の状態をより良く保つためにも必要です．そのためには，母体の状態を把握しなければなりません．既往歴と過去の麻酔による合併症の有無，アレルギーの有無に加えて，妊娠経過と帝王切開術を必要とする適応を把握します．さらに，身体所見と検査所見に加えて，意思疎通の状態も考慮して区域麻酔が可能かどうかを判断します．同時に，気道を慎重に診察し，気道確保が困難かどうか予測することも大切です．区域麻酔を選択しても，麻酔域が高位になり，気道確保が必要となることもありますし，十分な麻酔域を得ることができず，全身麻酔に切り替えなくてはならない場合もあります．また，癒着胎盤などが原因で，児娩出後に出血多量となり，全身管理のために気道確保を必要とする場合もあります．さらに，緊急手術では最終飲食からの経過時間も重要です．妊婦は胃内容誤嚥のリスクが高いことは述べましたが，食事摂取直後の場合はさらに危険性が高くなります．手術の緊急性にかかわらず，母体の重要な情報を見逃して，安全性を損なうことがあっては

表2 予定帝王切開術における術前評価のチェックリスト

産科的問題点の評価
✓ 現在までの妊娠回数と出産回数
✓ 現在の妊娠週数
✓ 身長，妊娠前体重，現在の体重
✓ 妊娠経過の問題点
✓ 児の問題点
✓ 帝王切開術の適応と手術に関する問題点

麻酔科的問題点の評価
✓ 合併症と既往症，その治療内容
✓ 麻酔歴と麻酔に関連した問題の有無
✓ アレルギーの有無
✓ 家族歴
✓ 出血傾向の有無，下肢・腰部の神経学的症状の有無

身体所見の評価
✓ 気道
✓ 呼吸音，心音
✓ 上下肢の浮腫
✓ 脊椎の所見（側湾症や脊椎手術既往）

血液検査所見の評価

なりません．そして，母体の安全性を確保するためには，選択した麻酔法がうまくいかなかった場合や状況の変化に備えて，麻酔法を選択することが必要です．

Q 手術の適応とは？

胎児適応での帝王切開術には，胎児心拍数モニタリング上で状態悪化が懸念される場合があり，その際には娩出後に児の蘇生が必要になる可能性が高くなります．また，腹壁破裂や先天性横隔膜ヘルニアなど胎児に先天異常を認め，計画的に帝王切開術とする場合もあります．その際には，児娩出直後より新生児科，小児外科を含めた複数の科による集中治療を必要とします．円滑に児の蘇生と治療を行えることも，帝王切開術の麻酔管理の目標となります．母体適応は，例えば，母体に心疾患があり，妊娠経過とともに心負荷が増大するため帝王切開術になるような，母体の合併症による場合があります．この場合は，母体の状態に合った麻酔法を選択しなければなりません．また，妊娠高血圧症候群や切迫早産といった妊娠に合併する病態のために，帝王切開術となる場合もあります．その際は，早産であることも多く，母体には，血液凝固系の変化や腎機能の悪化，子宮弛緩薬の副作用が現れていることもあるため，麻酔法の選択には注意が必要です．前置胎盤の出血症例や常位胎盤早期剥離のように，母体と胎児の両方を救命するために行われる帝王切開術もあります．その際は，母体の血液凝固系と貧血の状態，児の状態と手術の緊急性

を把握し,麻酔法を選択します.多くの場合,麻酔科医には迅速な判断と行動が求められます.

Q 手術の緊急性と予想される手術における問題点が基準になるとは？

A 全身麻酔は,区域麻酔よりも麻酔導入から児娩出までの時間が短いといわれています.たとえば,臍帯脱出で胎児徐脈が継続しているような超緊急帝王切開術では,全身麻酔のほうが適しているといえます.しかし,全身麻酔には上述したような危険性を伴うことも事実であり,緊急という一言だけで全身麻酔を選択すると,母体を大きな危険にさらすことになる場合もあります.帝王切開術の緊急性を把握するためには,産科医との意思疎通をはかることが必要となります.できる限り具体的に,許される時間を知り,麻酔法を選択します.手術における問題点は,例えば前置胎盤では胎盤の位置や癒着の有無により術中大量出血をきたす危険性があり,手術時間も長くなります.このような問題点を考慮して麻酔法を選択します.そして,得られた帝王切開術の緊急性や手術の問題に関する情報は,他の麻酔科医や手術部スタッフと共有します.緊急の場合には,迅速に準備を進めることは大切ですが,現場が混乱し,安全性が損なわれることのないようにする上で,麻酔科医の役割は重要です.また,手術の問題に関する情報を共有することで,手術器具や血液製剤を適切に準備することができ,円滑な手術と安全な全身管理につなげることができます.

Q 選択した麻酔法がうまくいかなかった場合や状況の変化に備えて,麻酔法を選択するとは？

A たとえば,帝王切開術が予定された妊婦に挿管困難を予測したとします.区域麻酔を施行することで,挿管が必要になる可能性は低くなりますが,なくなるわけではありません.脊髄くも膜下麻酔単独で施行した際には,麻酔域が予想外に高位に及び,気道確保が必要になることがあります.それならば,くも膜下腔に投与する局所麻酔薬は少量にとどめ,硬膜外麻酔を併用して麻酔域を慎重にコントロールする,あるいは,脊髄くも膜下麻酔よりも麻酔効果を得るまでの時間は必要になりますが,硬膜外麻酔単独で麻酔域をコントロールするほうが安全かもしれません.その際にも,局所麻酔薬を誤って血管内に注入し,妊婦が意識を消失するなどして気道確保が必要となる可能性はありますので,気道確保の準備を整え,戦略を立てておくことは必要です.

上述したMallampati分類は,手術中にも悪化することが報告されています[6].たとえば,前置胎盤などで術中に出血多量となった場合,大量輸液は,妊娠中は生理的に低下している妊婦の血漿膠質浸透圧をさらに低下させ,気道粘膜の浮腫をきたすため,挿管困難の危険性がさらに高くなります.区域麻酔で帝王切開術を開始した場合,術中に出血量が多くなり,大量輸液と輸血が必要になると予測されたら,速やかに気道確保し全身麻酔に移行したほうがよい場合もあります.また,術前から挿管困難を予想していたら,術中の気道確保はさらに困難になると考えられます.それならば,気道確保にあたり十分なマ

麻酔法選択の基準 31

ンパワーと器具を準備し，戦略を立て，最初から全身麻酔を選択するほうが安全な場合もありえます．

十分な患者評価ができないこともあるのではないですか？

A 帝王切開術の麻酔法選択の基準について述べてきましたが，緊急の場合などは特に，上述した内容を把握する時間の余裕がないこともあります．妊娠後期に全員の妊婦を麻酔科医が診察し，問題のある妊婦を把握しておくことが理想ですが，難しいこともあります．日頃から産科医とのコミュニケーションをはかり，緊急で帝王切開術が必要になるかもしれない妊婦がいる場合には麻酔科に連絡をもらい，病歴を取得し，気道を中心とした評価をしておくことで，適切な麻酔法の選択と十分な準備がしやすくなると考えられます．また，母体の合併症によっては麻酔法選択に際して，追加の検査や他科へのコンサルトが必要なこともあります．これらについても，なるべく早い段階で麻酔科医が患者を把握しておくことで，適切な麻酔法選択と準備につなげることができると考えられます．

［文　献］

1) Pilkington S, Carli F, Dakin MJ et al：Increase in Mallampati score during pregnancy. British Journal of Anaesthesia 74：638-642, 1995
2) Kodali BS, Chandrasekhar S, Bulich LN et al：Airway changes during labor and delivery. Anesthesiology 108：357-362, 2008
3) Samsoon GLT, Young JRB：Difficult tracheal intubation：a retrospective study. Anaesthesia 42：487-490, 1987
4) Hawkins JL, Chang J, Palmer SK et al：Anesthesia-related maternal mortality in the United States：1979-2002. Obstet Gynecol 117：69-74, 2011
5) McDonnell NJ, Paech MJ, Clavisi OM et al：Difficult and failed intubation in obstetric anaesthesia：an observational study of airway management and complications associated with general anaesthesia for caesarean section. International Journal of Obstetric Anesthesia 17：292-297, 2008
6) Kodali BS, Lynch EP, Datta S：Airway changes during cesarean hysterectomy. Canadian Journal of Anesthesia 47：338-341, 2000

II 帝王切開の麻酔：総論

Q6 麻酔準備

回答：北里大学病院 産科麻酔部門 奥富俊之（おくとみとしゆき）

point

- 清潔環境下で感染対策がとられていれば手術室としての要件は満たすが，出産という一般手術とは違う側面を考慮すれば産科に特化した手術室が必要である．
- 出産といえども，帝王切開術となると手術の側面は否定できないので全身麻酔器，各種モニター，全身麻酔に必要な備品の準備と点検は必要である．
- 新生児に対しては，インファントウォーマーやその他の新生児蘇生に必要な備品の準備，点検も必要である．
- 緊急時に備えて各種麻酔薬，蘇生薬，輸血などの準備も施設ごとに検討することが必要である．

Q 産科手術室とは普通の手術室とは違うのですか？

A 医療法などで規定された基準はありませんが，一般的に満たすべき条件は，産科手術室と普通の手術室とで基本的に大きく違うことはありません．防水性の床面，壁面をもち，清浄度クラスII[1]，すなわち，清潔区域としてゾーニングされた部屋で，高性能フィルターを使用して空気清浄を行い，周辺に対して15Pa程度の陽圧環境を保ち，層流式の空調設備を有する手術室が適しています．米国連邦規格の空気清浄度クラスとしてはクラス10,000以下，換気回数としては少なくとも15回/h，できれば35回/hで，室温24℃，湿度50％程度，許容騒音としては45dB以下であることが望ましいとされています．わが国の多くの総合病院では一般の外科手術を行う手術室で帝王切開術を行っている施設も多く，衛生面だけでなく，手術環境としても無影灯などの設備を有しているため，その

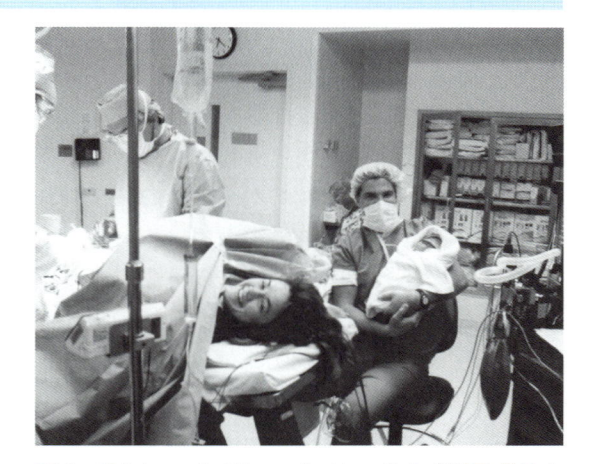

図1 Brigham & Women's Hospital（米国ボストン）で写真撮影を快諾してくれたカップルの帝王切開術の模様

ような観点からは全く問題ありません．

しかし，欧米の大学病院などでは産科手術室は分娩室と同じフロアにあるのが一般的で

あり，定時帝王切開術のみならず，産科病棟で発生した緊急手術にも迅速に対応が可能であり，また新生児に蘇生が必要な場合は隣接する新生児集中治療室へ搬送できるような構造になっています．また希望に応じて配偶者など限られた人であれば，手術室で母親とともに出生直後の新生児を囲むことも許可されている場合もあります（図1）．

わが国の大学病院では，麻酔科医のマンパワー不足，中央管理主義の流れから，これとは逆に手術部門に中央集約化している施設も少なくなく，妊娠出産という特殊性が蔑ろにされているのは残念なことです．

> **用語解説**
>
> ●「空気清浄度規格クラス」と「清浄度クラス」
>
> 　細菌の短径の大きさは，おおよそ0.5 μmである．一立方フィート中の0.5 μm程度の空中浮遊物数が10,000個以下をクラス10,000といいます．これは，もともと工業規格用として定義された米国連邦規格の一つであり，今後はスタンダードプリコーションの考えが広まるにつれ，手術室は国際規格に則った「清浄度クラス」がフィルター濾過効率や換気条件ともに用いられるようになると思われます．
>
> ●「高性能フィルター」
>
> 　一般的にHEPAフィルター（high efficiency particulate air filter）といわれるもので，定格風量で粒径が0.3 μmの粒子に対して，99.97％以上の粒子捕集率をもち，かつ初期圧力損失が245Pa以下の性能をもつエアフィルターと規定されています．

Q 全身麻酔器の準備は必要ですか？

A 帝王切開術における全身麻酔の率は各国とも減少傾向にあります．それは，①硬膜外鎮痛下の分娩が増え，緊急帝王切開術でもこの留置カテーテルが用いられるようになったこと，②オピオイドの併用により鎮痛の質が上がったこと，③気道確保の際のリスクが再認識されるようになったこと，④出生児への薬物移行動態が明らかになってきたこと，⑤母親が出産体験を得ることができ，分娩室内の手術室で家族同伴のもとそれを共有できるようになってきたことなどからです（前述のごとく日本では稀）．しかし，区域麻酔で手術が予定されたとしても，麻酔による予期せぬ循環不全（局所麻酔薬中毒，大量出血などを含む）や呼吸不全に迅速に対応するためには，いつでも全身麻酔を行えるようにするための全身麻酔器は必須と考えられます．そのために麻酔科医は，いつでも全身麻酔が行えるように，日本麻酔科学会の始業点検チェックリスト[2]を用いた麻酔器の始業前点検を怠ってはいけません．

Q 麻酔に伴い，他にどんな器材を準備したらよいのでしょうか？

A 通常の手術室であれば，区域麻酔であろうと全身麻酔であろうと必要な器材はすでに手術室で容易に準備ができる体制になっていると思いますが，そうでない場所，

例えば産科手術室などで稀にしか帝王切開術が行われないような場合には，常時それらが揃っているかどうかは頻回に点検が必要です．使用頻度が少なければ少ないほど，緊急手術時に欠品となっている可能性が高く，慌てるものです．

特に，全身麻酔に必要な，気管チューブ，喉頭鏡，バイトブロック，テープ類，吸引装置などは事前の点検が必要です．これらに加えて，挿管困難緊急に備えた気道確保器具は，挿管困難用カートとして各種備品を備えたものを誰もがわかるような場所に用意し（図2），緊急事態に備えておき，それらを定期点検しておくと良いでしょう．

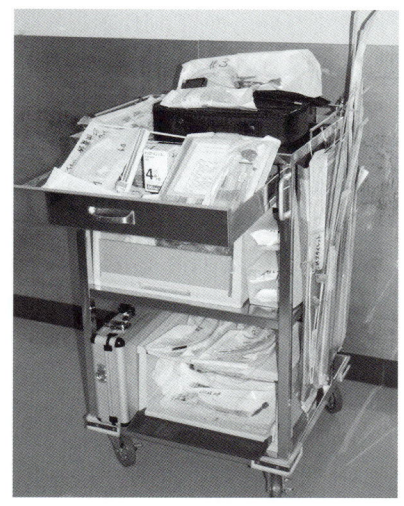

図2　北里大学病院における挿管困難緊急用カート
上段に挿管用ラリンジアルマスク，エアウェイスコープ，経鼻エアウェイ，トラキライト，気管切開用キット，下段に気管チューブ，ラリンジアルマスク，側面にガム・エラスティック・ブジーなどが配備されている．

Q モニターとしては何を準備すればよいのですか？

A 麻酔の前には静脈路の確保，血圧測定（血圧カフ），心拍数測定，動脈酸素飽和度測定が必要ですが，その際に必要な血圧計，心電図，パルスオキシメータなどの器械は毎日点検する必要があります[3]．さらに全身麻酔の際には気管挿管の成否，術中呼吸管理，蘇生効率を評価する意味でもカプノグラフィー（呼気二酸化炭素分圧分析装置）が有用であるため，それらの点検も重要です[3]．

心疾患合併妊娠，妊娠高血圧腎症や妊娠高血圧症候群のような高血圧合併症例，肺水腫，その他，母体合併症妊娠で麻酔により循環動態が不安定となる可能性のある場合や，厳密な輸液管理が必要な場合においては，観血的動脈圧測定や中心静脈圧測定が必要となるので，それらのためのトランスデューサーを含めたラインの準備がいつでも用意できるようにしておくべきです．

全身麻酔においては，術中覚醒の予防にBISモニターがどれだけ有用であるかに関しては特に帝王切開術においては議論がありますが，もし使用するのであれば事前に点検を行って，プローブとともに準備しておく必要があります．

胎児心拍数モニターは麻酔科医にはそれほど馴染みがないかも知れませんが，国によってはガイドラインで麻酔中および手術の直前までモニターすることを勧めている場合もあります．これらの意義は，胎児適応で極めて緊急性の高い帝王切開術が決定されても，麻酔前に胎児の状態が改善した場合には，麻酔法の変更ができるからです．また全身麻酔下

に気管挿管を行い，挿管が困難であった場合に，胎児的にはどれくらいの時間的猶予があるか，ひいては手術までの時間的猶予がどれくらいあるかも判断できるからです．

Q インファントウォーマーや，その他に出生児のために何を準備したらよいのでしょうか？

A 出生した児は約10%の児（12万/年）が何らかの補助を必要とし，約1%（1.2万/年）が積極的な蘇生処置を必要とするといわれています．そのために，出生児は通常インファントウォーマー上に寝かせて初期対応を行います．したがって，帝王切開においては，インファントウォーマーを準備する必要があります．

帝王切開術が始まるまでには酸素，空気，吸引の配管を済ませ，保温した状態にあるべきであり，事前に酸素ボンベが附属されているかどうか，酸素バルブを開けて酸素が実際に5〜10 L/min程度，供給されるかどうか，吸引が有効に作動する（100 mmHgまたは136 cmH$_2$Oの陰圧がかかる）かどうかを点検しておく必要があります．麻酔器の点検は忘れなくても，インファントウォーマーの点検はついつい忘れがちであるので注意が必要です（図3）．

新生児は特に体温喪失が大きく，寒冷により容易に酸素消費量が増大するので，インファントウォーマーの上に出生児を寝かせて羊水を拭ったらすぐにぬれた敷布は取り去り，別の敷布で保温できるようにインファントウォーマー上には吸湿性の敷布を2枚引いておくとよいでしょう．

その他，6Fから14Fの吸引チューブ，ゴム式吸引器，メコニウムアスピレーター，圧マノメーターのついた流量膨張式または自己膨張式のバッグ，フェイスマスク，喉頭鏡，内径2.0〜3.5 mmの気管チューブ，テープ，胃管チューブ（8Fの栄養管），各容量のディスポーザブルシリンジ，生理食塩水，乳酸リンゲル，エピネフリン（10倍希釈で1 mLの注射器に吸って用いる，気管や臍静脈から投与するためには6Fの栄養管が必要）なども

図3 全身麻酔器（中央）とインファントウォーマー（左）
帝王切開術が始まる前に，これらの準備，点検は重要である．

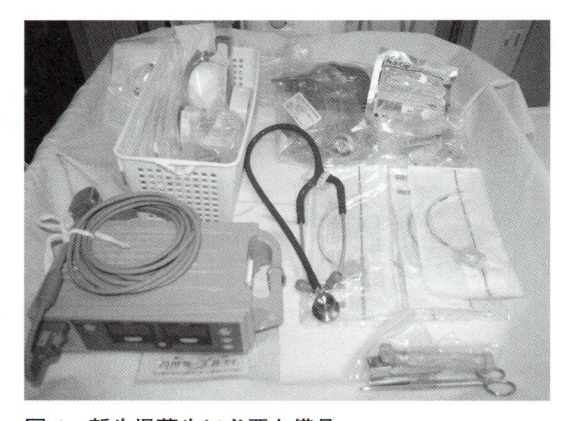

図4 新生児蘇生に必要な備品
インファントウォーマーだけでなく，新生児蘇生のための備品の準備，点検は重要である．喉頭鏡，気管チューブ，フェイスマスク，流量膨張式または自己膨張式バッグ，ディスポーザブル二酸化炭素検出チップ，パルスオキシメータ，聴診器などの有無を確認する．

稀に用いることがあるので，常備されているかどうか点検しておく必要があります（図4）[4]．異常肺や未熟肺では胸の上がりや聴診上の呼吸音が明らかでない場合もあるので，ディスポーザブルの二酸化炭素検出チップが有用であることもよくあります（図4，右上）．

Q 麻酔薬の準備はどのようにしたらよいのでしょうか？

A たとえ予定帝王切開術がなくても，緊急性の極めて高い帝王切開術を想定して毎日，全身麻酔導入薬（チオペンタール・スキサメトニウム）と昇圧薬などを注射器に吸って専用トレイに常備しているという手術室は，わが国ではそれほど多くないかもしれません．しかし，マンパワーの少ない施設においてこそ，そのような準備が必要かもしれません．ただ一方で，そのような少数の医療スタッフで運営されている手術室で，緊急性の高い帝王切開術症例が少なければ，薬剤の無駄も多くなるので，どの程度の事前準備が理想かは一様には断定できません．最終的には，緊急性の高い帝王切開術に対してどのような体制で運営するかは施設ごとに産科医と麻酔科医が対応を検討して決めておく必要があります．これら最低限の薬剤準備に加えて，金庫管理の薬剤に対しても，スムーズな出庫管理ができるように，あらかじめ鍵の保管など施設ごとに取り決めが必要です．

Q 輸血の準備はどうしたらよいのでしょうか？

A 産科出血は母体死亡の大きな原因のひとつであり，リスクのある妊婦に対しては血液を確保する必要があります．リスクには，多経産，多胎・巨大児・羊水過多，異常胎盤（前置胎盤や常位胎盤早期剥離），高齢，凝固異常，出血性疾患合併，妊娠高血圧腎症，子宮内胎児死亡，前期破水，遷延分娩やオキシトシン誘発分娩後，あるいは子宮収縮薬投与後の帝王切開術，子宮筋腫合併妊娠，全身麻酔などが挙げられます．

これらの症例では，①複数の太い静脈路（16Gまたは18G）の確保，②輸血フィルターを備えた輸血専用キット，③血液急速加温装置，④急速輸血装置などの準備が必要です．

[文　献]

1) 日本医療福祉設備協会「病院空調設備の設計・管理指針検討委員会」：病院空調設備の設計・管理指針 HEAS-02-2004．2004
2) 日本麻酔科学会ホームページ
　http//www.anesth.or.jp/dbps_data/_material_/localhost/safety/pdf/guideline_checkout.pdf（麻酔器の始業点検）．2003
3) 日本麻酔科学会ホームページ
　http//www.anesth.or.jp/dbps_data/_material_/localhost/monitor2.pdf（安全な麻酔のためのモニター指針）．2009
4) 田村正徳，側島久典，中村知夫 他：新生児蘇生法の実際．"日本語版救急蘇生ガイドライン2010に基づく新生児蘇生テキスト"日本周産期新生児医学会教育研修委員会 編．メジカルビュー社，pp37-96，2011

Ⅱ 帝王切開の麻酔：総論

Q7 全身麻酔の実際（利点，適応，やり方）

回答：弘前大学大学院医学研究科 救急・災害医学講座 吉田 仁，弘前大学大学院医学研究科 麻酔科学講座 廣田和美

point

- 帝王切開の全身麻酔は，利点も欠点も気道確保にある．
- 誤嚥性肺炎予防への配慮が必要．
- 児娩出前までの重要事項は，低酸素の予防，子宮の収縮抑制・血流維持，胎児への麻酔薬移行を最小限にすること．
- 児の救急蘇生の準備をしておく．
- 子宮収縮薬はゆっくり投与する．

Q 全身麻酔で管理する利点は何ですか？

A 帝王切開を受ける患者に全身麻酔を行う最大の利点は，気道確保です．帝王切開術の出血量は，羊水を含めても1,000 mL以下が普通です．しかし，前置胎盤や胎盤早期剥離を伴った患者では，大量出血によるショック状態に陥る危険があります．通常の麻酔も同様ですが，出血性ショック患者の麻酔中に最も注意すべきことは，組織を低酸素にしないことです．確実な気道確保による酸素の投与が重要になります．しかし，「血圧が極端に低下，出血が持続，脊椎麻酔もしくは硬膜外麻酔で一部の交感神経は遮断されている」状況で，全身麻酔の急速導入・維持を行うのは，専門医でも容易なことではないでしょう．問題が生じた時，すでに全身麻酔で管理しているということは，患者の安全のためにとても有利なことです．その他，迅速に行える点や，脊髄くも膜下麻酔や硬膜外麻酔に比べ血行動態が安定している点などが利点です．

Q それでは，全身麻酔で管理する欠点は何ですか？

A 帝王切開を受ける患者に全身麻酔を行う最大の欠点は，気道確保です．これは禅問答ではありません．妊婦の挿管困難は，非妊婦の約10倍です．原因として，妊娠に伴う上気道の浮腫，肥満，喉頭鏡による刺激などが挙げられます．米国で調査した脊髄くも膜下麻酔や硬膜外麻酔と死亡率で比較した相対危険度は，1985～1990年には16倍と報告されています．1997～2002年では改善が認められましたが，依然1.7倍あります．気管挿管前・抜管後の胃内容の誤嚥の危険性もあります．また，全身麻酔で使用する薬剤は，

局所麻酔に比して量が多く，そのほとんどは胎盤を通過します．娩出後に児の呼吸・循環管理を必要とする可能性があります．全身麻酔薬の児への影響を減らすため，最小限の麻酔薬の使用が望ましいのですが，術中記憶が残る危険性を伴います．しかし，音の記憶程度ですので，麻酔前説明の際にきちんと説明しておけば，経験的に多くの患者さんは不安には感じないようです．麻酔導入から児娩出までの時間（induction-delivery time：ID 時間）の短縮も重要な因子です．これには，産科医の協力が不可欠です．

Q 全身麻酔の適応となる場合を教えてください

A 脊髄くも膜下麻酔または硬膜外麻酔が禁忌となる場合（脊椎の異常，出血傾向，凝固異常，感染など）や患者が拒否した場合，適応になります．また，全身麻酔は迅速に行えるため，胎児切迫仮死や母体の大量出血時も有用です．全身麻酔を安全に行うためには，麻酔科医だけでなく，産科・小児科の医師や看護師など全スタッフが一連の流れに精通することが大切であり，緊急時でもスムーズに対処できるような準備が必要です．

Q 前投薬はどうしたらよいでしょうか？

A ジアゼパムなどの抗不安薬は胎盤を通過し，娩出後の児の状態に影響するため投与しないように注意してください．胃液による誤嚥性肺炎予防のため H_2 受容体拮抗薬を投与します．待機的手術であれば前夜と当日手術室入室 90 分前に，緊急手術の場合はできるだけ速やかに投与の指示を出します．メトクロプラミドは胃排出時間を短縮し食道括約筋の緊張を高める働きがあり，術前に投与されることもあります．誤嚥予防には cricoid pressure（輪状軟骨圧迫法）がありますが，近年その有効性について議論がなされています．

Q 帝王切開の全身麻酔は経験がなく心配なのですが‥‥

A 若手麻酔科医や麻酔研修中の研修医にとって，全身麻酔中の気管挿管は一種の「ルーチンワーク」となっているかもしれません．しかし，帝王切開の全身麻酔は少し勝手が違います．帝王切開術の全身麻酔は「待ったなし」．産科医，小児科医，看護師等の視線を一身に浴びる．導入薬が入ったら直ぐにでも挿管手技を始めたいという焦り．しかし，目の前には離被架とドレープで喉頭鏡を操作しづらい環境．さらに，若手麻酔科医が帝王切開の全身麻酔を最初に経験するのは，リスクが高く緊張の増す緊急帝王切開であるという指摘もあります．次の点を覚えておくと落ち着いて対処可能です．スキサメトニウム使用例で開口障害を認めることがあります．多くの場合，手技開始が早すぎて咬筋がまだ収縮しています．母指球筋の弛緩（攣縮消失）を確認後，再度開口するのが良いでしょう．

Q 麻酔導入前に注意すべきことを教えてください

A 基本的には通常のモニター（心電図，血圧，パルスオキシメータ，呼気二酸化炭素濃度のモニター）を準備することです．胃内容逆流の危険があるため，吸引をすぐに使える状態か確認します．気管チューブのスタイレットについて注意が一つ．挿管時，スタイレットの手元側が患者の尾側に向くと気管チューブが思うように操作できません．スタイレットを曲げる場合注意してください．患者が手術室に入室後は，子宮により下大静脈が圧迫されていないか，血圧および患者の状態に気を配ります．また，離被架はL型のものが便利です．当施設では，原則的にL型の離被架を左側に固定しています．挿管時だけ離被架の右側をドレープごと尾側に回転すると，気管チューブの操作が容易になります．挿管後元に戻します．これらの対処法を記憶することと同様，若手麻酔科医や研修医にとって忘れてはならないのは，自らの喉頭展開および気管挿管の技術向上を日々怠らないことではないでしょうか．

Q やはり帝王切開の全身麻酔は特別なのでしょうか？

A 麻酔導入および児娩出までがかなり特殊です．妊産婦は妊娠子宮の増大により機能的残気量が低下しているため，容易に低酸素になります．そのため，高流量の酸素を3～5分間もしくは4回深呼吸させ脱窒素を行います．患者入室後，手術の準備が整うまでに5分以上ありますので，その間に十分にpreoxygenationができます．次に具体的な麻酔法は表を参照してください．児娩出までは，低酸素の予防，子宮の収縮抑制・血流維持，胎児への麻酔薬移行を最小限にすることが重要です．過換気を避け，十分に酸素を投与します．酸素化が悪くSpO_2低下することがしばしば見られます．肥満などが原因となります．血圧は通常高くなります．気管挿管や手術などの侵害刺激によるものです．気管挿管の血圧上昇予防にはチオペンタールよりもプロポフォールの方が有利です．麻酔導入時にフェンタニルを50μg投与することもあります．レミフェンタニル0.5～1.0μg/kgは血圧および心拍数上昇抑制の可能性が示唆されていますが，低血圧の危険性もあり，安全な使用法は確立されていません．児の呼吸管理を要したり，筋硬直を起こしたりなどの副作用の報告があり，安易に投与しないようにしましょう．また，児娩出までは薬の種類・量が制限されるため，術中の記憶が残ってしまう危険性があります．BISモニターは有用ですが，亜酸化窒素や中等量以上のケタミンを使用する場合に注意が必要です．亜酸化窒素やケタミンは覚醒時と類似した脳波変化を起こすため，全身麻酔の状態であってもBIS値が高値を示すからです．

Q では，児娩出後の麻酔維持はどうすればよいでしょうか？

A 児への影響を考慮する必要がなくなるため，基本的には一般婦人科手術の麻酔と同様に様々な方法が選択できます．ただし，子宮収縮を抑制する可能性のある揮発性

表1　帝王切開の全身麻酔

導入	維持：児娩出前	維持：児娩出後
一般的方法 チオペンタール 4〜5 mg/kg （危機的低血圧時ケタミン 1〜1.5 mg/kg） スキサメトニウム 1〜1.5 mg/kg	50％酸素，50％亜酸化窒素 必要に応じて揮発性麻酔薬 非脱分極性筋弛緩薬 またはスキサメトニウム追加投与	70％亜酸化窒素 揮発性麻酔薬中止または濃度下げる オピオイドとベンゾジアゼピン投与
NLAの変法（弘前大学） プロポフォール 2〜2.5 mg/kg スキサメトニウム 0.8 mg/kg 程度	原則 BIS 60 未満を維持する プロポフォール 20 mg 間欠投与 またはプロポフォール 6 mg/kg/h スキサメトニウム追加投与	BIS 40〜60 を目標 プロポフォール 6〜10 mg/kg/h ドロペリドール 0.15 mg/kg ペンタゾシン 45 mg 程度 非脱分極性筋弛緩薬
全静脈麻酔（弘前大学） プロポフォール 2〜2.5 mg/kg スキサメトニウム 0.8 mg/kg 程度	原則 BIS 60 未満を維持する プロポフォール 20 mg 間欠投与 またはプロポフォール 6 mg/kg/h スキサメトニウム追加投与	BIS 40〜60 を目標 プロポフォール 6〜10 mg/kg/h フェンタニル 5〜10 μg/kg ケタミン 0.5 mg/kg＋0.5 mg/kg/h 非脱分極性筋弛緩薬

NLA：Neurolept Anesthesia

麻酔薬は，濃度を減らすか中止することが推奨されています．表1を参照してください．抜管後の誤嚥性肺炎予防のため，胃管を挿入し胃内容をドレナージすることが望ましいです．筋弛緩薬に関しては，妊娠子宮により腹壁の筋は強く伸展されており，体動がないかぎり投与量が少なめでも閉腹は十分可能です．また，術後鎮痛はオピオイドの全身投与が基本ですが，ここ数年手術終了後の超音波ガイド下腹横筋膜面ブロックが注目されてきています．

Q 麻酔薬が新生児に及ぼす影響について教えてください

A 全身麻酔薬で使用する薬は，筋弛緩薬を除いて胎盤移行性が良いことが分かっています．娩出後の児への影響を減らすためには，薬の制限と ID 時間の短縮しかありません．通常であれば大きな問題となることはありませんが，母体の状態，子宮の癒着，多胎児などによっては，児への薬の移行が多くなってしまうこともあります．対処すべき点は，無呼吸と心停止です．児の救急蘇生の準備をしておきます．胎内での児の状態が悪い場合（胎児切迫仮死）などは，特に注意が必要です．マスクまたは気管挿管による呼吸管理，臍帯静脈からのエピネフリンの投与などを考慮します．麻酔科医が複数いる場合には，小児科医と協力しながらこれらの処置を行う必要があります．

Q 子宮収縮に関する薬について教えてください

A 児娩出後,弛緩出血予防に子宮収縮薬の投与を依頼されます.子宮収縮薬のマレイン酸メチルエルゴメトリンは1アンプル0.2 mgの製剤で,0.1〜0.2 mg使用します.必ず2倍以上に希釈して緩徐に投与してください.マレイン酸メチルエルゴメトリンは,血管平滑筋に対しても収縮作用があります.高血圧,不整脈,一過性の冠動脈の攣縮や心筋梗塞の危険性があるためです.また,術前に子宮収縮予防の目的で硫酸マグネシウムが投与されていることがあります.全身麻酔中のマグネシウム投与は,麻酔の補助薬として有効であるという報告もあるのですが,基本的にカルシウムの作用を拮抗することによります.術前より投与されている場合,筋弛緩の効果が遷延する危険性があることを覚えておいてください.手術終了後,ワゴスチグミンによる安易な筋弛緩拮抗は,再クラーレ化による呼吸抑制の危険性があります.

Q 抜管や術後管理について注意する点は何ですか？

A 抜管は,覚醒し指示にしっかり応じることができるようになった時点で行います.抜管後の誤嚥防止のため,咳反射が回復していることを確認することも重要です.術直後の出血に迅速に対応するために,しばらくは心電図,血圧計,パルスオキシメータ等のモニター下での観察を行います.当施設では,手術部内の回復室で抜管後45分以上観察しています.動脈血検査により末梢血,呼吸などの状態が安定していることを確認し病棟に帰室させています.なお,妊産婦は基本的に代謝性アシドーシスを呈しているため,BE-5程度は普通と考えて差し支えありません.

[文　献]

1) 上山博史：全身麻酔を巡る問題点.麻酔 59：357-361,2010
2) Birnbach DJ, Browne IM：産科麻酔.In"ミラー麻酔科学"ed. Miller RD. 武田純三 監訳.メディカル・サイエンス・インターナショナル,pp1791-1821,2007
3) Levy DM：Emergency caesarean section：best practice. Anaesthesia 61：786-791, 2006
4) Smith KJ, Dobranowski J, Yip G et al：Cricoid pressure displaces the esophagus：an observational study using magnetic resonance. Anesthesiology 99：60-64, 2003
5) Rice MJ, Mancuso AA, Gibbs C et al：Cricoid pressure results in compression of the postcricoid hypopharynx：the esophageal position is irrelevant. Anesth Analg 109：1546-1552, 2009
6) Hawkins JL, Chang J, Palmer SK et al：Anesthesia-related maternal mortality in the United States：1979-2002. Obstet Gynecol 117：69-74, 2011
7) Eslamian L, Jalili Z, Jamal A et al：Transversus abdominis plane block reduces postoperative pain intensity and analgesic consumption in elective cesarean delivery under general anesthesia. J Anesth 26：334-338, 2012

II 帝王切開の麻酔：総論

Q8 妊婦における困難気道（Difficult Airway）の予測・予防と対処

回答：埼玉医科大学大学院病院 麻酔科　岩瀬良範（いわせよしのり）

point

- 困難気道（Difficult Airway）にはマスク換気困難と挿管困難がある．
- 妊婦には困難気道が多い．
- 困難気道は術前に予測可能である．
- 対処には，困難気道アルゴリズムが推奨される．
- 困難気道は，適切な準備により かなりの予防が可能である．

Q 困難気道の定義について教えてください

A 本章は妊婦の「挿管困難」が主題です．しかし，挿管困難を論じる時には，必ず「気道確保」とその困難さを考える必要があります．これらを総称して，困難気道（Difficult Airway）といいます．

一般に，挿管困難は「熟練した専門医が挿管試技を行っても困難なもの」，気道確保困難は「熟練した専門医がマスク換気困難な者」とされています[1]．原因には，患者の要因だけでなく，臨床的な状況や試技者のスキルも含みます．ASA2003のガイドライン[1]では，マスク換気困難を，a）換気不能とb）換気不十分に分け，換気不十分には「それに伴う徴候を示した場合（酸素飽和度低下だけでなく，胃の膨満や血行動態の変化など）も含めるべき」，としています．また，挿管困難は，①喉頭鏡視野確認困難（difficult laryngoscopy），②気管挿管そのものが困難な場合，③複数回試技後の食道挿管（failed intubation）に分類すべきとしています．

Q 「妊婦は挿管困難が多い」って本当ですか？

A 「本当」と考えるべきです．しかし，妊婦の全員が挿管困難ではありません．「妊娠による母体の生理学的変化」のうち，水血症（hydremia）による循環血液量の増大と，それに伴う全身的な浮腫傾向は，気道にも影響します．舌や粘膜の腫大は，気道の開存性や挿管操作に悪影響の可能性があります．また，繰返しの喉頭鏡や挿管操作により，容易に組織の浮腫をきたし，気道確保を容易に脅かし，マスク換気を困難にする可能性があります．同一患者でも妊娠末期には，口咽頭が明らかに挿管困難な形態になりやすいことは，形態学的研究によって立証されています[2]．

麻酔関連の医療事故のうち，産科麻酔は約1/7を占め，そのうち約1/3が全身麻酔によるという報告があります[3]．しかし，それが一般的な挿管困難症の発生頻度に比べて明らかに高頻度かどうかは報告によりまちまちです．しかし，挿管困難をきたしやすい生理学的機序が存在し，麻酔事故の一分類として確立していることから，リスクとして認識する必要があるのです．読者の皆さんも，全身麻酔による緊急帝王切開の際に，気管挿管に苦労した経験がある方も多いと思います．

施設にもよりますが，全身麻酔で帝王切開を行うのは，胎児心拍の急速な低下など，分秒を争う緊急状況が少なくありません．また，母体から胎児への麻酔薬の移行を減らすために，麻酔導入から児娩出までの時間（I-D time；Induction-Delivery time）を最短にする必要があります．そのために，腹部の消毒とドレーピング，手術機器の準備完了後，すなわち執刀準備が完了してから，全身麻酔を導入して手術を開始することが多々あります．

このような状況は，麻酔科医には好条件とはいえません．妊娠によって腫大した乳房や滅菌覆布は喉頭鏡ハンドルに当たって，喉頭鏡挿入や喉頭展開の妨げになることがあります．

さらに，巨大化した妊娠子宮は横隔膜を挙上し，機能的残気量（FRC）を低下させます．FRCが低下すると，短時間の無呼吸でも容易に低酸素血症をきたすことになります．そのうえ，妊婦の胃内容通過時間は有意に延長しているので，フルストマック（胃内容充満状態）の可能性を必ず念頭におきましょう．

ですから，困難気道の原因は，①患者の体位が不適切，②機器の準備が不十分，不適切，③解剖学的異常，④気道確保を難しくしやすい病気や状態，に分類することができます．①と②は適切な準備がすべてです．③と④は認識することにより，十分な対策を講じることができます．

Q 挿管困難の予測は可能ですか？

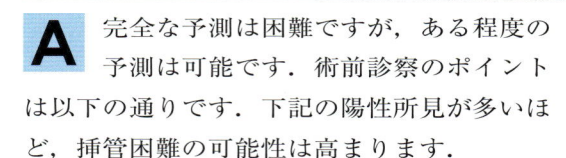

A 完全な予測は困難ですが，ある程度の予測は可能です．術前診察のポイントは以下の通りです．下記の陽性所見が多いほど，挿管困難の可能性は高まります．

1．開口度と歯牙の状態

最低2横指（3cm）の開口がないと，喉頭鏡の挿入，喉頭展開，挿管操作が困難になります．近年は，若年の顎関節症患者も多く，筋弛緩が十分でも開口制限の場合もあるので注意が必要です．同時に歯牙と歯列の状態も確認します．一般に，若年婦人の場合は歯牙の状態は良好ですが，上の歯が長く突出するような歯並びや欠損の状態によっては，挿管困難になりやすい場合があります．

2．マランパチ（Mallampati）分類（図1）[4]

次に，最大限に開口し舌を突出してもらい，口咽頭の内部を確認します．見え方により，Ⅰ〜Ⅳ度に分類します．口蓋垂や口蓋弓が確認しづらいⅢ，Ⅳ度は要注意です．末期妊婦は，同一の患者でも非妊娠時に比べて，マランパチ分類が有意に増加する，との報告があり，口咽頭は，非妊娠時に比べて麻酔科医には不利な状況になっていると考えるべきです．

3．頸部伸展

花の香りを嗅ぐ体位（sniffing position）をとって頸部を進展させ，甲状-オトガイ間距離（thyro-mental distance）をはかります．この距離が短縮（5〜7cm以下または三横指）していると，挿管困難の可能性が高くなりま

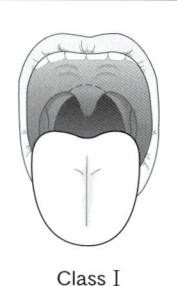

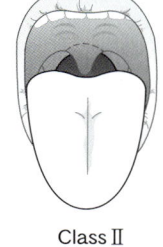

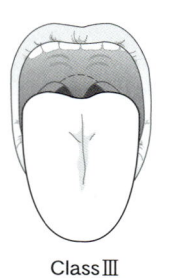

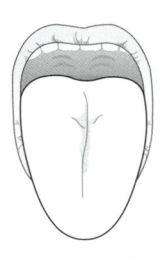

Class Ⅰ ＝軟口蓋，口蓋弓，口蓋垂，前後の口峡柱が見えるもの
Class Ⅱ ＝軟口蓋，口蓋弓，口蓋垂が見えるもの
Class Ⅲ ＝軟口蓋と口蓋垂の基部が見えるもの
Class Ⅳ ＝軟口蓋も見えないもの

図1　マランパチ分類（図）
(文献4より引用)

表1　気道に関する診察項目と所見

気道の診察項目	油断できない所見（nonreassuring findings）
1．上歯の長さ	相対的に長いこと
2．上歯列と下歯列の関係（閉口時）	いわゆる「出っ歯」あるいは上顎歯列が下顎歯列を包み込む状態（prominent "overbite"）
3．上歯列と下歯列の関係（下顎を自発的にできるだけ前に出したとき）	下顎前歯を上顎前歯より前に出せない
4．門歯間の距離	3 cm 以下
5．口蓋垂の見え方	坐位で舌を突き出しても見えない場合
6．口蓋の形状	深いアーチ状，または非常に狭い
7．口腔底の柔軟さ	ぱんぱん，硬化，腫瘤に占拠，弾力がない
8．甲状-オトガイ間距離	三横指（5〜7 cm）未満
9．首の長さ	短い
10．首の太さ	太い
11．首と頭部の可動域	顎先で前胸部が触られない，頸部伸展不可能

(文献1より引用)

す．小顎症の場合は，短縮している場合が多いようです．同時に頸部の可動域，環椎後頭関節伸展度を確認します．伸展制限は，挿管困難の陽性所見です．

4．病的肥満

BMI 35 以上は単独でも挿管困難のリスクファクターですが，肥満は上記1〜3の項目を不利な方向に変化させます．

5．その他の診察項目

ASA2003のガイドラインを表1に示しました．

Q 挿管困難の予防は可能ですか？

A 最初に述べたように、挿管困難の原因には、患者の要因と試技者のスキルや臨床的状況があります。前者を根本的に改善するのは困難ですが、後者は事前の準備で大幅に変化します。重要なことは、準備を万端にして、不利な条件を改善することです。

1．術前診察

予定手術はもちろんのこと、緊急手術、たとえそれが超緊急で手術室への移送中であっても、筆者は患者を診に行くことを勧めます。それには2つの理由があります。第一は状況把握です。患者の様子、緊急の程度は百聞は一見にしかずです。顔を見て、開口してもらえば、挿管困難の程度もある程度判明します。同時に、必要最小限の病歴聴取とフルストマックの程度（最終飲食の時刻、できればメニューも）を聞き出します。それから、手術室へ駆け戻りましょう。それだけで、大幅な心の準備が整うはずです。

手術室への移送は、安静仰臥が原則ですが、妊婦には仰臥位低血圧症候群の危険があります。また、子宮収縮や出血などによる痛みで仰臥位が困難な場合は、安全を考慮しながら側臥位（半側臥位を含む）を考慮して下さい。仰臥位で膝を立てるだけでもかなりの改善がみられます。仰臥位低血圧症候群で心肺に負担がかかった状態での麻酔導入は避けたいものです。

2．麻酔導入

緊急の場合は、手術の準備（体位、消毒、覆布）と並行して麻酔導入の準備をします。モニター（心電図，血圧計，パルスオキシメーター，カプノメーター）の確実な装着、麻酔器と導入薬の準備は確実に行い、手術の準備状況を確認しながら、麻酔導入のタイミングを見計らいます。吸引も忘れずに確認します。

枕を患者の最も安楽な高さにして、フェイスマスクによる酸素投与を開始します。筆者は十分な酸素化は、挿管困難に対する第一の安全弁と心得ています。離被架（いわゆるL字）は最大の高さにします。こうすると、挿管操作の際のスペースが確保できます。覆布は、乳房が見えるように布鉗子等で仕切ります。覆布に喉頭鏡および挿管操作が邪魔されないようにしてください。

後述の意識下挿管が選択された場合は、状況に応じて、挿管困難の準備を優先するべきです。精神的にも物理的にも、不利な条件下で対処すべきではありません。

Q 挿管困難時の対処法

A 挿管困難と認識されたら、ただちにマスク換気により酸素化を維持し、低酸素血症を予防します。妊婦の場合、母体の低酸素は胎児の酸素化に直結していることを忘れてはいけません。

1．困難気道アルゴリズム（ASA difficult airway algorithm）

麻酔導入時における挿管困難対処の手順は、アメリカ麻酔学会の困難気道アルゴリズムが最も有名です。重要な点を要約します。

1．何が問題なのかを認識する．
    A．マスク換気困難
    B．挿管困難
    C．患者の協力や承諾が得られない
    D．気管切開が困難
2．困難気道の問題が解決するまで、酸素

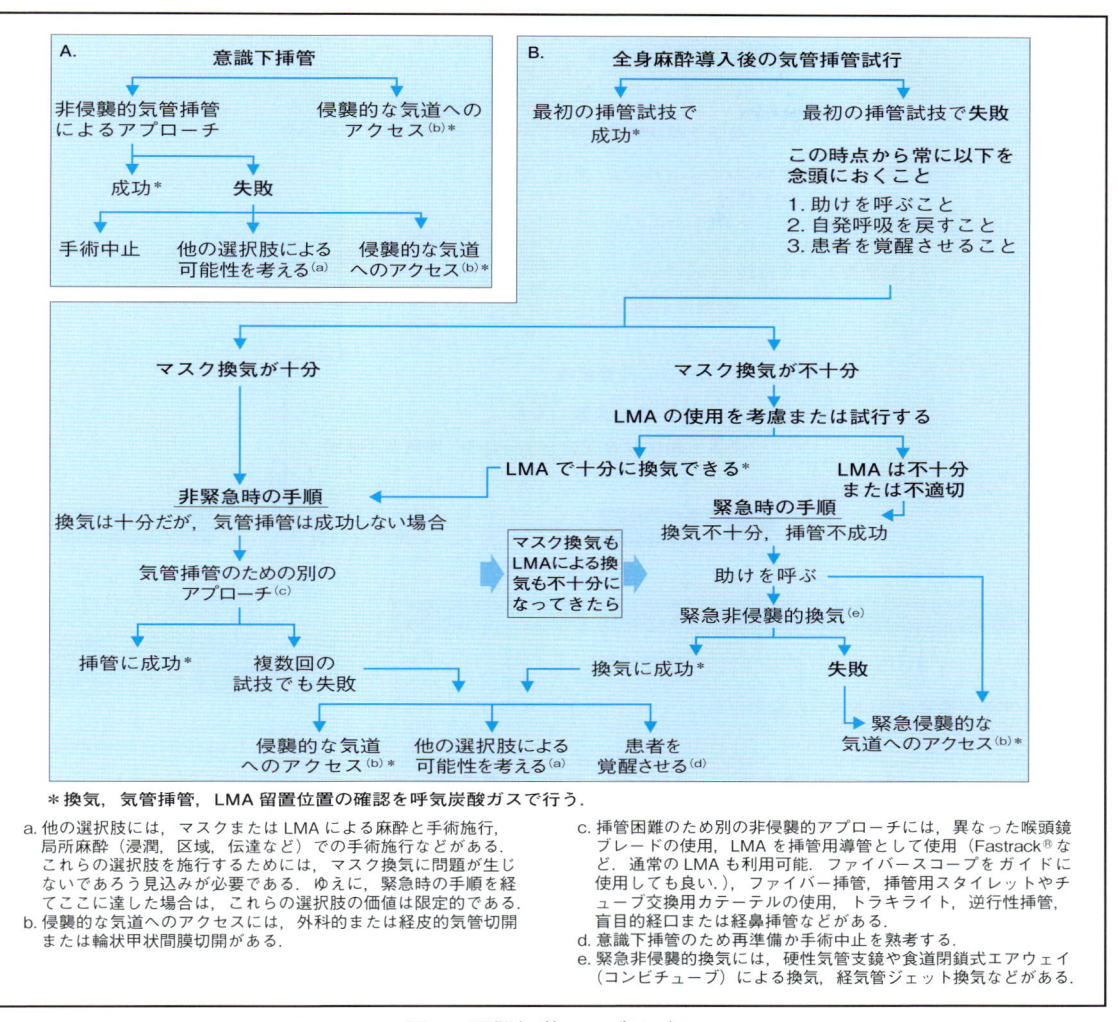

図2 困難気道アルゴリズム
(文献1より引用)

A. 意識下挿管
- 非侵襲的気管挿管によるアプローチ
- 侵襲的な気道へのアクセス[b]*
  - 成功*
  - 失敗
    - 手術中止
    - 他の選択肢による可能性を考える[a]
    - 侵襲的な気道へのアクセス[b]*

B. 全身麻酔導入後の気管挿管試行
- 最初の挿管試技で成功*
- 最初の挿管試技で失敗

この時点から常に以下を念頭におくこと
1. 助けを呼ぶこと
2. 自発呼吸を戻すこと
3. 患者を覚醒させること

マスク換気が十分
- 非緊急時の手順
- 換気は十分だが、気管挿管は成功しない場合
- 気管挿管のための別のアプローチ[c]
  - 挿管に成功*
  - 複数回の試技でも失敗
    - 侵襲的な気道へのアクセス[b]*
    - 他の選択肢による可能性を考える[a]
    - 患者を覚醒させる[d]

マスク換気が不十分
- LMAの使用を考慮または試行する
- LMAで十分に換気できる*
- LMAは不十分または不適切
- 緊急時の手順
- 換気不十分、挿管不成功
- 助けを呼ぶ
- 緊急非侵襲的換気[e]
  - 換気に成功*
  - 失敗
    - 緊急侵襲的な気道へのアクセス[b]*

マスク換気もLMAによる換気も不十分になってきたら

*換気、気管挿管、LMA留置位置の確認を呼気炭酸ガスで行う。

a. 他の選択肢には、マスクまたはLMAによる麻酔と手術施行、局所麻酔（浸潤、区域、伝達など）での手術施行などがある。これらの選択肢を施行するためには、マスク換気に問題が生じないであろう見込みが必要である。ゆえに、緊急時の手順を経てここに達した場合は、これらの選択肢の価値は限定的である。
b. 侵襲的な気道へのアクセスには、外科的または経皮的気管切開または輪状甲状間膜切開がある。
c. 挿管困難のため別の非侵襲的アプローチには、異なった喉頭鏡ブレードの使用、LMAを挿管用導管として使用（Fastrack®など。通常のLMAも利用可能。ファイバースコープをガイドに使用しても良い。）、ファイバー挿管、挿管用スタイレットやチューブ交換用カテーテルの使用、トラキライト、逆行性挿管、盲目的経口または経鼻挿管などがある。
d. 意識下挿管のため再準備か手術中止を熟考する。
e. 緊急非侵襲的換気には、硬性気管支鏡や食道閉鎖式エアウェイ（コンビチューブ）による換気、経気管ジェット換気などがある。

化を怠らないこと。

3. 以下の点について、利点と欠点を考察すること。

   A. 意識下挿管 vs 全身麻酔導入後の挿管試行
   B. 最初から非侵襲的 vs 侵襲的手法（気管切開）のどちらでアプローチするか
   C. 自発呼吸を残すか vs 残さないか（筋弛緩薬、麻酔導入薬、麻薬の使用）

4. アルゴリズムに沿って対処する（図2）。

   マスクまたはLMAによって常に酸素化を確保すること、どの時点でどのような気道確保の技術（表2）を使用すべきか、助けを呼ぶこと、より侵襲的な手技を行う際の判断のポイント、が示されています。

2. 産科患者における予期せぬ困難気道アルゴリズム（図3）

2012年、本稿の核心ともいえる表記の情報がAnesthesiology誌[5]に発表されました。こ

```
                予期せぬ挿管の失敗
                        ↓
              マスク換気±輪状軟骨圧迫<1>  ──→ 換気が不十分
              ・モニターを確認(SpO₂, 心拍数, 血圧, ETCO₂)
              ・熟練者の助けを要請
              ・困難気道カートを要請
              ・産科医に状況を伝える
              ・緊急度を再度確認する<2>
                        ↓ 換気は十分
              別の方法で2回目の挿管試技<3>
                        ↓ もし失敗したら
              マスク換気±輪状軟骨圧迫  ──→ 換気が不十分
                                              ↓
                                    LMAまたは他の
                                    声門上器具<4>
```

図中テキスト:
- 換気可能 → 母体緊急／胎児緊急<5>／予定帝王切開
- 換気不能 → 母体緊急／胎児緊急／予定帝王切開 → 輪状甲状間膜切開 → 帝王切開に進む<7>
- 母体緊急：マスク換気からLMAへの変更も可 → 帝王切開に進む<6>
- 胎児緊急：覚醒させる／意識下の気道確保または局所麻酔で帝王切開に進む
- 予定帝王切開：覚醒させる
- 母体緊急の場合：分娩後も母体の安定が得られそうもないとき → 確実な気道確保（例：LMAを通したファイバー挿管，気管切開など）

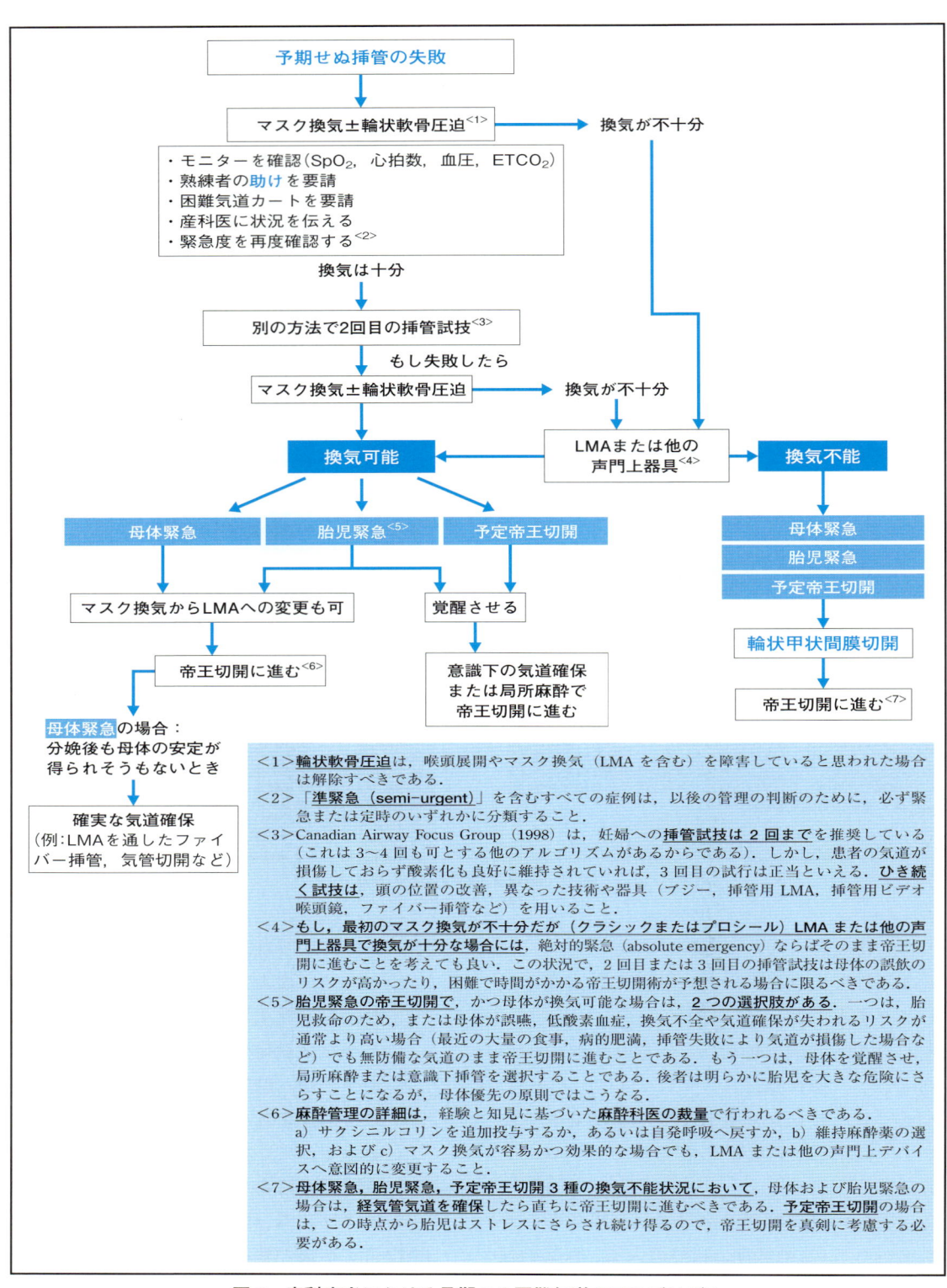

<1> 輪状軟骨圧迫は，喉頭展開やマスク換気（LMAを含む）を障害していると思われる場合は解除すべきである．
<2> 「準緊急（semi-urgent）」を含むすべての症例は，以後の管理の判断のために，必ず緊急または定時のいずれかに分類すること．
<3> Canadian Airway Focus Group（1998）は，妊婦への挿管試技は2回までを推奨している（これは3〜4回も可とする他のアルゴリズムがあるからである）．しかし，患者の気道が損傷しておらず酸素化も良好に維持されていれば，3回目の試行は正当といえる．ひき続く試技は，頭の位置の改善，異なった技術や器具（ブジー，挿管用LMA，挿管用ビデオ喉頭鏡，ファイバー挿管など）を用いること．
<4> もし，最初のマスク換気が不十分だが（クラシックまたはプロシール）LMAまたは他の声門上器具で換気が十分な場合には，絶対的緊急（absolute emergency）ならばそのまま帝王切開に進むことを考えても良い．この状況で，2回目または3回目の挿管試技は母体の誤飲のリスクが高かったり，困難で時間がかかる帝王切開術が予想される場合に限るべきである．
<5> 胎児緊急の帝王切開で，かつ母体が換気可能な場合は，2つの選択肢がある．一つは，胎児救命のため，または母体が誤嚥，低酸素血症，換気不全や気道確保が失われるリスクが通常より高い場合（最近の大量の食事，病的肥満，挿管失敗により気道が損傷した場合など）でも無防備な気道のまま帝王切開に進むことである．もう一つは，母体を覚醒させ，局所麻酔または意識下挿管を選択することである．後者は明らかに胎児を大きな危険にさらすことになるが，母体優先の原則ではこうなる．
<6> 麻酔管理の詳細は，経験と知見に基づいた麻酔科医の裁量で行われるべきである．
a) サクシニルコリンを追加投与するか，あるいは自発呼吸へ戻すか，b) 維持麻酔薬の選択，および c) マスク換気が容易かつ効果的な場合でも，LMAまたは他の声門上デバイスへ意図的に変更すること．
<7> 母体緊急，胎児緊急，予定帝王切開3種の換気不能状況において，母体および胎児緊急の場合は，経気管気道を確保したら直ちに帝王切開に進むべきである．予定帝王切開の場合は，この時点から胎児はストレスにさらされ続け得るので，帝王切開を真剣に考慮する必要がある．

図3 産科患者における予期せぬ困難気道のアルゴリズム

表2 主な気道確保の技術

挿管困難	マスク換気困難
・喉頭鏡ブレードの変更 ・意識下挿管 ・盲目的挿管（経鼻または経口） ・ファイバー挿管 ・スタイレットまたはチューブ交換カテーテルの使用 ・LMA にチューブを通して挿管 ・トラキライト ・逆行性挿管 ・侵襲的気道確保	・食道閉鎖式コンビチューブ ・気管内ジェットスタイレット挿入 ・LMA ・経口または経鼻エアウェイ使用 ・硬性気管支鏡で換気 ・気管切開で換気 ・経気管ジェット換気（TTJV） ・二人がかりで換気する（一人が両手でマスク保持，もう一人がバッグを押す）

（文献1より引用）

表3 挿管困難カートに揃えるべき物品

・喉頭鏡ブレード各種
・気管チューブ各種
・気管チューブガイド（例：スタイレット，換気可能なチューブ交換カテーテル，トラキライト，マギル鉗子）
・LMA サイズ各種（挿管可能な Fastrack，Proseal）
・挿管用ファイバースコープ
・逆行性挿管セット
・緊急非侵襲的換気器具（例：コンビチューブ，TTJV セット）
・緊急侵襲的気道アクセス器具（例：輪状甲状間膜切開セット）
・呼気二酸化炭素検出器

（文献1より引用）

のアルゴリズムは，1. の ASA 困難気道アルゴリズム（p.47）のような学会認定のガイドラインではなく，シミュレーション教育のためにカナダのトロント大学麻酔学教室の産科麻酔専門医らによって開発されたものですが，大きな有用性が見込まれるので紹介します．

最大の特徴は，ASA の困難気道アルゴリズムに加えて，a. 妊婦の気道の特徴に配慮して原則2回以内の挿管試技に留めること，b. 産科手術の適応を 1. 母体緊急（maternal emergency），2. 胎児緊急（fetal emergency），3. 予定帝王切開，に分けて考えていることです．例えば，挿管に2回失敗したけれど換気可能な母体緊急の場合は，マスク換気のまま，あるいは LMA に変更してから帝王切開を施行し，児娩出後も母体の安定が見込めない場合は，LMA を通したファイバー挿管や気管切開を施行する，などの手順になっています．

3．困難気道にすべき器具と機器

産科麻酔に限らず，困難気道症例に遭遇した際には，適切な器具と機器が必要です．それらは，挿管困難カートとしてあらかじめ準備・点検しておくべきです（表3）．また，すべての機器や技術は，「挿管困難に遭遇して初めて使用」するのではなく，日常から慣れ親しんでおく必要があります．標準的な挿管困難時の手技に関しては，本誌1巻3号「ここがポイント！ 気道確保Q&A」（2009）等の教科書を参照してください．

a）声門上器具

ラリンジアルマスク（LMA）は，導管を喉頭に直結させて気道確保します．浮腫や痙攣などにより声門が閉鎖していると，換気不能になるので注意が必要ですが，非常に有効な

手段です．通常の LMA の他に，導管を通して気管挿管が可能なもの（ファストラック），胃管挿入が可能なもの（プロシール，スープリーム）等，目的に応じた種類とサイズが販売されています．特に，プロシールは胃が膨満した場合の脱気と胃内容の吸引に有効です．

b）ビデオ気道確保器具

外部からの肉眼による喉頭鏡視野より良好な画像を助手と共有できるビデオ気道確保器具は，挿管困難の際には強力な武器になります．2003 年の困難気道アルゴリズムには収載されていませんが，その後に急速な進歩を遂げており，次回改定時には収載すべきという意見も公表されています．

産科麻酔では，先に説明した手術準備と麻酔導入の状況から，小型の機器が適切と思われます．エアウェイスコープ（Hoya-Pentax），クーデックビデオ喉頭鏡（大研医器）などが小型単体の機器で，特にエアウェイスコープのブレードは気道の解剖学的形状に合わせて設計されているので多くの症例で良好な喉頭展開像が得られ，声門をターゲットマークに合わせてあらかじめセットした気管チューブを進めるだけで気管挿管が完了します．挿管困難時にも有用性を発揮しています．

c）経気管ジェットベンチレーター

輪状甲状間膜から気管内に静脈留置針を穿刺し気管内腔を確保し，ここに本機を接続して酸素を吹き込みます．細い留置針を通して酸素を吹き込むので圧力調整が重要で，胸郭の動きで呼吸を確認します．必ず，機器の使用については事前に訓練してください（日本メガケア扱い）．

d）輪状甲状間膜切開器具

輪状甲状間膜は，輪状軟骨と甲状軟骨の間にある靭帯で，穿刺によって比較的容易に気管内に到達できます．ここを通してすばやく気管内に換気用の管を挿入するための器具が各種発売されています．ガイドワイヤーとダイレーターを使用するもの，先端にメス刃がついているものなどがあります．これもリスクのある緊急避難器具です．事前に十分訓練して下さい．

Q 困難気道に合併症はありますか？

A 低酸素血症に伴う心肺停止と脳死が最悪の合併症です．産科麻酔の場合，これは同時に胎児にも影響します．ですから，気道確保と酸素化および換気が重要なのです．

挿管の成功不成功を問わず，困難気道の管理が終了して患者が自発呼吸と意識を取り戻しても，気道の浮腫，出血，気管および食道穿孔，気胸，誤嚥などの麻酔後合併症の可能性が残ります．特に，嗄声（気道浮腫による気道閉塞），顔面の痛みと腫脹，胸痛，皮下気腫（気管，食道穿孔，気胸など），嚥下困難（誤嚥）などの症状は生命に関わるので，厳重な経過観察と早期発見および治療が必要です．

Q 困難気道患者の抜管はどうするのですか？

A まず，挿管に成功した時の状況を客観的に思い出して下さい．何回の挿管試技を行ったか？　どれくらい上気道および喉咽頭に負荷をかけたか？　その結果，現在の

気道の状況は術前と同じか否か？　などについてです．抜管直後に浮腫や喉頭痙攣などで気道閉塞を起こしたら，さらに悪い状況で再挿管を試みなければなりません．

　抜管は，十分な自発呼吸，意識，筋弛緩の消失，指示反応の確認と気管および口咽頭の吸引などの通常の手順に加えて，筆者は経鼻エアウェイをあらかじめ挿入して，上気道と後咽頭の気道分泌物の吸引路を確保し抜管直前まで分泌物を除去しています．次にカフを脱気して肺を加圧し，「カフ漏れ」（カフ周囲にガスが交通する隙間がある）を確認すると同時に，カフ上部の分泌物を上気道に押し出し，吸引してから抜管します．経鼻エアウェイは，自発呼吸が安定し気道分泌物が減少したら，まず鼻道内まで抜去し，安定した自発呼吸を確認してから完全に抜去しています．

　再挿管の懸念が強い場合には，気道のガイドワイヤーともいえる「チューブ交換カテーテル」（Cook社など）を気管内に留置したまま抜管し，万が一の再挿管に備えることを推奨する報告もあります．

まとめ

　困難気道に対処する知識や技術の多く，例えば喉頭展開のCormack-Lehaneの分類や経気管ジェット換気などは，産科麻酔のために開発されたという事実があります．恐怖の経験が契機になっているのかも知れません．

　産科麻酔における困難気道に対して，ゆとりある準備はほぼ不可能です．産科学的緊急状況，妊娠に伴う生理学的変化，気道確保に対する悪条件が，瞬時に麻酔科医に降りかかってくるのです．この状況に「焦りは禁物」と書くのは簡単でも，実践は困難なことは筆者自身が最も理解しています．しかし，日々の麻酔科修練の集大成がここにあると思います．読者の皆様には，本項が一つ一つの問題点の解決と克服の一助になることを願っています．

[文　献]

1) American Society of Anesthesiologists Task Force on Management of the Difficult Airway：Practice guidelines for management of the difficult airway：an updated report by the American Society of Anesthesiologists Task Force on Management of the Difficult Airway. Anesthesiology 98（5）：1269-1277, 2003（May）
2) Pilkington S, Carli F, Cormack RS et al：Increase in Mallampati score during pregnancy. Br J Anaesth 74（6）：638-642, 1995（Jun）
3) Chadwick HS, Posner K, Caplan RA et al：A comparison of obstetric and nonobstetric anesthesia malpractice claims. Anesthesiology 74（2）：242-249, 1991（Feb）
4) Mallampati SR, Gatt SP, Gugino LD et al：A clinical sign to predict difficult tracheal intubation：a prospective study. Can Anaesth Soc J 32（4）：429-434, 1985（Jul）
5) Balki M, Cooke ME, Dunington S et al：Unanticipated difficult airway in obstetric patients：Development of a new algorithm for formative assessment in high-fidelity simulation. Anesthesiology 117（4）：883-897, 2012

II 帝王切開の麻酔：総論

Q9 脊髄くも膜下麻酔の実際

回答：岡山大学病院 麻酔科・蘇生科 佐藤哲文, 川崎医科大学 麻酔・集中治療医学2教室 中塚秀輝

point

- 麻酔法の選択は個々の症例ごとに検討するべきだが，帝王切開術の麻酔は禁忌でなければ区域麻酔，特に脊髄くも膜下麻酔が選択される．
- 脊髄くも膜下麻酔後の低血圧の遷延は，胎児の予後に影響するので迅速な対処が必要である．
- 低血圧に対しては可能なかぎり子宮左方転位を継続する．
- 帝王切開術の脊髄くも膜下麻酔に用いる局所麻酔薬として，高比重ブピバカインを推奨する．
- 脊髄くも膜下麻酔において，局所麻酔薬にオピオイドを併用すると鎮痛効果を増強することができる．

Q 帝王切開術の麻酔として，全身麻酔より脊髄くも膜下麻酔（以下，脊麻と略す）が好まれるのはなぜですか？

A 帝王切開術の麻酔法については，全身麻酔より区域麻酔のほうが母体死亡率が低く重篤な合併症が少ないこと，胎児にとってもアプガースコアが良いことなどから，区域麻酔のほうが有利です．帝王切開術における全身麻酔時の母体死亡リスクは，区域麻酔の16.7倍高いという報告もあります[1]．母体死亡の主な原因としては，気道確保困難と誤嚥が挙げられます．

脊麻では妊婦は覚醒しており，誤嚥のリスクが全身麻酔に比べて低く，また出産の感動を経験することができます．区域麻酔の中では硬膜外麻酔に比べると脊麻は効果発現が速やかで，麻酔領域がまだら状になることも少なく，手術に十分な神経遮断効果を得ることも容易です．薬物使用量が少量で済むので局所麻酔薬中毒の心配が少なく，胎児への薬物移行も最小限に抑えることができます．

ただし，脊麻後は低血圧を起こしやすいことが欠点です．母体の収縮期血圧が100 mmHg以下もしくは麻酔前より30 mmHg以上低下する場合を低血圧とした場合（この状態は子宮胎盤血流が低下すると考えられる），脊麻導入後の低血圧の頻度は80％以上です[2]．また硬膜外麻酔や全身麻酔と異なり，麻酔効果時間に制限があることも欠点の一つです．通常の帝王切開術であれば効果時間内に終了しますが，あらかじめ長時間になることが予測されている場合は，オピオイド併用（後述）や硬膜外麻酔を併用するなどの対策が必要です．また，超緊急時はより短時間で導入できる全身麻酔が選択されます．また硬膜穿刺後頭痛の可能性があることも欠点です（PDPHの項を参照）．

Q 帝王切開術における脊麻後の低血圧対策について教えてください

A 脊麻後の低血圧が一過性で速やかに処置されるかぎりは，母体や胎児の死亡率に影響することはありませんが，低血圧が重度で遷延すると子宮血流低下から胎児徐脈，アシドーシスをひき起こし，胎児の予後に影響を与える可能性があるので，その対策は非常に重要です．

以前は低血圧予防対策として，晶質液1,500～2,000 mLを脊麻施行前に急速輸液することが推奨されました．最近はその効果は乏しいことが示されています[3]が，ASA産科麻酔ガイドラインでは輸液負荷を行わなかった症例に比べ，低血圧の発生頻度は減少するとして輸液前負荷を推奨しています．ただし，輸液負荷が終了するまで脊麻施行開始を遅らせるべきでないとしています[4]．一方で，膠質液は血液量増加効果があり，晶質液より低血圧予防効果が高いことも示されています[5]．筆者はルーチンには行っていませんが，脊麻施行前に膠質液を急速輸液することは低血圧予防策のひとつとして有用です．

昇圧薬としては，エフェドリンが子宮血流を最も減少させないことから，帝王切開術における第一選択とされてきました．しかし，正常妊婦においてはエフェドリンと比較してフェニレフリンのほうが児臍動脈pHが高いことが最近の論文で示されたことから，ASA産科麻酔ガイドラインでもどちらの昇圧薬も適切であるとされています[4]．胎児の酸塩基平衡改善を考慮すると，フェニレフリンは反応性徐脈を起こすので母体の徐脈がなければフェニレフリンのほうが望ましいかもしれません．

また，低血圧の原因として仰臥位低血圧症候群はよく知られています．これは妊婦が仰臥位をとると，増大した子宮によって腹部大血管系が圧迫され，低血圧となる状態です．その対策として子宮を左方転位し大血管の圧迫を解除することが有用です．左方転位が母体や胎児の予後に与えるエビデンスは明確ではありませんが，ASAガイドラインでも脊麻後に限らず全身麻酔でも推奨されており[4]，可能なかぎり児娩出まで左方転位することが望ましいとされています．したがって，麻酔レベルが左方優位にならないように脊麻の穿刺体位としては右側臥位が奨められています．

Q 帝王切開術の脊麻では嘔気嘔吐をよく経験しますが，その対策を教えてください

A 詳しい機序はよくわかっていませんが，血圧低下に伴う脳血流量減少と脳低酸素血症や，腹膜牽引による迷走神経反射などが原因と考えられています[2]．酸素投与を行い，血圧低下や徐脈に迅速に対処することで嘔気嘔吐の頻度を減らすことができます．また麻酔領域が不十分な場合に嘔気嘔吐の頻度が増加しますが，これは子宮や腹膜の牽引による内臓痛が迷走神経を介して嘔吐中枢を刺激することによると考えられます．メトクロマイド投与で嘔気嘔吐の頻度は減少しますが，無効な場合は児娩出後に少量のドロペリドールを投与することも有効です[2]．

Q 帝王切開術の脊麻に用いる局所麻酔薬として使用される薬剤と投与量について教えてください

A 脊麻用局所麻酔薬としてはジブカイン製剤が長く使用されてきましたが、これは神経毒性が強いため、本邦においてもブピバカインの脊麻用製剤が使用可能になった現状では、帝王切開術に限らず使用は薦められません。高濃度リドカインも同様の理由で薦められません。

脊麻の麻酔領域の拡がりに影響する重要な因子は、局所麻酔薬の用量、比重、体位、注入部位です。帝王切開術においては妊婦の年齢、身長、体重、BMI に高比重ブピバカインの拡がりは影響を受けません[6]。筆者は帝王切開術に対する脊麻において、高比重 0.5% ブピバカインを単独投与する場合は 12.5 mg (2.5 mL) を標準投与量としていますが、ブピバカイン製剤の帝王切開術における至適投与量について検討した報告がいくつかあります。Ginosar ら[7]は高比重ブピバカイン 6〜12 mg（7 群各 6 人ずつ計 42 人）をくも膜下投与し、麻酔導入成功（10 分以内に Th6 の麻酔レベルが得られた症例）と手術成功（術中を通じて無痛で鎮痛薬投与の必要がなかった症例）について調べてロジスティック回帰解析を行い、導入成功と手術成功の ED95 はそれぞれ 11.0 mg, 11.2 mg と推定しています。同様の方法で調べた等比重ブピバカインについての手術成功の ED95 は 13.0 mg で、高比重より有意に多かったと報告されています。いずれもオピオイドくも膜下投与を併用した方法での報告ですので、この量を投与しても局麻薬単独投与では鎮痛薬追加までの時間が短縮する可能性があることは考慮しておく必要があります（後述）。

Q 帝王切開術時の脊麻において、局所麻酔薬に加えてオピオイドを投与する利点と注意点について教えてください

A 脊麻に用いる局所麻酔薬にオピオイドを加えることで知覚神経の麻酔を増強させることが知られており、鎮痛時間を延長することができます。また術中の腹膜牽引による内臓痛などに効果的で、術中の不快感を抑え麻酔の質を向上させます。ただし、多くの患者が瘙痒感を自覚します。また投与量が増えると嘔気・嘔吐の頻度も増加します。脊髄くも膜下への塩酸モルヒネ投与に関して、頻度は低いですが遅発性呼吸抑制の可能性があることに注意する必要があります。少なくとも術後 24 時間は呼吸数やパルスオキシメーターを必ずモニターします。塩酸モルヒネの場合、0.1 mg 以上加えても鎮痛効果はあまり変わらず副作用の頻度が増えるため、0.1 mg を加えるのがよいと考えます[8]。フェンタニルでも同様の鎮痛効果を得ることが可能です。フェンタニル $10\,\mu g$ を加えることで術後数時間の鎮痛効果を得ることができます。

Q 麻酔領域が不十分な場合の対策を教えてください

A 不十分な領域が 2〜3 分節程度であれば、高比重液の場合は頭低位にすることで調節可能ですが、それ以上に不十分な場合は、無理に体位で調節することは過度な頭低位や長時間の頭低位で思わぬ麻酔領域の拡がりをまねくことがあり危険です。胎児の状

態が許せば,硬膜外カテーテルを併用している場合は硬膜外麻酔併用での調節や,再度施行し直すことを推奨します.時間的猶予がない場合は全身麻酔へ切り替えることを考慮します.したがって,区域麻酔で予定している場合でも,常に術前から気道の評価など全身麻酔を想定した評価をしておくことが重要です.

[文　献]

1) Hawkins JL, Koonin LM, Palmer SK et al：Anesthesia-related deaths during obstetric delivery in the United States, 1979-1990. Anesthesiology 86：277-284, 1997
2) 奥富俊之：帝王切開術の麻酔."最新産科麻酔ハンドブック"メジカルビュー社, pp140-171, 2007
3) 照井克生：帝王切開術の麻酔を見直す.産婦人科の実際 58：663-668, 2009
4) Practice Guidelines for Obstetric Anesthesia：An Updated Report by the American Society of Anesthesiologists Task Force on Obstetric Anesthesia. Anesthesiology 106：843-863, 2007
5) Ueyama H, He YL, Tanigami H et al：Effects of cystalloid and colloid preload on blood volume in the parturient undergoing spinal anesthesia for elective Cesarean section. Anesthesiology 91：1571-1576, 1999
6) Norris MC：Height, weight, and the spread of subarachnoid hyperbaric bupivacaine in the term parturient. Anesth Analg 67：555-558, 1988
7) Ginosar Y, Mirikatani E, Drover DR et al：ED50 and ED95 of intrathecal hyperbaric bupivacaine coadministered with opioids for cesarean delivery. Anesthesiology 100：676-682, 2004
8) 木内恵子,中川美里,香河清和 他：脊髄くも膜下麻酔-高比重ブピバカイン＋モルヒネ.日本臨床麻酔学会誌 26：576-582, 2006

II 帝王切開の麻酔：総論

Q10 硬膜外麻酔の実際

回答：大阪市立大学大学院医学研究科 麻酔科学　小田　裕

point

- 帝王切開時の硬膜外麻酔の際には第 2-3 腰椎間で穿刺を行い，2%リドカイン，0.5%ブピバカインまたはレボブピバカイン，0.5〜0.75%ロピバカインを用いる．
- 血管内，くも膜下投与を避けるため，必ずテストドーズ（20 万倍アドレナリン添加 2%リドカイン）を投与し，5 分間状態を観察する．
- 局所麻酔薬中毒の初期症状である興奮や多弁には十分注意が必要である．
- 麻酔薬により不整脈や重症低血圧等を生じ，治療に難渋する場合は脂肪乳剤の使用（Lipid Rescue）を考慮する．
- Lipid Rescue では，20%脂肪乳剤 1.5 mL/kg を急速静注後，0.25 mL/kg/min で持続静注する．

Q 麻酔前の注意点として，どんなことが挙げられますか？

A 妊娠・出産歴に加え，妊娠中毒症の有無や子宮収縮抑制薬の種類をチェックする必要があります．必要な血液検査は，通常の硬膜外麻酔の場合と変わりありません．術前診察の際には，仰臥位で呼吸困難が生じないかを確認し，できれば側臥位で穿刺部位の視診・触診をしておきます．静脈ラインが留置されている場合は，サイズや滴下の状態も観察しておきます．術前に患者とのコミュニケーションを積極的にはかることにより，患者や家族が安心できるのみならず自分自身にも余裕が生まれます．

手術室内は保温を心がけるとともに，常に気道確保，気管挿管，全身麻酔が行えるよう準備する必要があります．もし新たに静脈ラインの確保を行う場合は 18 ゲージ以上の留置針を用いることが望ましいです．特に心血管系の合併症がなければ，モニターは通常どおりの非観血的血圧測定，心電図，パルスオキシメーターで十分です．麻酔に先立ってフェイスマスクまたは鼻カニューレで酸素投与を開始します．

Q 帝王切開における硬膜外麻酔の適応や利点，注意点について教えてください

A 通常の帝王切開は脊髄くも膜下麻酔で行われる場合が多いですが，これらの症例に対しては硬膜外麻酔を用いることもできます．硬膜外麻酔の良い適応としては，多胎妊娠や，高血圧・循環血液量の減少により血行動態の大きな変化が予測される重症妊娠

中毒症合併症例が考えられます．

硬膜外麻酔の利点として，①気道確保の困難や，それに伴う低酸素症・誤嚥のリスクが低い，②血行動態の変化や神経遮断効果の発現が緩徐なため，低血圧や麻酔レベルの上昇に対処しやすい，③無痛分娩や術後鎮痛にも有効である，等が挙げられます．帝王切開の場合は通常第 2-3 腰椎間より硬膜外カテーテルを留置しますが，無痛分娩や血圧管理目的でこの付近から硬膜外カテーテルが留置されている場合は，これを用いて帝王切開を行うことが可能です．妊婦は非妊婦に比べ，麻酔時の体位をとり難く椎間の同定が困難ですから，繰返しの穿刺による出血や硬膜穿刺，神経損傷に注意する必要があります．また非妊婦に比べて麻酔効果，すなわち無痛域が拡がりやすいとする報告[1]があり，局所麻酔薬の投与後は麻酔レベルの変化に特に気をつける必要があります．この原因として，①うっ血による硬膜外腔の容積の減少，②硬膜外腔の圧の上昇による，くも膜下腔への局所麻酔薬の拡散の促進，③硬膜外腔外側の静脈のうっ血による，椎間孔からの局所麻酔薬の漏出の減少，等が挙げられます．

Q どんな麻酔薬を用いますか？

A 短時間作用型の麻酔薬として 2％リドカイン，長時間作用型の麻酔薬として 0.5％ブピバカインまたはレボブピバカイン，0.5〜0.75％ロピバカインの，いずれもアドレナリンを含まない溶液を用います．ブピバカインは知覚神経に比べて運動神経の遮断が弱いため無痛分娩で好んで使用されてきました．また解離定数（pKa）が高く陽イオン型の割合が多いうえ，蛋白結合率が高いため胎盤通過性が低く，母体に比べて胎児の血中濃度が上昇し難い点からも[2]，帝王切開に適しているといえます．一方，リドカインは作用発現が速く，運動神経の遮断作用も強いため，帝王切開をはじめ様々な手術に好んで用いられます．なおレボブピバカインはブピバカインの一方の光学異性体で，ブピバカインに比べて毒性が低いことが特徴ですが，麻酔効果にはほとんど差はありません．硬膜外へのフェンタニル 50〜100 μg の投与が鎮痛に有効であることが知られています．

Q 合併症を予防するにはどのような注意が必要ですか？

A 硬膜外麻酔の際には多量の局所麻酔薬が用いられるため，合併症の発生に十分な注意が必要です．硬膜外カテーテルから逆流が無い場合でも，血管内やくも膜下への投与が生じることがあります．安全を期するために，①カテーテルからの麻酔薬の注入前には毎回，血液や脳脊髄液の逆流が無いことを確認する，②テストドーズを投与後 5 分間観察する，③全量を一度に投与せず，3〜4 mL ずつ分割投与する，④毒性の低いリドカインやロピバカイン，レボブピバカインを使用する，といった方法が考えられます．テストドーズ目的では，血管内やくも膜下投与を検出できるよう，アドレナリン 15〜20 μg を添加した 2％リドカイン 2 mL 程度を使用します．血管内に投与された場合は 1 分以内に心拍数の上昇が生じ，くも膜下に投与された場合は 3〜5 分以内に殿部や足の知覚鈍麻や筋力低下を生じます．手術可能な麻酔レベルが得られるまでの総投与量は 12〜20 mL 程度です．

硬膜外麻酔により血圧低下を生じた場合は子宮の左方移動やエフェドリン5mgの静注によって対応しますが，相当量の局所麻酔薬がくも膜下腔に投与された場合は神経遮断が高位に及び，血圧低下，徐脈，呼吸抑制，意識消失等が生ずるため，ただちに気道確保，昇圧薬の投与が必要になります．一方血管内に投与されたり，血管内への急激な吸収が生じた場合は局所麻酔薬中毒（後述）を生ずるため，同様に緊急処置が必要です．妊婦は非妊婦に比べ気道確保・気管挿管が困難で，胃液の逆流を生じやすいため特に注意が必要です．レボブピバカインやロピバカインはブピバカインに比べて安全性が高いとされていますが，決して局所麻酔薬中毒を生じないわけではなく，使用時にはブピバカイン同様の注意が必要です．また投与前には各々の麻酔薬の最大投与量を確認し，これを遵守する必要があります．もし十分な無痛効果が得られなければ，追加投与まで必ず15分以上の間隔を空け，その間は状態の観察を怠らないことが重要です．

Q 局所麻酔薬中毒の症状にはどのようなものがありますか？ 興奮−鎮静という2相性の症状が出現するのはなぜですか？

A 局所麻酔薬中毒は，麻酔薬の血中濃度，特に脳内の濃度の上昇によって生じます．脳内には興奮性・抑制性ニューロンがあり，通常はこれらがバランスを保って活動しています．局所麻酔薬によりまずGABA作動性抑制性ニューロンの活動が抑制され，その結果めまいや耳鳴り，多弁，呂律困難といった刺激症状を経て痙攣を生じます．さらに血中濃度が高くなると，抑制性ニューロンのみならず興奮性ニューロンが遮断され，鎮静が生じます[3]．レボブピバカインまたはロピバカインを健常人に対して静注すると様々な訴えが生じますが（表1）[4]，中でもめまいや放散痛，感覚鈍麻は典型的な症状と考えられ，局所麻酔薬を投与された患者がこれらの症状を訴えた際には，痙攣や徐脈等，より重篤な中毒症状を生ずる可能性があります．痙攣を生じた後も血中濃度の上昇が続くと，徐々に血圧・心拍数が低下するとともに期外収縮や房室ブロックを生じ，最後は心停止に至ります．

硬膜外腔に投与されたリドカイン1mg/kgの全量が血管内に吸収された場合，予測される最高血中濃度は約2μg/mLで，これは中

表1 局所麻酔薬の静脈投与によって誘発される中枢神経症状

症　状	レボブピバカイン	ロピバカイン
めまい	9	12
放散痛	8	10
感覚鈍麻	5	9
耳の異常感覚	4	1
頭痛	3	2
口渇	3	1
胸痛	0	3
耳鳴り	2	1
脱力感	1	1
聴力低下	1	1
発語障害	1	1
離人感	1	0
過換気	1	0
口周囲の異常感覚	0	1
疼痛	0	1
味覚の変化	0	1
血管拡張	0	1

0.5％レボブピバカインまたは0.5％ロピバカインを10mg/min（2mL/min）で最大150mgまで持続静脈投与した際に，各症状を訴えた人数を示す（n=13）．投与中は1分ごとに症状を尋ね，何らかの訴えが生じた時点で投与を中止した．症状は複数回答可．症状が生ずるまでの平均投与量は，レボブピバカイン37mg，ロピバカイン39mgで有意差は無かった．

（文献4を参照して作成）

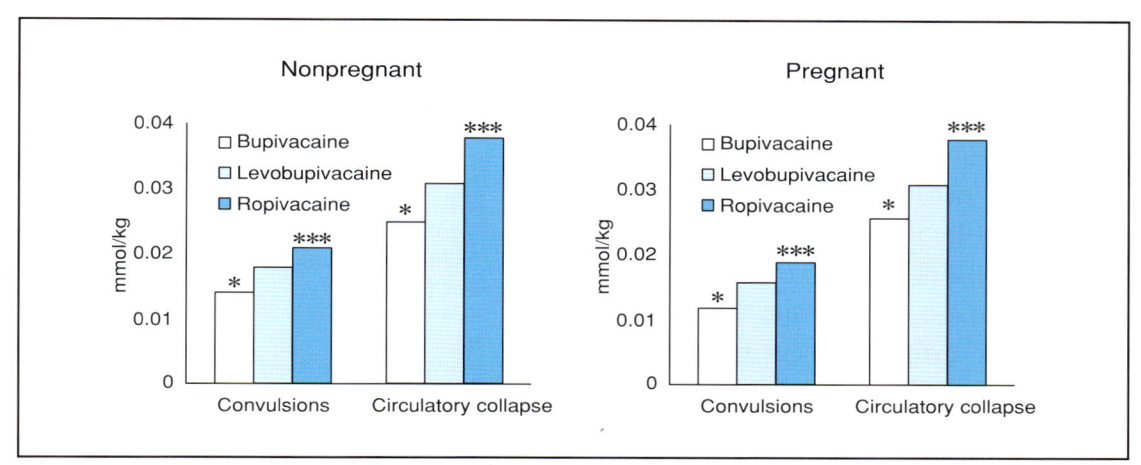

図1 妊娠に伴う，局所麻酔薬の毒性の変化
覚醒状態の非妊娠・妊娠ヒツジにブピバカイン，レボブピバカインまたはロピバカインを 0.1 mg/kg/min で持続静脈投与した際に，痙攣および循環虚脱を生ずる投与量．
＊レボブピバカインおよびロピバカインに比べて有意に低値，＊＊＊ブピバカインおよびレボブピバカインに比べて有意に高値．（文献5を参照して作成）

枢神経症状を誘発する最低の濃度に相当します．ブピバカインやレボブピバカイン，ロピバカインの場合は，この 20〜25％の量で症状が生じます．したがって，硬膜外麻酔を行う際には必ず局所麻酔薬中毒を生ずる可能性を念頭におく必要があります．なお，局所麻酔薬を硬膜外投与した後の血中濃度の変化には個体差が大きいですが，中毒症状発症までの時間は大部分の症例で 15 分以内です．ブピバカイン，ロピバカイン，レボブピバカインについては，妊娠に伴い痙攣誘発量は減少し，心毒性誘発量については変化がないとする報告があります[5]（図1）．

Q 局所麻酔薬中毒が生じた場合はどうすればよいですか？

A 局所麻酔薬を投与中および投与直後は，患者から目を離してはなりません．前述の症状が僅かでも認められたなら，すぐに局所麻酔薬の投与を中止し，患者を仰臥位にしたうえ，血圧・心電図，パルスオキシメーターを装着し，注意深く観察を続けます．もしも血管内に吸収された量がわずかであれば，すぐに興奮症状は消失します．痙攣を生じた場合はベンゾジアゼピン，チオペンタールまたはプロポフォール等を投与しますが，この際には意識レベルの低下や気道閉塞が生じうるため，あらかじめ酸素投与や気管挿管の準備が必要です．高度徐脈や心停止を生じた場合は，気管挿管を行ったうえで心肺蘇生に準じて処置を行う必要があります．リドカインによって誘発された高度徐脈や心停止は治療に対して比較的反応性が高く，多くの場合はすぐに心拍が再開します．しかしブピバカインの場合は治療に対して抵抗を示し，痙攣の治療目的で投与したプロポフォールやミダゾラムにより心停止が誘発されたとする報告[6]がありますので，通常の治療とともに後述の Lipid Rescue を考慮すべきであると考えられます．

Q 局所麻酔薬の治療における，Lipid Rescue について教えてください．妊婦の局所麻酔薬中毒に対して用いてもよいでしょうか？

A ブピバカインをはじめとする長時間作用型局所麻酔薬は産科麻酔領域で汎用されますが，局所麻酔薬中毒を生じた場合は母子ともに生命の危険に曝されます．英国・アイルランド麻酔科学会のガイドライン[7]では，手術室のみならず産科病棟等局所麻酔薬を使用する全ての部署に脂肪乳剤の配置を推奨しており，治療に難渋する局所麻酔薬中毒に対して脂肪乳剤の使用を勧めています．またアメリカ局所麻酔学会からは，局所麻酔薬中毒の治療に対するチェックリストが発表されています[8]（**表2**）．この理由は，ブピバカインによる心毒性に有効な治療薬や治療法が存在しないからです．一方，脂肪乳剤は血中のブピバカインを取り込んで実質的に血中濃度を下げることにより効果を発現する（lipid sink）と考えられ，局所麻酔薬によって生じた心室頻拍に対して単独で有効性が認められています[9]．また局所麻酔薬のみならず，他の脂溶性薬剤による中毒の治療にも有効です．帝王切開の際に硬膜外投与されたブピバカインにより痙攣と意識レベルの低下を生じた妊婦に対して，20％イントラリピッド® 50 mL を2回静注，その後 400 mL を点滴静注したところ，直後に意識が回復したとする症例報告[10]がなされています．

表2 局所麻酔薬が原因と思われる中毒症状を生じた場合の対処法

1．助けを呼ぶ
2．痙攣のコントロール（ベンゾジアゼピンの使用が適切）
3．不整脈や心停止に対しては BLS，ACLS に従って治療
4．20％イントラリピッド® 100 mL（1.5 mL/kg）を静注
5．0.25 mL/kg/min（400 mL/20 min）で持続静注
6．5 分ごとに 4．の静注を繰返す（2 回まで）
7．持続投与速度を 2 倍（400 mL/10 min）に増やす
8．最大投与量は 30 分間で 10 mL/kg

アメリカ局所麻酔学会のチェックリスト（2012 年，文献 8）による．体重約 70 kg と想定．

メモ

●局所麻酔薬の毒性はどうやって比較するのですか？ Lipid Rescue はどのようにして発見されたのですか？

　局所麻酔薬をはじめ，薬物の毒性に関する研究はヒトを対象として行うことができないため，動物実験の結果を外挿します．局所麻酔薬中毒，すなわち中枢神経毒性と心血管毒性を検討する際には，覚醒状態の動物（ラットやヒツジ）の静脈に留置したカテーテルから局所麻酔薬を持続投与し，症状が生ずるまでの投与量やその際の血中濃度を比較して毒性の強さを検討します．Lipid Rescue も同様の実験モデルを用い，ブピバカインで心停止誘発後にたまたま脂肪乳剤を投与したところ，蘇生効果が認められたことを契機として発展した概念です．なおブピバカインはリドカインとは大きく異なり，投与開始初期から著明な高血圧を生ずるのが大きな特徴で，臨床症例においても同様の反応が生ずることが報告されています．このメカニズムは複雑で，ブピバカインによる直接の血管収縮に加え，中枢神経系を介した血管収縮やカテコラミンの放出等が関与しています．

TOPICS

≪アドレナリンの添加≫

　局所麻酔薬にアドレナリンを添加すると，周囲の血管が収縮して吸収が遅くなり，投与局所の麻酔薬の濃度が高く保たれる結果，作用時間が延長します．すなわち，アドレナリンの作用で血管内に吸収される局所麻酔薬の量が減少して，局所麻酔薬の血中濃度は低下します．一方，アドレナリンを添加した局所麻酔薬を静脈内に注入すると，同じ血中濃度にもかかわらず無添加の場合に比べて中枢神経毒性，心毒性とも著しく亢進します．この原因は長い間解明されませんでしたが，中枢神経系に至る局所麻酔薬の量が増加することが一因であることが，最近の研究[11]で明らかになりました．

[文　献]

1) Fagraeus L, Urban BJ, Bromage PR：Spread of epidural analgesia in early pregnancy. Anesthesiology 58：184-187, 1983
2) Santos AC, Karpel B, Noble G：The placental transfer and fetal effects of levobupivacaine, racemic bupivacaine, and ropivacaine. Anesthesiology 90：1698-1703, 1999
3) Tanaka K, Yamasaki M：Blocking of cortical inhibitory synapses by intravenous lidocaine. Nature 209：207-208, 1966
4) Stewart J, Kellett N, Castro D：The central nervous system and cardiovascular effects of levobupivacaine and ropivacaine in healthy volunteers. Anesth Analg 97：412-416, 2003
5) Santos AC, DeArmas PI：Systemic toxicity of levobupivacaine, bupivacaine, and ropivacaine during continuous intravenous infusion to nonpregnant and pregnant ewes. Anesthesiology 95：1256-1264, 2001
6) Rosenblatt MA, Abel M, Fischer GW et al：Successful use of a 20% lipid emulsion to resuscitate a patient after a presumed bupivacaine-related cardiac arrest. Anesthesiology 105：217-218, 2006
7) AAGBI：Guidelines for the management of severe local anaestheitc toxicity. 2007
8) Neal JM, Mulroy MF, Weinberg GL：American Society of Regional Anesthesia and Pain Medicine checklist for managing local anesthetic systemic toxicity：2012 version. Reg Anesth Pain Med 37：16-18, 2012
9) Ludot H, Tharin JY, Belouadah M et al：Successful resuscitation after ropivacaine and lidocaine-induced ventricular arrhythmia following posterior lumbar plexus block in a child. Anesth Analg 106：1572-1574, 2008
10) Spence AG：Lipid reversal of central nervous system symptoms of bupivacaine toxicity. Anesthesiology 107：516-517, 2007
11) Takahashi R, Oda Y, Tanaka K et al：Epinephrine increases the extracellular lidocaine concentration in the brain：a possible mechanism for increased central nervous system toxicity. Anesthesiology 105：984-989, 2006

II 帝王切開の麻酔：総論

Q11 Post Dural Puncture Headache（PDPH）*の治療

回答：信州大学 麻酔蘇生学講座　坂本明之, 田中 聡, 川真田樹人

＊：Post Dural Puncture Headache（PDPH）という言葉よりも，病態をより反映した Post Spinal Puncture Headache（PSPH）のほうが相応しいという議論がございますが，本書では認知度の高い PDPH のほうで表記させて頂きます．

☞ point

- 脊髄くも膜下麻酔による硬膜穿刺後頭痛（Post Dural Puncture Headache：PDPH）の発生率は 1〜5%である．
- 17 gauge の硬膜外穿刺針で偶発的に硬膜穿刺をした後には，80%の患者が PDPH となる．
- PDPH は体位変換によって症状が変化し，脳神経症状を随伴するという特長がある．
- 細い non-cutting 針で穿刺すると PDPH 発生のリスクが少ない．
- PDPH は自然経過で軽快することが多いが，ブラッドパッチが必要となることもある．

Q 硬膜穿刺後頭痛（Post Dural Puncture Headache：PDPH）の発生率はどのくらいでしょうか？

A 脊髄くも膜下麻酔と硬膜外麻酔は，帝王切開の麻酔において頻繁に実施されます．脊髄くも膜下麻酔後の PDPH 発生率は 1〜5%ですが[1]，17 gauge の硬膜外穿刺針による偶発的な硬膜穿刺後には，80%以上の頻度で PDPH が起こります[1]．それゆえ，硬膜外穿刺針で硬膜を誤穿刺した際には，PDPH の発生を念頭においた対応が必要です．硬膜外麻酔時の偶発的硬膜穿刺は約 0.5〜2%の発生率なので[2]，硬膜外麻酔，あるいは脊髄くも膜下麻酔のいずれにせよ，区域麻酔を選択する時には，100 人に 1 人は PDPH を発症するとの説明が必要となります．

Q 脊髄くも膜下麻酔後に起こった頭痛は，その全てが PDPH なのでしょうか？

A 分娩後に頭痛を訴える患者は多いのですが，その全てが PDPH というわけではなく，頭痛の原因を鑑別する必要があります．分娩後 24 時間以上頭痛が持続した褥婦を調査した研究では，その 47%が偏頭痛や緊張性頭痛で，16%が PDPH でした[3]．この調査の中には脊髄くも膜下麻酔を受けていない人を含むので，脊髄くも膜下麻酔を受けた後に分娩後 24 時間以上持続する頭痛を訴えた人の中で PDPH は 50%でした．したがって，脊髄くも膜下麻酔後に起こった頭痛の原因として PDPH は半分程度ということになります．鑑別すべき疾患としては，偏頭痛や筋緊張性頭痛，子癇前症，脳内出血やくも膜下出血，髄膜炎などが挙げられます（表 1）．脳内出血やくも膜下出血などの脳血管障害は重篤

表1　分娩後頭痛の原因　　　　　　　　(n=95)

	数（人）	発生割合（％）
緊張性頭痛	37	39
子癇前症，子癇	23	24
PDPH	15	16
偏頭痛	10	11
脳出血，くも膜下出血	4	4
脳静脈血栓	3	3
脳血管障害	2	2
その他	1	1

分娩後頭痛を発症した褥婦95人を対象とした（内脊髄くも膜下麻酔を受けた患者は29人）．
（文献3を参照して作成）

な事態で，病態が急激に変化するので，頭痛を訴えた際には常に念頭においておくべき疾患です．また髄膜炎による頭痛にも注意が必要です．偏頭痛や筋緊張性頭痛は，妊娠前の既往がある人に多いので問診が重要です[3]．

Q　PDPHはどのように診断するのですか？

A 国際頭痛分類第2版[4,5]では，PDPHを表2のように分類しています．

この診断基準にあるように，PDPHは体位により頭痛が増悪し，安静臥床時に症状が軽快します．また聴力低下や光過敏といった脳神経症状を合併することがありますが，これは髄液量低下のため脳組織が後下方に偏位し，脳神経が牽引されるためと考えられています[6]．産後のPDPH患者は体動時以外には痛みがないので，安静にさせておけばよいと考えがちですが，授乳などの育児に関わる役割があり，ADLに悪影響を与えるので，積極的な治療が必要です．

表2　硬膜（腰椎）穿刺後頭痛の診断基準

診断基準：
A．坐位または立位をとると15分以内に増悪し，臥位をとると15分以内に軽快する頭痛で，以下のうち少なくとも1項目を有し，かつCおよびDを満たす．
　1．頸部硬直
　2．耳　鳴
　3．聴力低下
　4．光過敏
　5．悪　心
B．硬膜穿刺が施行された．
C．頭痛は硬膜穿刺後，5日以内に発現．
D．以下のいずれかにより頭痛が消失する．
　1．1週間以内に自然消失する．
　　　（95％の症例が該当する．頭痛が持続する場合，因果関係は疑わしい．）
　2．髄液漏出に対する治療による改善（通常，硬膜外血液パッチ）後，48時間以内に消失する．

（文献5を参照して作成）

Q PDPH 発症の予防法を教えてください

A 脊髄くも膜下麻酔を行う時の針と太さと針先端の形状の向きにより，PDPH の発生頻度が異なります．図1に針の種類を示します．cutting 針を使うのであれば，より細いものを使用することにより PDPH の発生頻度が低下します．しかし針が細いと手技は難しくなります．cutting 針では，PDPH の発生を減少させるために，ベベルの向きを患者の椎体の正中線に平行にします[7]．しかし針はベベルのカッティング面と逆向きに曲がる性質があるため，ベベルを椎体に平行にすると正中から逸れてしまうことがあるので注意が必要です．cutting 針よりも non-cutting 針のほうが PDPH の発生率が低下しますが[7]，non-cutting 針は鈍針で抵抗が高く針を進め難いという問題があります．帝王切開は緊急症例も多く，早く区域麻酔を行って手術を始めることが重要です．穿刺の容易さと PDPH の発生頻度減少という二つの相反する問題を考えた場合に，cutting 針と non-cutting 針のどちらを選ぶかは簡単ではありません．私の施設では 25 gauge Quincke 針を使い，ベベルは靭帯の抵抗を感じるまでは患者の頭側に向け，最後に平行にするようにしています．

術後の予防法として髄液の流出を少なくするために安静臥床を薦めたり，髄液量補充として水分補給を積極的に行う施設もありますが，いずれもエビデンスはなく[8,9]，むしろ術後の予防的安静臥床は，術後肺塞栓のリスクとなるので推奨できません．

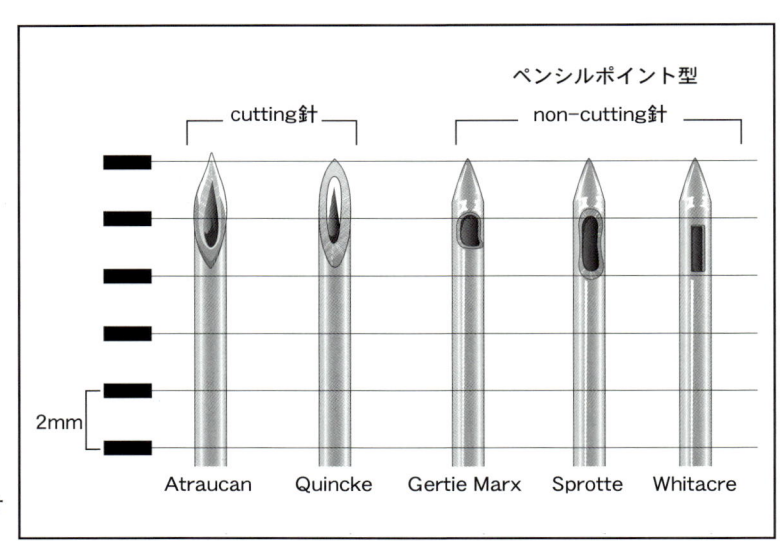

図1　脊髄くも膜下麻酔の針
　　　（文献7より改変）

メモ

●Non-cutting 針による硬膜・くも膜損傷は大きい?!

　健康ボランティアから髄液を採取することで頭痛を誘発し，同量の生理食塩水を戻すことで頭痛を抑制したという報告があります[10]．髄液の漏出量が PDPH と密接にかかわっていることを示唆します．PDPH の予防法としては，硬膜・くも膜の損傷を小さくし，髄液の漏出させない工夫が必要となります．そのために，細い穿刺針を選択し，組織損傷の少ない方向にベベルを向けます．鈍針である non-cutting 針による硬膜・くも膜の損傷部位は，Quincke 針のそれよりも凸凹が大きくなりますが[9]，PDPH の発生頻度は低いとされています．non-cutting 針による侵襲の強い損傷に対して生体炎症反応が働き，損傷部位の修復が早いためとされています[11]．

TOPICS

《硬膜外カテーテルで PDPH 予防!?》

　偶発的硬膜穿刺が発生した際に，硬膜外用のカテーテルを挿入するという方法があります．カテーテル挿入で損傷部位が塞がれることにより髄液流出を抑え，かつカテーテルにより生体炎症反応が強く働き，挫滅した硬膜・くも膜の修復過程が促進され PDPH 発生の予防になると考えられています[12,13]．オーストラリアでは偶発的硬膜穿刺の後，36％の医師がカテーテルを挿入します．しかし術後にカテーテルの蓋が外れて髄液が大量に漏出することで頭痛が誘発されたり，髄膜炎といった合併症も報告されており，加えてカテーテル挿入による神経損傷なども心配です．どうやら良いことばかりではなさそうです．

Q　治療法の第一選択は何ですか？　その他どのような治療法がありますか？

A　体動で痛みが誘発されるので，ある程度の安静臥床はやむを得ません．投薬も特別なものはなく，通常の鎮痛薬を用いるのが一般的です．アセトアミノフェンであれば授乳に関してもほとんど心配が要りません．非ステロイド性消炎鎮痛剤（NSAIDs）も効果的です．鎮痛目的で脳血管収縮薬であるカフェイン，テオフィリン，スマトリプタン（イミグラン®）なども使用可能です．しかしこれらは授乳により胎児へ移行するため授乳を中止しなければなりません．

　上記の治療にもかかわらず，激しい頭痛が持続し，著しく ADL が障害され，脳神経症状を伴う場合にはブラッドパッチを考慮します．

Q ブラッドパッチの方法を教えてください

A 先述したようにPDPHは早期に症状が緩和することが多く,また他の疾患との鑑別も必要であり,早期に硬膜外ブラッドパッチ(Epidural Blood Patch：EBP)を行うことには慎重であるべきです.EBPは侵襲的な手技であるため,鎮痛薬を用いて少なくとも24時間以上経過観察をし,他の原因による頭痛を除外し,難治性のPDPHとの診断後に施行すべきです[14].しかし,EBPはコントロールが不良なPDPH例の70～90%で奏効します[14].したがって,硬膜穿刺から24時間以降経過して,鎮痛薬に抵抗性の頭痛や,難聴や複視といった脳神経症状を伴うPDPH患者には,EBPを考慮します.以下にEBP施行の手順を示します.

1. 点滴ラインを確保する.
2. 側臥位とし,背中と血液を採取する部位(前腕の太い静脈など)を消毒する.
3. 硬膜外腔に投与した血液は尾側より頭側へ拡がりやすいため,過去に穿刺した椎間,あるいはそれよりも尾側の椎間を選ぶ.
4. 硬膜外針を硬膜外腔に留置する.
5. 消毒した血液採取部位より清潔操作で血液を20 mL採取する.
6. 腰部や頸の痛みを誘発しないように血液を硬膜外腔にゆっくり投与する.
7. 仰臥位で1～2時間の安静を保つ.

副作用・合併症として背部痛,徐脈,そして髄膜炎やくも膜下膿瘍を含む感染があります.特に採取した血液が不潔にならないよう注意が必要です.

下記の項目に当てはまる場合には,EBPの禁忌となります.

1. 血液凝固異常がある.
2. 発熱や明らかな感染徴候がある.

なお,EBPの奏効率が高いため,EBPにより頭痛が緩和されない場合には,頭痛がPDPHなのかどうかを再度検討する必要があります.

[文 献]

1) Peter T, Saramin E, Lawrence T et al：PDPH is a common complication of neuraxial blockade in parturients：a meta-analysis of obstetrical studies. Can J Anesth 50：460-469, 2003
2) Sprigge JS, Harper SJ：Accidental dural puncture and post dural puncture headache in obstetric anaesthesia：presentation and management：A 23-year survey in a district general hospital. Anesthesia 63：36-43, 2008
3) Caroline L, Cristiano D, Helen Y et al：Postpartum headache：is your work-up complete? Am J Obstet Gynecol 196：318e1-e7, 2007
4) Headache Classification Subcommittee of the International Headache Society：The International Classification of Headache Disorder, 2nd edition. Cephalalgia 24（suppl 1）：1-160, 2004
5) 日本頭痛学会新国際分類普及委員会・厚生労働科学研究慢性頭痛の診断ガイドラインに関する研究班：国際頭痛分類第2版日本語版.日本頭痛学会誌 31：1-188, 2004
6) Philippe B, Gino P, Denis L et al：Case report：Epidural blood patch in the treatment of abducens palsy after a dural puncture. Can J Anesth 54：146-150, 2007
7) Manuel C, Gordon L, Daniel P et al：Postoperative puncture headache：A randomized comparison of five spinal needles in obstetric patients. Anesth Analg 91：916-920, 2000

8) Jana T, Harald H, Wilfried L et al：Does bed rest after cervical or lumbar puncture prevent headache? A systematic review and meta-analysis. CMAJ 165：1311-1316, 2001
9) Marianne D, Thomas B：Incidence of post-lumbar puncture headache is independent of daily fluid intake. Eur Arch Phychiatr Neurol Sci 237：194-196, 1988
10) Kunkle E, Wolff H：Experimental studies on headache：Analysis of headache associated with changes in intracranial pressure. Arch Neurol Psychiatry 49：323-358, 1943
11) Reina M, Lopez A, Martin S：An *in vitro* study of dural lesions produced by 25-gauge Quincke and Whitacre needles evaluated by scanning electron microscopy. Reg Anesth Pain Med 25：393-402, 2000
12) Kuczkowski KM：Post-dural puncture headache in the obstetric patient：an old problem. New solutions. Minerva Anesthesiol 70：823-830, 2004
13) Turkoz A, Kocum A, Eker HE et al：Intrathecl catheterization after unintentional dural puncture during orthopedic surgery. J Anesth 24：43-48, 2010
14) Valerie S, Francoise T, Patrick M et al：Effectiveness of epidural blood patch in the management of post-dural puncture headache. Anesthesiology 95：334-339, 2001

II 帝王切開の麻酔：総論

Q12 局所浸潤麻酔

回答：北里大学病院
総合周産期母子医療センター　天野　完

point

- 区域麻酔が禁忌で全身麻酔が困難な場合，区域麻酔の効果が十分でない場合などが局所浸潤麻酔の適応と考えられるが，極めて稀である．
- 正中切開部に順次，局所麻酔薬を浸潤させるか，腹壁の支配神経末端ブロック（Th 10，Th 11 肋間神経，Th 12 肋下神経，腸骨下腹神経，腸骨鼠径神経）を併用する．
- 比較的多量の局所麻酔薬を投与するので，局所麻酔薬中毒には十分に留意する．
- 超音波ガイド下の穿刺により，血管損傷などのリスクを回避しうる可能性がある．
- 十分な効果が得られないことが最大のデメリットで，産婦の精神的サポート，手術手技の工夫，鎮痛・鎮静薬，麻薬，吸入麻酔薬の併用を考慮する．

Q 局所浸潤麻酔の適応は？

A 帝王切開術の麻酔法は適応，緊急性，母体合併症の有無などによっても異なりますが，区域麻酔（硬膜外麻酔，脊髄くも膜下麻酔）が第一選択の方法で，区域麻酔が禁忌の場合や超緊急時には全身麻酔が選択されます．区域麻酔で帝王切開術を開始したものの，まだら効きなどで麻酔効果が十分でなく，児の娩出を急ぐ場合には局所浸潤麻酔を追加しながら手術を進めることはあるかもしれません．局所浸潤麻酔が適応となるのは，区域麻酔が禁忌で挿管困難例など全身麻酔も困難な場合，心肺機能不全など母体の状態が極めて不良で麻酔処置が困難な場合や，胎児機能不全で一刻を争う超緊急事態が考えられますが，現実的にはそのような状況は極めて稀でしょう．麻酔科医の関与がない一次施設で，例えば臍帯脱出に遭遇し，搬送する時間も麻酔を準備する時間もなく児を娩出する必要に迫られた状況では，局所浸潤麻酔を考慮せざるを得ないかもしれません．臍帯脱出などで遷延徐脈となった場合には，体位変換，子宮収縮抑制など子宮内胎児蘇生を試みながら，如何なる麻酔法を選択し如何に速やかに児を娩出するかの臨床的判断を迫られることになります．

Q 局所浸潤麻酔のメリット，デメリットは？

A 作用発現が比較的早く，母児への影響が少ない点はメリットといえますが，効果が不確実なことが最大のデメリットです．手技は手術台で坐位や側臥位をとることなく針を刺入し，局所麻酔薬を浸潤するだけであり，簡便ともいえますが，的確に目的の神経をブロックすることは容易ではありません．完全な除痛は困難であり，疼痛と不安感など産婦のストレスは著しく，十分な精神的サポートが必要になります．また手術手技はあくまでも優しく，愛護的に進める必要があり，急ぐあまりに粗雑な手技は厳に避けるべきです．超緊急時が適応とはなりますが，麻酔効果が十分に得られるまで，少なくとも数分間は待つ必要があります．開創器は使用せず，組織の過度の牽引・伸展や子宮を腹腔外に出しての操作は避けるべきです．局所麻酔薬を比較的大量投与することになるので，局所麻酔薬中毒には十分留意する必要があります．手技に伴うデメリットとしては，針の刺入に伴う血管損傷による出血・血腫，腸管損傷，子宮内誤注入などですが，超音波ガイド下の穿刺によりリスクを軽減しうるかもしれません．麻酔効果が限られるため，児娩出後に子宮筋の裂傷や弛緩出血などで追加処置が必要になる場合は局所浸潤麻酔では対応できません．

Q 腹壁の神経支配は？

A 臍部から恥骨結合，鼠径靱帯までの腹壁下部には Th10，Th11 の肋間神経，Th12 の肋下神経，腸骨下腹神経，腸骨鼠径神経が分布します．肋間神経は肋骨下縁の神経血管束の中を走行し，内側方向へは内腹斜筋と腹横筋の腱膜の間を走り，腹直筋外側近くで腹直筋鞘を穿通します．さらに腹直筋内を走行し前方に折れ曲がり，腹直筋鞘前葉を穿通して樹枝状の前皮枝を形成します．外側では外側皮枝を分枝し，中腋窩線から半月線までの皮膚を支配します．恥骨結合周辺の神経支配は密で Th12 肋下神経，腸骨下腹神経，腸骨鼠径神経が関与します．腸骨下腹神経は L1 神経根から始まり，大腰筋を貫通し，腹横筋と内腹斜筋の間を進み，腸骨稜の上で外側皮枝，前皮枝に分かれます．外側皮枝は殿部上外側の皮膚に分布し，前皮枝は外鼠径輪直上で外腹斜筋腱膜を貫き恥骨上部の皮膚の近くに分布します．腸骨鼠径神経は腹横筋と内腹斜筋の間を前下方に進み，上前腸骨棘の内側で内腹斜筋を貫き外側へ走行し，鼠径部内側の皮膚に分布する枝を出しながら鼠径管を貫いて子宮円索に達します．神経終末の分布密度は皮膚，筋膜，筋の順で，脂肪組織の分布は疎です．

Q 局所浸潤麻酔の具体的な方法は？

A 皮膚切開などの体性痛は主に $A\delta$ 線維により伝達され，局所麻酔薬の浸潤により手術は可能ですが，腹膜牽引や子宮を腹腔外へ脱出時の内臓痛は C 線維が関与し，高位（Th4）までのブロックが必要になるので，そのような操作は避ける必要があります．

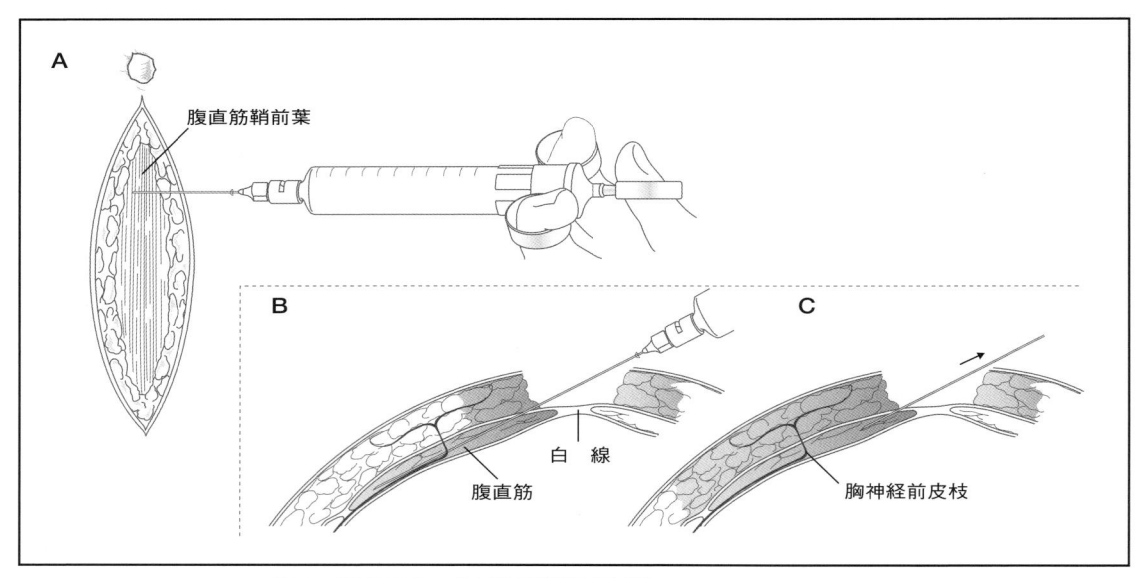

図1　腹直筋内への局所麻酔薬の浸潤（文献2を参照して作成）

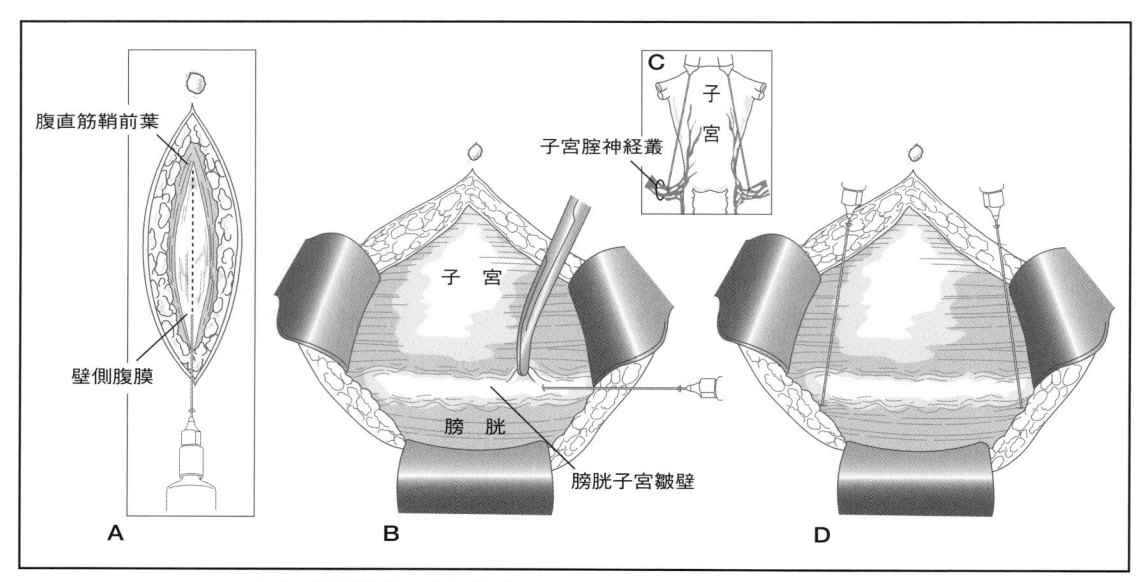

図2　壁側・臓側腹膜，傍頸管部への局所麻酔薬の浸潤（文献2を参照して作成）

　皮膚正中切開創に沿って順次，局所麻酔薬を浸潤させ開腹する方法と，腹壁の主な支配神経末端（Th 10, Th 11 肋間神経，Th 12 肋下神経，腸骨下腹神経，陰部大腿神経）をブロックする方法があります[1]．なお脂肪組織は神経支配が少ないため，局所麻酔薬中毒を避ける意味でも多量投与は避けるようにします．

1．Bonica の方法[2]

　25 ゲージの脊麻針で臍直下から正中で恥骨結合まで皮内に膨疹をつくるように，0.5％リドカインを約 10 mL 浸潤させます．次いで，皮下に 10〜20 mL 浸潤させて 3〜4 分

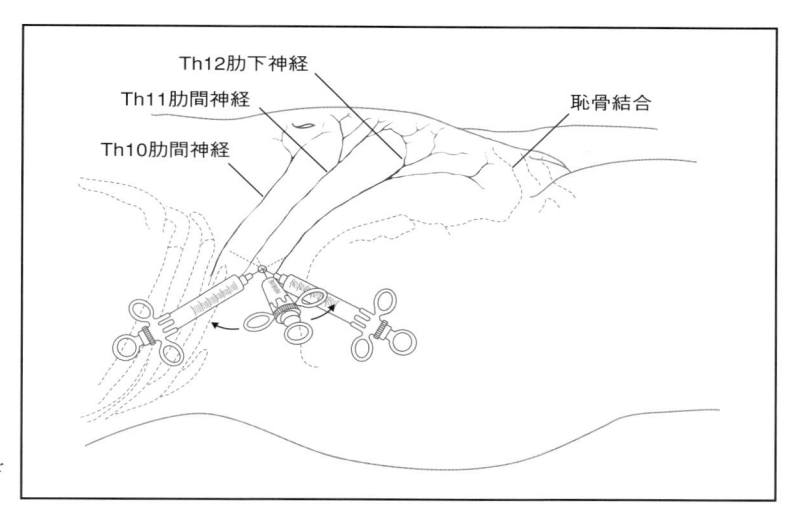

図3 肋間神経ブロック（文献3を参照して作成）

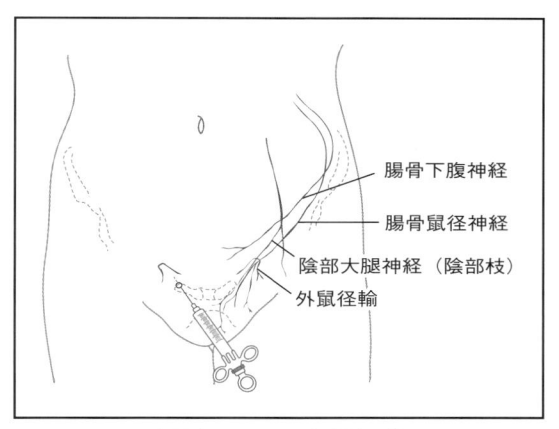

図4 腸骨下腹神経，腸骨鼠径神経ブロック（文献3を参照して作成）

待ってから皮膚を切開します．針の角度を皮膚に対して10〜15°下方に向けて腹直筋鞘を刺入し，外側後部境界と考えられる部位まで側方に3〜5 cm進め，両側に2〜3 mLの局所麻酔薬を浸潤し，針を引き抜きながらさらに1 mL追加します（**図1**）．恥骨結合に向け3〜5回，同様の手順を繰返し，上下端はさらに斜め方向にも追加浸潤します．局所麻酔薬は腹直筋鞘内に拡散し，4〜5分で麻酔効果が得られます．恥骨結合上は腸骨下腹神経の分枝をブロックする必要があります．腹直筋鞘を切開し，腹膜は疼痛があれば5〜10 mLの局所麻酔薬を浸潤して切開します．膀胱子宮窩の臓側腹膜には約10 mLの局所麻酔薬を浸潤します．子宮下部の切開にはそれほど痛みを伴いませんが，必要あれば傍頸管部に5〜10 mLの局所麻酔薬を浸潤します（**図2**）．

2．Busbyの方法[3]

肋骨下縁と腸骨稜間の中央部，腋窩線上で22ゲージ，2インチの穿刺針を刺入します．外腹斜筋と内腹斜筋の筋膜を穿通して5〜8 mLの局所麻酔薬を注入し，Th 11肋間神経をブロックします．注入後，針を皮下まで引き抜き45°頭側に向けて腱膜を穿通しTh 10肋間神経をブロックし，さらに針を引き抜き，45°尾側に向け針を進めてTh 12肋下神経領域をブロックします（**図3**）．次いで恥骨結節上の皮膚を穿刺し，針を45°外側に向け2〜3 cm進めて，外腹斜筋筋膜のレベルで局所麻酔薬を注入し，腸骨下腹神経，腸骨鼠径神経が鼠径輪を出たところをブロックします（**図4**）．正中縦切開部に膨疹をつくるように皮内に局所麻酔薬を浸潤し，膨疹部から針を刺入して筋膜を穿通して局所麻酔薬を注入します（**図5**）．皮膚，筋膜を切開し腹膜を切開して，腹腔内に局所麻酔薬を局所麻酔薬を約10 mL撒布し漿膜面を麻酔し，必要に応じて膀

局所浸潤麻酔　71

胱子宮窩腹膜下を浸潤麻酔します．

3．Ranney と Stanage の方法[4]

1.5 インチの 25 ゲージ針を用いて，臍から外側 4 cm の部位に膨疹をつくります．針を臍部に向けて進め，局所麻酔薬 2 mL を注入し，針を引き抜きながら腹直筋膜直下で針を 3 方向に向け，局所麻酔薬をそれぞれの部位で 1 mL 注入します．尾側に向け膨疹をつくりながら恥骨まで同様の操作を繰返し，反対側も同様に浸潤麻酔を行います．次いで正中の皮膚に連続的に膨疹をつくり，皮膚，皮下組織を切開し，筋膜に直接浸潤麻酔を行います（図 6）．

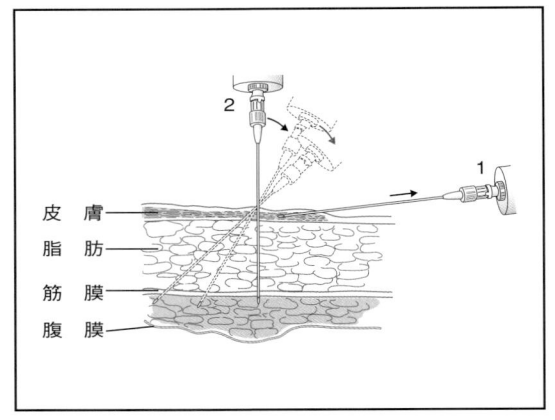

図 5　正中切開創部の浸潤麻酔（文献 3 を参照して作成）

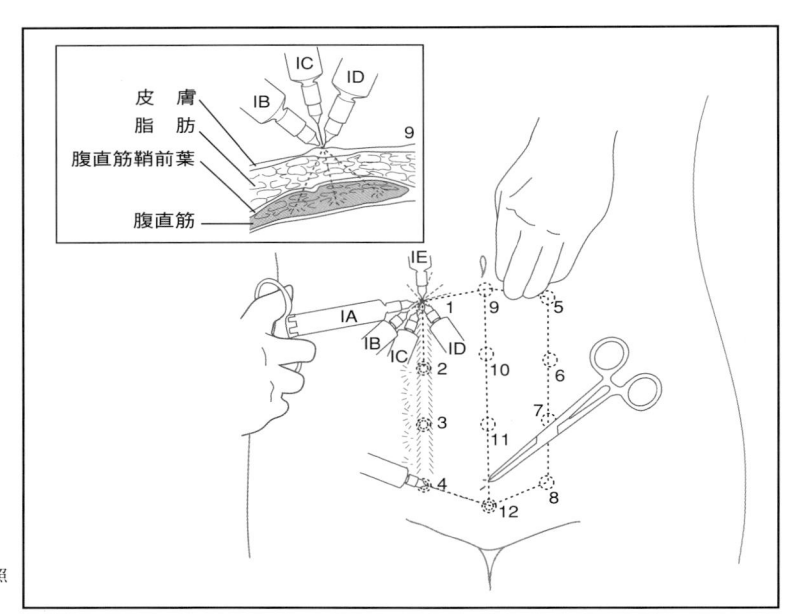

図 6　局所浸潤麻酔（文献 4 を参照して作成）

［文　献］

1) Cunningham FG et al editors：Williams Obstetrics, 23rd edition. McGraw Hill Medical, New York, pp458-459, 2010
2) Bonica JJ：Local-regional analgesia for abdominal delivery. In"Obstetric Analgesia and Anesthesia"ed. Bonica JJ. FA Davis, Philadelphia, pp527-538, 1967
3) Busby T：Local anesthesia for cesarean section. Am J Obstet Gynecol 87：399-404, 1963
4) Ranney B, Stanage WF：Advantages of local anesthesia for cesarean section. Obstet Gynecol 45：163-167, 1975

Ⅱ 帝王切開の麻酔：総論

Q13 帝王切開術の術後鎮痛

回答：関西労災病院 麻酔科　上山博史（うえやまひろし）

point

- 帝王切開の術後痛が慢性痛に移行する例がある．
- 鎮痛を強力に行うことにより，慢性痛の発生を防止できる可能性がある．
- 術後痛は，創部痛（体性痛）と後陣痛（内臓痛）に分けて考える．
- 創部痛には腹横筋膜面ブロック，局所麻酔薬の浸潤，後陣痛には，くも膜下・硬膜外オピオイド投与，非ステロイド系鎮痛薬が有効である．
- 多くの鎮痛薬の母乳移行はごくわずかであり，注意点を守れば授乳中も安全に母体投与可能である．

Q 帝王切開の術後鎮痛はどうして重要なのですか？

A 術後痛が慢性痛に移行することは以前から知られていましたが，帝王切開術後痛の慢性痛への移行が報告されたのは2004年のことです[1]．これ以降，帝王切開術後の慢性痛が注目され，その頻度は術後6〜12ヶ月において2〜12％と報告されています[2]．これは，四肢の切断後や胸部手術の慢性痛の発生が50％以上であることに比べると少ないといえますが，手術数が多く，しかも日常生活に支障をきたす中等度から高度の慢性痛が含まれることから，深刻な問題といえます．慢性痛発症のリスク因子の一つが，激しい術後痛です．multimodalアプローチによって術後痛を抑制することにより，アロディニア，痛覚過敏，中枢性感作を機序とする慢性痛を予防できる可能性があります[3]．妊婦は肺塞栓症のリスクが高く，術後早期からの離床が求められています．慢性痛の予防だけでなく，早期離床を促す点からも術後鎮痛は重要です．

Q 帝王切開と一般的な腹部手術で術後鎮痛法に違いはありますか？

A 一般的な腹部手術では，手術翌日もベッド上で安静を保つことができますが，帝王切開では，手術翌日から子どもの世話や授乳のために体を動かす必要があり，この際に激しい創部痛（体性痛）を経験します．この創部痛には腹横筋膜面ブロックや創部の局所麻酔薬浸潤が有効です．これに加え，子宮収縮に伴う後陣痛とよばれる痛みが数日間続きます．後陣痛は，数分から十数分間隔の周期的な内臓痛であり，安静時痛に分類され

ます．帝王切開術中では，良好な知覚ブロックにもかかわらず児娩出後に下腹部痛を訴えることがありますが，これは後陣痛に起因します．後陣痛はオピオイドの静注では除痛できないため，児娩出後にケタミンやミダゾラムを投与する施設もあります．しかし，後陣痛はオピオイドのくも膜下腔・硬膜外投与で除痛が可能です．くも膜下投与では，術中鎮痛用にオンセットの早いフェンタニル 10 μg と術後鎮痛用のモルヒネ 0.1 mg（100 μg）を併用します（メモ）．後陣痛にはインドメタシン坐薬のような非ステロイド系鎮痛薬も有効ですが，子宮収縮抑制作用があるため，術後の子宮収縮や出血量に注意して投与します．このように，帝王切開の術後鎮痛では創部痛だけでなく後陣痛への対応が求められます．

メモ

● 微量オピオイドの脊椎くも膜下麻酔用局所麻酔薬への添加手順
1．塩酸モルヒネ 10 mg（1 mL）を生食 9 mL で合計 10 mL に希釈します．
2．0.5％高比重マーカイン 2.3 mL 中に，このモルヒネ溶液 0.1 mL を加えます．
3．さらにこの溶液中にフェンタニル 10 μg（0.2 mL）を加えます．
4．オピオイド添加マーカイン溶液（マーカイン 2.3 mL＋フェンタニル 0.2 mL＋希釈モルヒネ溶液 0.1 mL＝2.5 mL）の完成です．
注：くも膜下モルヒネは投与量のわずかな違いが副作用の発現と作用時間に影響するため，投与量を正確にするために，希釈の各段階で溶液をよく撹拌することが重要です．

Q くも膜下腔にモルヒネを投与すると，呼吸抑制は起こりませんか？

A くも膜下モルヒネ投与による呼吸抑制は稀にしか発生しませんが，重篤な合併症です．Abouleish は予定帝王切開の 856 名の患者で，呼吸抑制（SpO₂＜85％，呼吸数＜10 回/min）を 8 例（0.93％）に認めたが，いずれも病的肥満患者であったと報告しています[4]．米国のガイドラインでは，くも膜下モルヒネ投与後 24 時間はパルスオキシメーター，呼吸数モニターで監視することが推奨されています[5]．わが国では，モルヒネ 0.15 mg（150 μg）をくも膜下投与した場合，ナロキソンによる拮抗を必要とした帝王切開例は 1915 例中 1 例と報告されています[6]．この結果から，角倉は肥満のない日本人で 100 μg のモルヒネをくも膜下に投与しても，致命的な呼吸抑制はまず起きないと述べています[5]．ただ，肥満例では，術後のモニタリングと監視が必要であると思われます．

Q 帝王切開の麻酔法別に推奨される鎮痛法を教えてください

A 帝王切開では，手術の麻酔法により，表 1 に示す鎮痛法を組合せて創部痛（体性痛）と後陣痛（内臓痛）に対する鎮痛を行います．この項では，IVPCA（Intravenous patient controlled analgesia）と TAP ブロック（Transverses abdominis plane block：TAP ブロック）を解説します．

表1 帝切麻酔方法による鎮痛法の組合せ

帝切麻酔方法	術後鎮痛法			
	くも膜下オピオイド	硬膜外オピオイド	IVPCA	TAPブロックまたは局麻薬浸潤
脊椎くも膜下麻酔	○			○
硬膜外麻酔		○		○
全身麻酔			○	○

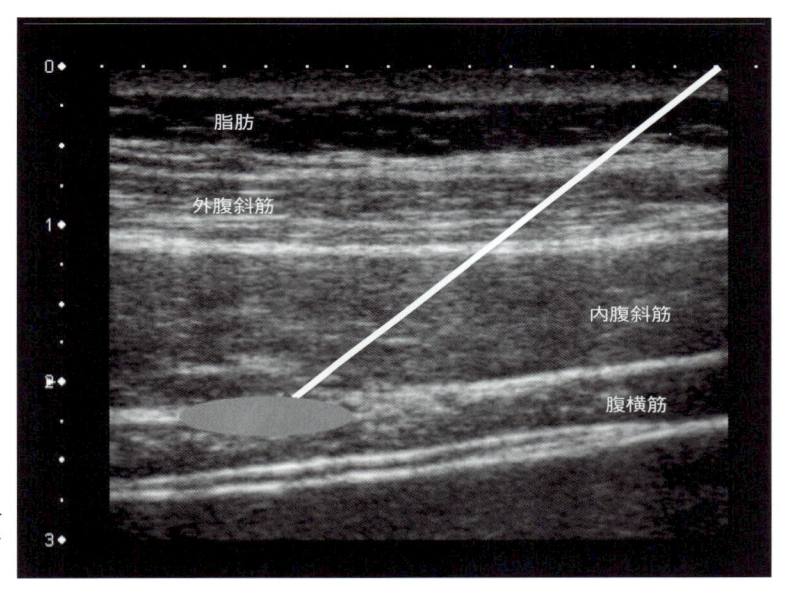

図1 TAPブロックでは，内腹斜筋と腹横筋の筋膜面に局所麻酔薬を投与します

1．IVPCA

現在，全身麻酔後の鎮痛法としてわが国で最も一般的であるのは，オピオイド系鎮痛薬の筋注です．IVPCAの最大の利点は，筋注とは異なり血中濃度の山と谷を最小限にできる点にあります．児の世話を必要とする産褥期においてIVPCAポンプは邪魔な存在ですが，高い満足度が得られるため，欧米では広く行われています．以下にIVPCAによるフェンタニル投与の一例を示します．持続投与 20～30 μg/h，ボーラス投与 10 μg，ロックアウト時間 15 分，ボーラス回数上限 3 回/h．

2．TAPブロック・局所麻酔薬の創部浸潤

TAPブロックは，側腹部の内腹斜筋と腹横筋間の筋膜中に局所麻酔薬を投与することにより脊髄神経前枝を遮断し，前腹壁の体性痛をブロックする手技であり[7,8]，最近では超音波ガイド下に行われています（図1）．Th10～L1レベルの体壁痛のブロックが可能であるため，横切開だけでなく縦切開例でも 12～24 時間持続する鎮痛効果が得られます．ブロックに必要な局所麻酔薬は，片側につき 0.5％ロピバカイン 15～20 mL です．創部への局所麻酔薬浸潤は簡便な方法ですが，TAPブロック同様に体動痛に有効です．横切開では，創部の両端あるいは創部全体に 0.5～1.0％ロピバカインまたは 0.5％マーカインを浸潤させます．

Q 母乳を介する鎮痛薬の乳児への移行について教えて下さい

A 多くの鎮痛薬の母乳への移行はごくわずかであり，基本的な事項さえ守れば授乳中も投与可能です．胎盤移行と同様に，①分子量が小さく（1000 ダルトン以下），②脂溶性が高い，③蛋白結合の低い，④非イオン化型，は母乳に移行しやすい薬物とされます．一般に薬物の母乳移行は M/P 比（milk/plasma ratio：母乳中濃度/母体血漿濃度比）で示され，M/P 比が低い薬物，特に 1 以下は，母乳への移行が少ないとされます[9]．しかし，乳児への影響を考えた場合，M/P 比だけでなく，経口摂取された薬物の生体利用率も重要です．薬物を含む母乳を摂取した場合，腸管からすべて吸収されるわけではなく，さらに吸収された薬物も一部は肝臓で分解されるため，生体利用率の小さい薬物では乳児への影響はより小さくなります．フェンタニルの M/P 比は 2.1 であり，母乳に移行しやすい薬剤といえます．しかし，母乳中のフェンタニル濃度 1 ng/mL，母乳量 100 mL，乳児体重 3 kg，生体内利用率 49%（0〜49%と報告されています）という悪い条件を想定しても，乳児のフェンタニルの摂取量は 0.016 μg/kg と非常に低く見積もられます[10]．これらの点から，術後鎮痛のためフェンタニル持続投与中であっても，母乳栄養は問題なく行えます．

母乳には分泌後に乳腺に蓄えられる成分と授乳時に産生される成分がありますが，大半は後者のため，母体血中濃度の高い薬物摂取直後の授乳を避け，半減期の短い薬物を用いることが乳児の薬物曝露を最小限にするために重要です．現在，全身麻酔で用いられる薬剤，プロポフォール，ミダゾラム，ロクロニウム，フェンタニルは半減期が数時間以内のため，術翌日の授乳はほぼ問題ないと考えられます．オピオイドではモルヒネやメペリジンに比べ半減期の短いフェンタニルがより安全に使用できると考えられています．オピオイド以外の鎮痛薬では，アセトアミノフェン，イブプロフェン，ジクロフェナックの乳汁分泌量は特に少なく，授乳中でも安全に使用できるとされています[11]．

[文 献]

1) Nikolajsen L, Sorensen HC, Jensen TS et al：Chronic pain following Caesarean section. Acta Anaesthesiol Scand 48：111-116, 2004
2) Kainu JP, Sarvela J, Tiippana E et al：Persistent pain after caesarean section and vaginal birth：a cohort study. Int J Obstet Anesth 9：4-9, 2010
3) Lavand'homme P, Waterloos H：Intraoperative epidural analgesia combined with ketamine provides effective preventive analgesia in patients undergoing major digestive surgery. Anesthesiology 103：813-820, 2005
4) Abouleish E, Rawal N, Rashad MN：The addition of 0.2 mg subarachnoid morphine to hyperbaric bupivacaine for cesarean delivery：a prospective study of 856 cases. Reg Anesth 16：137-140, 1991
5) 角倉弘行：ASA による「neuraxial opioid に伴う呼吸抑制の予防，発見，治療のための臨床指針」の解説．LiSA 10：934-939, 2009
6) Kato R, Shimamoto H, Terui K et al：Delayed respiratory depression associated with 0.15 mg intrathecal morphine for cesarean section：a review of 1915 cases. J Anesth 22：112-116, 2008
7) McDonnell JG, O'Donnell B, Curley G et al：The analgesic efficacy of transverses abdominis

plane block after abdominal surgery ; a prospective randomized controlled trial. Anesth Analg 104 : 193-197, 2007
8) McDonnell JG, Curley G, Carney J et al : The analgesic efficacy of tnransversus abdominis plane block after cesarean delivery : a randomized controlled trial : Anesth Analg 106 : 186-191, 2008
9) 水島章郎：難てっったって小児麻酔　妊娠と母乳と麻酔関連薬．小児看護 31：377-385，2008
10) Steer PL, Biddle CJ, Marley WS et al : Concentration of fentanyl in colostrums after analgesic dose. Can J Anesth 39 : 231-235, 1992
11) 水野克己：授乳中によく用いられる薬剤　その1．小児看護 31：1444-1448，2008

III 帝王切開の麻酔：各論

Q14 胎児機能不全

回答：聖隷浜松病院 麻酔科　入駒慎吾（いりこましんご）

point

- 胎児機能不全とは，胎児の酸素化が十分でない状態すべてを含むため，その病態には幅がある．
- 胎児機能不全は，主に FHR monitoring により診断される．しかし，その診断特異度は低く，時間的変化が著しいことが特徴である．
- 胎児機能不全をきたす原因には，①母体因子，②胎児因子，③胎盤因子，④臍帯因子，の4つがある．
- 胎児機能不全の緊急帝王切開術に対する麻酔法は，各症例の緊急度に応じて決定すべきである．

Q　胎児機能不全とはどんな病態ですか？

A 以前より，「胎児仮死」あるいは「胎児ジストレス」の用語は，医療側と患者側に病態に対する認識の差を招き，様々な問題をひき起こしてきました．そこで，2006年に日本産科婦人科学会は，欧米における non-reassuring fetal status に相当する邦語として「胎児機能不全」を使用することにしました．「胎児機能不全とは，妊娠中あるいは分娩中に胎児の状態を評価する臨床検査において"正常ではない所見"が存在し，胎児の健康に問題がある，あるいは将来問題が生じるかもしれないと判断された場合をいう」と定義しました．すなわち，胎児の酸素化が十分でない状態をすべて包含し，それに伴う循環不全など多くの生理学的・生化学的な変化を示唆するものとしました．これは，胎児機能不全といっても，その病態には軽症から重症まで幅があることを意味します．

Q　胎児機能不全は具体的にはどのような検査で診断しますか？

A 胎児機能不全のもととなった欧米の non-reassuring fetal status という用語が non-reassuring fetal heart rate pattern とも言われるように，特に分娩時は FHR（fetal heart rate）monitoring の所見によって診断されます．FHR monitoring 上，正常所見以外はすべて胎児機能不全ということになります（FHR monitoring の判読については日本産科

婦人科学会の委員会報告[1,2]に譲ります）．また，妊娠中（分娩前）はFHR monitoringに加え，超音波断層法やドプラ法などを用いて診断を補助することがあります．

Q FHR monitoringによる胎児機能不全の診断で特徴的なことは？

A 胎児機能不全の診断特異度が低いことは，しばしば臨床の現場において実感されます．胎児状態が悪化したと判断し急速遂娩（帝王切開を含む）を施行したものの，新生児が元気でアシドーシスもないことはよく経験されることです．実際，胎児機能不全を示すFHR所見は全分娩の約30％にみられます．これらのうち，臍帯動脈血pHが7.10未満であることは10％，7.00未満であることは1％，そして分娩時低酸素が原因で脳性麻痺となる率は0.1％であると言われています．一方，胎児機能不全がないと診断された場合には，そのほとんどで胎児にアシドーシスがないということがわかっています．

また，時間的変化が著しいことも特徴の一つです．胎児機能不全を示す所見と胎児が健康である所見が繰返し起こることがありますし，ある時点まで全く健康なFHR所見であったにもかかわらず，突然高度な胎児徐脈をきたすこともあります（これは原因を考えると納得しやすいと思います．胎児機能不全の原因については後述します）．

Q 胎児機能不全をきたす原因にはどのようなものがありますか？

A 胎児機能不全をきたす原因は，①母体因子，②胎児因子，③胎盤因子，④臍帯因子の4つに分けることができます（表1）．

①母体因子としては，母体基礎疾患による

表1　胎児機能不全の原因

因　子	原　因	詳　細
①母体因子	低酸素症	心疾患，気管支喘息，てんかん
	低血圧	出血，仰臥位低血圧，麻酔
	重症貧血	
②胎児因子	子宮内胎児発育遅延	
	先天異常	中枢神経系，先天性心疾患，染色体異常
	胎内感染	
	胎児貧血	
③胎盤因子	常位胎盤早期剥離	
	前置胎盤	低置胎盤含む
	胎盤機能不全	過期産，妊娠高血圧症候群など
④臍帯因子	臍帯異常	臍帯脱出，臍帯巻絡，臍帯真結節，臍帯捻転異常，臍帯長異常
	臍帯付着部異常	辺縁付着，卵膜付着，前置血管
	子宮過収縮	

低酸素症（心疾患，気管支喘息，てんかんなど），母体低血圧（出血，仰臥位低血圧，麻酔による低血圧など）や重症貧血などがあります．
②胎児因子としては，子宮内胎児発育遅延，先天異常（中枢神経系，先天性心疾患，染色体異常など），胎内感染や胎児貧血などがあります．
③胎盤因子としては，常位胎盤早期剝離，前置胎盤（低置胎盤）や胎盤機能不全などがあります．
④臍帯因子としては，臍帯圧迫による胎児の低血圧・循環不全・低酸素があります．臍帯圧迫の原因としては，臍帯異常（臍帯脱出，臍帯巻絡，臍帯真結節，臍帯捻転異常，臍帯長異常など），臍帯付着部異常（辺縁付着，卵膜付着，前置血管など）や子宮の過収縮による臍帯の圧迫などがあります．

これらの因子は互いに絡み合い重複しながら，結果的に胎児低酸素症やアシドーシスへと病態を悪化させていきます．また，突然発症する胎児機能不全の原因としては，臍帯圧迫に関するものが最も頻度が高いでしょう．

Q 胎児機能不全の診断で緊急帝王切開術が申し込まれた場合，麻酔法の選択は？

A これまで述べてきたように，胎児機能不全という診断がなされても，その病態にはかなりの幅があります．したがって，緊急帝王切開の緊急度も症例ごとに異なり，その対応も様々になってきます．まずは，緊急度の把握が最重要課題となるでしょう．本当に時間的余裕がなく，全身麻酔を必要とする超緊急帝王切開術は全分娩の 1％未満であると推定されます．ここでは，FHR monitoring による胎児機能不全の診断的特徴である時間的変化に着目して考えていきたいと思います．ポイントとしては，胎児状態の正確な診断はできないという認識をもつことです．分娩後に分娩経過を後方視的にみれば簡単に判断できる場合も，その経過中に適切な判断をすることは難しいケースが多々経験されます．実際には産科医師の判断を尊重し，麻酔科医としてのベストを尽くします．そして，術後に症例ごとの検討を行い，施設内での緊急帝王切開への対応を確立していくべきであると考えます．この繰返しにより，チームとしての緊急時への対応が熟成していくでしょう．麻酔法は麻酔科医個人のスキルや施設力で異なってくるものです．それぞれの麻酔法の詳細については別頁を参考にしてください．

最後に，緊急子宮弛緩（rapid tocolysis）について解説します．Rapid tocolysis とは子宮筋弛緩作用のある薬剤（tocolytics）を用いて，子宮筋を速やかにかつ一時的に弛緩させることです．Tocolytics は，産科関連薬剤として塩酸リトドリン，硫酸マグネシウムなどがあり，麻酔科関連薬剤としてニトログリセリン，揮発性吸入麻酔薬（代表：セボフルラン）などがあります．Rapid tocolysis は，子宮過収縮により胎児機能不全をきたしている場合などに効果的です[3]．Rapid tocolysis により FHR monitoring 所見の改善が認められれば，全身麻酔を回避することができるかもしれません．具体的には，子宮過収縮により胎児機能不全を認めた場合，ニトログリセリンを 0.1 mg 静脈内投与すると，60 秒以内に子宮筋が弛緩します．副作用に血圧の低下があるため，塩酸エフェドリンや塩酸フェニレフリンなど昇圧剤を準備しておくとよいでしょう．効果は約 60 秒程度ですので，弛緩出血をひき起

こすことはありません．ただし，rapid tocolysis は母体出血性疾患である常位胎盤早期剥離や前置胎盤の出血のケースなどでは，子宮胎盤循環を減少させるため禁忌と考えられます．

[文　献]
1) 周産期委員会：胎児心拍数図の用語及び定義検討小委員会（委員長　岡村州博）．日産婦誌 55：1205-1216, 2003
2) 周産期委員会：胎児機能不全の診断基準の作成と検証に関する小委員会報告（委員長　岡井崇）．60：1220-1221, 2008
3) 入駒慎吾, 鈴木清由, 小倉冨美子 他：正期産超緊急帝王切開術における子宮内胎児蘇生としての緊急子宮弛緩の検討．周産期シンポジウム 24：41-45, 2006

III 帝王切開の麻酔：各論

Q15 妊娠高血圧症候群

回答：防衛医科大学校 麻酔科学講座　田中　基（たなか　もとし）

point

- 妊娠高血圧症候群（PIH：pregnancy induced hypertension）は，妊娠中の高血圧・蛋白尿により診断されるが，多くの臓器に影響を及ぼす全身疾患なので，麻酔前に「全身」を評価することは重要である．
- 従来，重症妊娠高血圧腎症において脊髄くも膜下麻酔は避けるべきと考えられていたが，最近は「安全に施行できる」とする報告が増えている．血液凝固機能が急速に悪化する場合があるので，区域麻酔を施行する場合は血小板数の経時的変化に注意し，穿刺直前にもチェックすべきであろう．"bloody tap"の原因にもなる頻回穿刺を避けるためには，「超音波ガイド下の区域麻酔」も有用である．
- 妊娠高血圧腎症においては胎児の状態も悪化しやすく，突然の緊急帝王切開の麻酔依頼を受けることもある．しかし，母体の気道評価および血圧コントロールが不十分なまま全身麻酔の導入を行うことは，母子双方の生命を危険にさらすことになるため，まず母体の安全を確保する "Mom comes first!" が原則である．できる限り全身麻酔を避けるべきであるが，どうしても全身麻酔が必要な場合は，気管挿管困難に対応できる準備をして，母体の収縮期血圧を 160 mmHg 以下にコントロールしてから全身麻酔を導入する．
- 帝王切開の児娩出後に使用する子宮収縮薬は，オキシトシンが第一選択である．血圧上昇の副作用がある麦角製剤（例：マレイン酸メチルエルゴメトリン）は避けるべきである．
- HELLP 症候群とは，溶血（hemolysis），肝酵素の上昇（elevated liver enzyme），血小板数の減少（low platelets）をきたす重症の産科疾患のことで，重症妊娠高血圧腎症に準じた産科管理・麻酔管理が必要である．
- 子癇の初期対応は，蘇生の A，B，C（airway, breathing, circulation）である．抗痙攣薬の投与や早期娩出に目が行きがちだが，まず母体の呼吸・循環をサポートし胎児胎盤循環を維持することが大切である．子癇の予防・治療の第一選択薬は硫酸マグネシウムであるが，血中濃度に注意する必要がある．

Q 妊娠中毒症，妊娠高血圧症候群，妊娠高血圧，妊娠高血圧腎症，加重型妊娠高血圧腎症，子癇は，どう異なるのですか？

A かつて，妊娠中の高血圧・蛋白尿・浮腫の三徴（trias）は「妊娠中毒症」とよんでいましたが，2004 年に日本産婦人科学会により名称および定義の変更がなされました[1]．従来「妊娠中毒症」と称していた病態は「妊娠高血圧症候群（PIH：pregnancy induced hypertension）」という名称に改められ，現在は「妊娠中毒症」という用語を使いません．妊娠高血圧症候群（PIH）の定義は「妊娠 20 週以降，分娩後 12 週まで高血圧がみられる場合，または高血圧に蛋白尿を伴う場合のいずれかで，かつこれらの症状が単な

表1 妊娠高血圧腎症（PIH）の病型分類 (文献1を参照して作成)

1. 妊娠高血圧腎症（preeclampsia）
   妊娠20週以降に初めて高血圧が発症し，かつ蛋白尿を伴うもので分娩後12週までに正常に復する場合．
2. 妊娠高血圧（gestational hypertension）
   妊娠20週以降に初めて高血圧が発症し，分娩後12週までに正常に復する場合．
3. 加重型妊娠高血圧腎症（superimposed preeclampsia）
   (1) 高血圧症（chronic hypertension）が妊娠前あるいは妊娠20週までに存在し妊娠20週以降蛋白尿を伴う場合．
   (2) 高血圧と蛋白尿が妊娠前あるいは妊娠20週までに存在し，妊娠20週以降，いずれか，または両症状が悪化する場合．
   (3) 蛋白尿のみを呈する腎疾患が妊娠前あるいは妊娠20週までに存在し，妊娠20週以降に高血圧が発症する場合．
4. 子癇（eclampsia）
   妊娠20週以降に初めて痙攣発作を起こし，てんかんや二次性痙攣が否定されるもの．痙攣発作の起こった時期により，妊娠子癇・分娩子癇・産褥子癇とする．

（付記）
1) 妊娠蛋白尿（gestational proteinuria）：妊娠20週以降に初めて蛋白尿を指摘され，分娩後12週までに消失した場合をいうが，病型分類には含めない．
2) 高血圧症（chronic hypertension）：高血圧症は，病型分類には含めないが，加重型妊娠高血圧腎症を併発しやすく，妊娠高血圧症候群と同様の厳重な管理が求められる．
3) 以下の疾患は必ずしも妊娠高血圧症候群に起因するものではないが，かなり深い因果関係があり，また重篤な疾患であるので，注意を喚起する意味で（付記）として取り上げることにした．しかし，病型分類には含めない．
   肺水腫，脳出血，常位胎盤早期剥離およびHELLP症候群．

る妊娠の偶発合併症によるものではないもの」となり，浮腫は定義から除外されました．この名称変更は，妊娠高血圧症候群（PIH）の基本病態が妊娠時に起こる「血管内皮障害および血管攣縮」であり，それによって起こる高血圧が主症状であることによります．浮腫が定義から除外された理由は，通常みられる浮腫に病的意義がなく，母子の予後にも悪影響を及ぼさないからです．

妊娠高血圧腎症（PIH）は，妊娠高血圧腎症（preeclampsia），妊娠高血圧（gestational hypertension），加重型妊娠高血圧腎症（superimposed preeclampsia），子癇（eclampsia）の4病型に分類され，その詳細を表1に示しました．

また今回の名称・定義変更に関連して，日本妊娠高血圧学会が編集した妊娠高血圧症候群（PIH）に関するテキストおよびガイドラインは，麻酔科医にとっても参考になるので，一読をお勧めします[2,3]．

Q 妊娠高血圧腎症の重症度は，どのように判断するのですか？

A 日本においては，高血圧・蛋白尿の程度により妊娠高血圧腎症の重症度を診断しています（表2）．一方，北米では高血圧・蛋白尿の程度が悪化していなくとも，妊

表2 妊娠高血圧腎症の重症度分類 (文献1を参照して作成)

	血圧	蛋白尿
軽症	140≦収縮期血圧＜160（mmHg） または 90≦拡張期血圧＜110（mmHg）	0.3≦蛋白尿＜2.0（g/day） 原則として24時間尿を用いた定量法で測定する．
重症	160≦収縮期血圧（mmHg） または 110≦拡張期血圧（mmHg）	2.0 g/day以上（24時間蓄尿） 注）

注）蛋白尿の重症度の判定は24時間尿を用いた定量によることを原則とするが，随意尿を用いた試験紙法による成績しか得られない場合は，複数回の新鮮尿検体で，連続して3＋以上（300 mg/dL以上）の陽性と判断されるときの蛋白尿重症とみなす．

表3 米国産科婦人科学会（ACOG：American College of Obstetricians and Gynecologists）による重症妊娠高血圧腎症（severe preeclampsia）の診断基準 (文献4を参照して作成)

妊娠高血圧腎症（preeclampsia）のうち，以下の一つ以上が存在するものを「重症」とする．
- 収縮期血圧が160 mmHg以上または拡張期血圧が110 mmHg以上
- 蛋白尿が24時間蓄尿で5 g以上，または4時間以上間隔を開けた随意尿を用いた試験紙法で連続して3＋以上の陽性
- 24時間尿量が500 mL未満の乏尿
- 脳神経障害または視覚障害
- 肺水腫またはチアノーゼ
- 上腹部痛または右上腹部痛
- 肝機能障害
- 血小板減少症
- 胎児発育不全

娠継続が危険と考えられる「臨床症状」を伴う場合を"preeclampsia syndrome"ととらえ，**表3**にある症状を伴えば"severe preeclampsia"と診断しています[4]．これら随伴症状を伴う重症妊娠高血圧腎症は，産科合併症のみならず麻酔合併症をひき起こす可能性も高いため，より注意深い産科管理・麻酔管理が求められます．

Q 重症妊娠高血圧腎症の血行動態はどうなっているのですか？

A 妊娠高血圧症候群の基本病態は，妊娠時に起こる「血管内皮障害による血管攣縮」と考えられています．その病態から，体血管抵抗の上昇が高血圧をひき起こし，血管透過性亢進による血管外水分漏出のため血管内水分が減少する（high resistance, hypovolemia）となっていれば理論的に血行動態を理解しやすいのですが，実際は必ずしもそうなっていません．

図1は重症妊娠高血圧腎症患者の血行動態を調べた結果ですが，中心静脈圧（CVP：central venous pressure）が低下していた症例

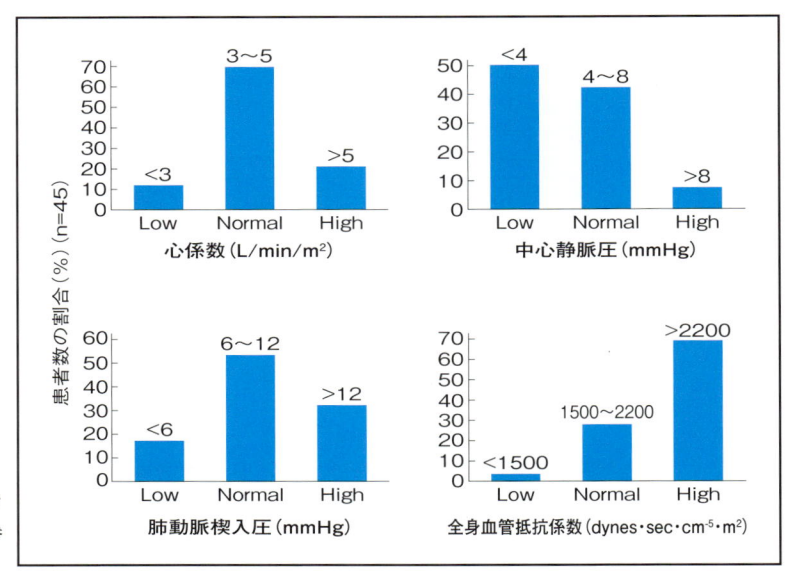

図1 重症妊娠高血圧腎症における母体血行動態（文献5を参照して作成）

は約50％のみ，肺動脈楔入圧（PCWP：pulmonary capillary wedge pressure）が低下していた症例は約16％のみ，全身血管抵抗（SVRI：systemic vascular resistance index）が上昇していたのは約70％の症例に止まりました．つまり，重症妊娠高血圧腎症における血行動態には一定の傾向はなく，各症例ごとに検討しなければなりません[5]．

SVRIが上昇していないのに高血圧がある症例では心拍出量が増加していますが，なぜ妊娠高血圧腎症の患者には正常妊娠より心拍出量が増加する症例が存在するかの理由は明らかになっていません．一方，妊娠高血圧腎症において，循環血液量は減少しているとするとされていますが，CVPやPCWPは下がらない症例も多いのは，静脈系も含めた血管容量が減少しているためかもしれません．

なぜ，重症妊娠高血圧腎症の血行動態にはバラツキが大きいのでしょうか？　その原因は明らかになっていませんが，興味深い報告として妊娠高血圧腎症を発症時期で分類して血行動態を検討した報告があります[6]．妊娠34週未満に妊娠高血圧腎症を発症した群（早発群）と妊娠34週以降に発症した群（遅発群）の妊娠24週での血行動態を検討したところ，早発群では高全身血管抵抗・低心拍出量（high resistance, low output），後発群では低全身血管抵抗・高心拍出量（low resistance, high output）の傾向がみられました．このように，妊娠高血圧腎症の発症時期によって血行動態が異なることも，血行動態にバラツキが大きい原因の一つかもしれません．

> **Q** 妊娠高血圧腎症の患者の帝王切開術が予定され，術前診察を依頼されました．麻酔科の術前診察として，注意すべきポイントはどこですか？

A 妊娠高血圧症候群の基本病態は，妊娠時に起こる「血管内皮障害による全身の血管攣縮」と考えられています．したがって，その影響は全身に及びます（**表4**）．以下に診察のポイントを示します．

1．中枢神経

頭痛，視覚障害，意識障害は，子癇の前駆症状の場合があります．

表4 妊娠高血圧症候群において，麻酔科医が考慮しなければならない全身状態

中枢神経	頭痛，視覚障害，網膜剥離，意識障害，子癇，PRES，脳出血，脳梗塞
気　道	咽頭・喉頭浮腫，口腔内外傷，上気道閉塞，気道確保困難，挿管困難
肺	肺水腫，誤嚥性肺炎，ARDS
心・血管	高血圧，循環血液量減少，心拍出量増加～低下，周産期心筋症
肝	右季肋部痛，心窩部痛，黄疸，HELLP症候群（肝酵素上昇），急性妊娠脂肪肝，肝血腫，肝破裂
腎	蛋白尿，乏尿，GFR低下（BUN，クレアチニン，尿酸の上昇），急性腎不全
四肢・体幹	浮腫，ライン確保困難，採血困難，血圧測定困難
血　液	血液濃縮，HELLP症候群（溶血，血小板数減少），凝固障害，産後出血，DIC，膠質浸透圧低下
胎児・胎盤	胎児心拍異常，FGR，羊水過少，常位胎盤早期剥離，早産

PRES：posterior reversible encephalopathy, ARDS：acute respiratory distress syndrome, HELLP：hemolysis, elevated liver enzyme, low platelets, GFR：glomerular filtration rate, BUN：blood urea nitrogen, DIC：disseminated intravascular coagulation, FGR：fetal growth restriction

2．気　道

気道浮腫のため，陽圧換気時のマスク保持困難・気管挿管困難の可能性があります．通常の全身麻酔前と同様に挿管困難に対する評価を行います（区域麻酔が予定されている場合であっても）．挿管困難が予想される場合には，挿管困難に対する補助手段の準備（ラリンジアルマスク，ファイバースコープ等）も必要です．

3．呼　吸

多呼吸，起坐呼吸，呼吸困難，呼吸音異常，酸素飽和度低下等の症状は肺水腫と関連している可能性があります．妊娠高血圧腎症に関連する肺水腫の多くは非心原性ですが，心原性の可能性を否定する必要はあります．輸液量に注意する必要がありますが，極端な輸液制限は，母体循環や胎児・胎盤循環に悪影響を及ぼす可能性があるので，尿量等の全身状態に注意しながら輸液量を調整する必要があります．

4．心・血管

血圧コントロールの程度，使用されている降圧薬の種類と量をチェックする必要があります．1ヵ月の妊娠末期から分娩後5ヵ月以内に発症する心不全では，周産期心筋症（PCCM：peripartum cardiomyopathy）も鑑別診断の一つに入れなければなりません．

5．肝

右季肋部痛，心窩部痛，黄疸はHELLP症候群の初期症状の可能性があります．

6．腎

一般に妊婦は血液希釈のため，血液検査によるBUN・クレアチニン・尿酸の基準値が非妊婦と異なります．クレアチニンは0.8 mg/dL以上，BUNは13 mg/dL以上，尿酸は4.5 mg/dL以上を要注意と考えます．

7．四肢・体幹

上腕の浮腫のため非観血的血圧測定が困難な場合は，前腕での血圧測定や観血的動脈圧測定も考慮します．

8．血　液

凝固障害が急激に進行する場合があるので，血小板数が100×10^9/L以下の血小板減少症や，それ以上の血小板数であっても数日で急に減少している場合や，皮下出血等の臨床症状がある場合は，帝王切開術直前にも血小板数をチェックする必要があります．妊娠高血圧腎症は血液濃縮のためヘモグロビンは上昇する傾向にあるため，非妊娠高血圧腎症患者と同じ基準値で判断すると，産科出血を

見逃す可能性があります．

9．胎児・胎盤

妊娠高血圧腎症では胎盤循環不全や常位胎盤早期剥離等，様々な理由により胎児の状態は悪化し，時には「超」緊急の帝王切開を依頼される場合もあります．たとえ胎児に対して緊急度の高い麻酔依頼であっても，酸素投与・子宮左方転位等の呼吸・循環管理により胎児の状態を改善に努めながら，母体評価と麻酔準備を行ってから麻酔に臨むべきです．

> **Q** 重症妊娠高血圧腎症の帝王切開に，脊髄くも膜下麻酔は行わないほうがよいのですか？ もし行うのならば，注意すべき点は何ですか？

A 従来，重症妊娠高血圧腎症は循環血液量が減少しているので，脊髄くも膜下麻酔（以下脊麻）は，麻酔開始直後の低血圧（post-spinal hypotension）を起こしやすいと考えられてきました．したがって，重症妊娠高血圧腎症の帝王切開には，脊麻より麻酔開始後の血圧低下が緩徐な硬膜外麻酔が好まれてきました．

しかし最近は，健常妊婦に脊麻をするより，妊娠高血圧患者に脊麻をするほうが post-spinal hypotension の頻度は少なく，血圧を保つために必要なエフェドリンも少量ですむとする報告や[7]，脊麻後も心拍出量は保たれていた[8]，といった報告がなされるようになり，重症妊娠高血圧腎症にも脊麻が行われるようになってきました．しかし，胎児心拍モニターが non-reassuring fetal status（胎児機能不全）を示す妊娠高血圧腎症患者に脊麻を用いた場合，全身麻酔を用いた場合よりも胎児アシドーシスが悪化するという報告もあるので[9]，注意深い麻酔管理が必要です．

一般に，post-spinal hypotension を防ぐため麻酔開始前に輸液を行います（pre-load）．重症妊娠高血圧腎症において，大量の pre-load は母体の肺水腫の原因になる可能性がありますが，一方で輸液量が少なすぎると母体血圧低下・胎児胎盤循環不全をひき起こすため注意が必要です．重症妊娠高血圧腎症に脊麻を行った報告における pre-load の輸液量は，晶質液（乳酸リンゲル液など）で 250 mL から 2000 mL までと幅が大きく，一定のコンセンサスは得られていません．カナダ産科婦人科学会のガイドライン[10]でも，麻酔開始前に一律に輸液負荷を行うことは推奨されておらず，症例ごとの対応が必要でしょう．Dyer らの報告では，乳酸リンゲル液 10 mL/kg を脊麻開始直後に急速負荷する方法（co-load）にて，母体血圧は低下したが母体心拍量は保たれたと報告しており，注目に値する方法です[8]．

健康な妊婦における帝王切開の輸液製剤として膠質液（HES 製剤など）の有用性が注目されています．妊娠高血圧腎症では低蛋白血症や血管透過性亢進のため血管内水分が漏出しやすいので，理論的には膠質液の使用が有用と考えられますが，その有用性には未だ結論は出ていません．

血圧低下時に使用する昇圧薬は，これまで健康な妊婦に対する場合エフェドリンが使われてきましたが，最近は母体の悪心・嘔吐が少ないフェニレフリンが第一選択とされるようになってきました．しかし，妊娠高血圧症の post-spinal hypotension に対しては，エフェドリンとフェニレフリンのどちらが有用であるかの結論は出ていません．エフェドリンであれば 4〜8 mg の静注，フェニレフリンであれば 50〜100 μg の静注を，高血圧に注意しながら繰返し行う方法が一般的でしょう．

脊麻に使用する局所麻酔薬の量を減らすことによって，post-spinal hypotension を軽減

する試みもなされていますが，妊娠高血圧腎症における低血圧軽減の効果は不透明で，逆に鎮痛効果が不十分になる可能性があります．Dyer らの総説では，高比重ブピバカインを用いた場合，10 mg より少なくすること（麻薬を添加した場合は 8 mg）は推奨されていません[11]．一般には，妊娠高血圧腎症の患者であっても，通常用いている量の局所麻酔を脊麻に使用すべきで，post-spinal hypotension は子宮左方転位，昇圧薬，輸液にて予防・治療されるべきでしょう．

重症妊娠高血圧腎症では，急激に血小板数が減少し，凝固機能も悪化することがあるので，脊麻を行う場合には，脊髄・硬膜外血腫に対する注意が必要です．一般に，非妊娠高血圧腎症で出血傾向がなく，血小板数が安定して推移している場合は，血小板数 50×10^9/L 以上で区域麻酔可能と考えられます[12]．重症妊娠高血圧腎症では脊麻前の血小板数が 91×10^9/L でも脊髄・くも膜下血腫が発生したとの報告もあり[13]，100×10^9/L 以下は区域麻酔を避けるほうが良いかもしれません．出血時間の測定は精度に欠けるため，現在は行われません．また，頻回穿刺による"bloody tap"を避けるため，脊髄くも膜下・硬膜外穿刺に「超音波ガイド」を併用することも，脊髄・硬膜外血腫を避ける意味で有用でしょう[14]．

Q 妊娠高血圧腎症の帝王切開における全身麻酔の適応と，全身麻酔を行う際の注意点は何ですか？

A 一般に，妊婦は全身・気道浮腫等により difficult airway（マスク換気困難・気管挿管困難）の可能性が高いので全身麻酔を避けるべきです．妊娠高血圧腎症の患者では浮腫は高度なことが多く，気管挿管時の高血圧による頭蓋内出血の可能性もあるため，特に全身麻酔に関連する危険性は高くなります．一般に帝王切開術に全身麻酔が必要なのは表 5 の場合に限られますが，その場合であっても，あらゆる努力によって全身麻酔は回避されるべきです．

どうしても全身麻酔が必要な場合において特に注意すべきは，①difficult airway の対応，②気管挿管時の血圧コントロールの 2 点です．

difficult airway に関しては他項（第 8 章）に譲りますが，ポイントは difficult airway のアルゴリズムを理解し，普段から気道確保を補助する器具に慣れておくことです．強調しておきたいのは，挿管困難が疑われる場合には「あわてて全身麻酔を導入しない」ということです．バックアップの麻酔科医の確保，

表 5 帝王切開術における全身麻酔の適応

・血液凝固異常・出血傾向
・区域麻酔を行う時間的余裕がない
・患者が区域麻酔に同意しない

気道確保を補助する器具を手元に置いておくことは重要で，CICV（cannot intubate, cannot ventilate）に陥ると，母子ともに失うことになりかねません．カナダでは"**Mom comes First!**"（**まず母体！**）と，教えています．

頭蓋内出血を防ぐには，かつては拡張期血圧 110 mmHg 以下にコントロールする管理が推奨されていましたが，最近では収縮期血圧を 160 mmHg 以下にコントロールする方法が推奨されています[15]．表 6 にあるような降圧薬や麻薬を使用して気管挿管時の血圧をコントロールします．一方で，低血圧は，母体循環・胎児胎盤循環を悪化させるので，血圧の下げすぎにも注意を払う必要があります．ベースラインの血圧の 80% 程度にコントロールすることが目安になります．

一般に，帝王切開の全身麻酔では胎児への

表6 麻酔中に使用できる降圧薬（静注製剤のみ）

	作用機序	投与量（静注）	コメント
ヒドララジン	動脈平滑筋の直接拡張	5 mg から単回投与を開始し，続いて 30 分ごとに 5〜10 mg/dose（最高 20 mg），または 0.5〜10 mg/h 持続投与	妊婦への安全性が確立している．作用発現までやや時間がかかる（10〜20 分）．頻脈．
labetalol	α＋β 遮断薬（α＜β）	20 mg から単回投与を開始し，続いて 20〜80 mg を 30 分ごと，または 1〜2 mg/h 持続点滴	北米での第一選択．喘息，心不全患者には避ける．新生児徐脈．日本には静注製剤がない．
エスモロール	β 遮断薬	1 mg/kg 単回投与，または 150 μg/kg/min から持続点滴を開始．	1 mg/kg 単回投与にリドカイン 1.5 mg/kg の併用で気管挿管時の高血圧予防に有用．
ニカルジピン	Ca 拮抗薬	10〜30 μg/kg 単回投与，または 2〜10 μg/kg/min 持続点滴	ニフェジピンより頻脈が少ない．子宮収縮抑制．
ニトロプルシド	動脈平滑筋の直接拡張	0.5〜3 μg/kg/min 持続点滴	4 μg/kg/min 以上を長期に使用した場合はシアン中毒に注意．
ニトログリセリン	静脈平滑筋の直接拡張	0.5〜5 μg/kg/min 持続点滴	頭痛，頻脈，子宮収縮抑制．

移行を避けるため児娩出前の麻薬使用を控える傾向にありますが，妊娠高血圧腎症の場合は母体の頭蓋内出血のリスクが高いため，新生児の蘇生を担当する小児科医のバックアップのもと，十分量の麻薬を全身麻酔導入時に使用するべきでしょう．

Q 「HELLP 症候群」とは何ですか？ 麻酔上の注意点はありますか？

A HELLP 症候群とは，1982 年に Weinstein が提唱した，妊娠高血圧症候群に関連して溶血（hemolysis），肝酵素の上昇（elevated liver enzyme），血小板数の減少（low platelets）を呈する重篤な産科疾患で，表7 にある Sibai らの基準により診断されることが一般的です[16]．表8 にみられるような，重症妊娠高血圧腎症にみられる多くの合併症を併発しますが[17]，妊娠高血圧症候群と同様に，母体救命には分娩が必要なため，全身状態不良のまま帝王切開や無痛分娩の麻酔依頼がある可能性があります．麻酔管理は重症妊娠高血圧腎症に準じますが，麻酔科医にとっても注意すべき疾患です．

妊娠高血圧腎症（PIH）の 4〜12％に発症しますが，必ずしも高血圧を呈さないため，肝炎・胆石症等の産科疾患以外の診断がなされてしまうと分娩が遅れて，母子の予後を悪化させてしまう可能性もあり注意が必要です．

表7 Sibai による HELLP 症候群の診断基準の一例（文献 16 を参照して作成）

溶血	末梢血液スメア（破砕赤血球），間接ヘモグロビン上昇，ハプトグロビン低下（25 mg/dL 以下）
肝酵素上昇	LDH＞600 IU/L，AST＞70 IU/L，T-Bil＞1.2 mg/dL
血小板数減少	$100×10^9$/L 以下

表8 HELLP症候群にみられた重篤な合併症の発生頻度（文献17を参照して作成）

（n＝442）	発生頻度（％）
DIC	21
常位胎盤早期剥離	16
子癇	8
急性腎不全	8
重症腹水（1,000 mL 以上）	8
肺水腫	6
胸水	6
脳浮腫	1
網膜剥離	1
喉頭浮腫	1
肝血腫	1
ARDS	1

Q 産婦人科病棟から「妊婦が子癇発作を起こしている」との緊急コールがありました．麻酔科医としての対処を教えてください

A 子癇は初産婦に多く，妊娠高血圧症候群（PIH）の2〜5％に発生します．痙攣発作の時期により妊娠子癇（50％），分娩子癇（25％），産褥子癇（25％）に分類されます（カッコ内の数字は，発生頻度の内訳）．表9に示すとおり予後不良なこともあり，産科医のみならず麻酔科医にも重要な疾患です．重症妊娠高血圧腎症との関連が深いとされていますが，軽症妊娠高血圧腎症にも併発することがあります．

子癇発作（eclamptic seizure）は，頭痛・視覚障害・上腹部痛といった前駆症状の後，痙攣に移行します．痙攣は，数秒の口唇から顔面筋の攣縮・眼球上転から始まり，全身の間代性痙攣に移行します．間代性痙攣は1〜2分で弱まり，その後は昏睡に陥ります．軽症では次第に意識は回復しますが，重症例では昏睡のまま発作を繰返し，死に至ることもあります．

子癇に対する処置としては，抗痙攣薬の投与や早期分娩に目が行きがちですが，まず最初に行うのは母体・胎児の呼吸・循環を保持する「蘇生のA，B，C」（airway, breathing

表9 子癇患者の予後（文献14を参照して作成）

（n＝389）	発生頻度（％）
HELLP症候群	11
常位胎盤早期剥離	10.8
DIC	6.7
肺水腫	5.4
心肺停止	4.1
急性腎不全	4.1
神経学的後遺症	3.9
誤嚥性肺炎	3.3
母体死亡	0.5

circulation）です．気道を確保し，酸素投与，子宮左方転位，血圧測定，胎児心音のチェックを行います．一般のACLS（advanced cardiac life support）ではGCS（Glasgow Coma Scale）8点以下を気管挿管の基準としていますが，妊婦においては誤嚥のリスクが高いことや，血中酸素飽和度が下がりやすいといった点を考慮して，早目の気管挿管が勧められます．痙攣発作の際にできた口腔内外傷，舌外傷等により挿管困難をきたす場合もあり，挿管困難に対する準備は必要です．

脳出血等の頭蓋内病変との鑑別診断が必要なので，全身状態を落ちついた後に頭部CT・MRI等による精査が必要となります．

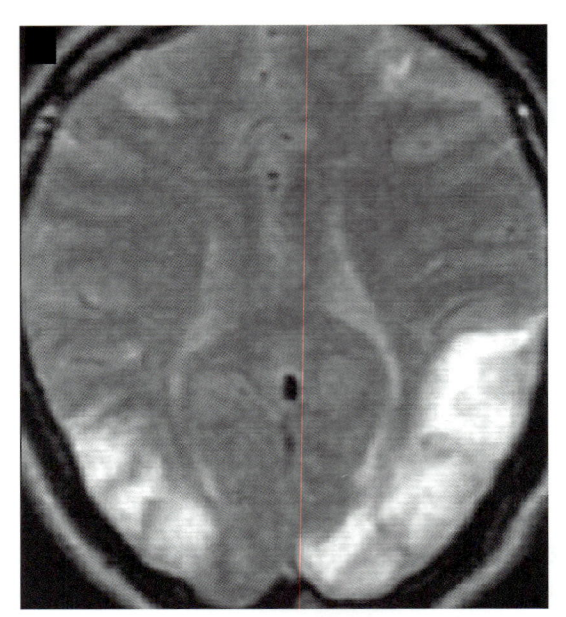

図2 PRES (posterior reversible encephalopathy) と診断された子癇患者の MRI 画像 (T2 強調)
後頭葉に左右対称の病変部を認める．

表10 マグネシウムの血中濃度と臨床症状

Mg 血中濃度 (mEq/L)	臨床症状
1.5〜2	正常域
4〜8	治療域
5〜10	心電図変化（PR 延長，QRS 幅の拡大）
10	悪心・嘔吐，傾眠，複視，不明瞭言語，深部腱反射消失，呼吸抑制
15	呼吸停止
25	心停止

最近，高血圧に頭痛・痙攣・視覚障害等を伴う高血圧脳症 (hypertensive encephalopathy) の頭部 CT・MRI 検査において，後頭葉に一過性の左右対称な脳浮腫を認めることが知られるようになり，PRES (posterior reversible encephalopathy syndrome) とよばれています．子癇にも同様の症状，画像診断が得られることがあり，その関連性が注目されています（図2）．しかし，このような病態は必ずしも可逆的とは限りません．

子癇の薬物治療としては，フェニトインやジアゼパムといった抗痙攣薬よりも硫酸マグネシウムの投与が子癇の予防・治療に有効とされています[18,19]．マグネシウム使用の際は，血中濃度をモニターする必要があります．硫酸マグネシウムの投与方法は，2〜4g を 15〜20 分かけて静脈注射したのち，1〜2g/h で持続点滴する方法が一般的ですが，臨床症状や血中濃度により投与量を増減させます．表10 に示すとおり血中濃度が高すぎると，深部腱反射消失，不整脈，呼吸停止，心停止に至るため，注意深い患者管理が必要でしょう．

[文献]

1) 日本産科婦人科学会周産期委員会：委員会提案，日産婦誌，56：12-32, 2004
2) 日本妊娠高血圧学会 編：妊娠中毒症から妊娠高血圧症候群へ，メジカルビュー社，2005
3) 日本妊娠高血圧学会 編：妊娠高血圧症候群（PIH）ガイドライン，メジカルビュー社，2009
4) ACOG practice bulletin：Diagnosis and management of preeclampsia and eclampsia. Int J Gynecol Obstet 77：67-75, 2002
5) Cotton DB, Lee W, Huhta JC et al：Hemodynamic profile of severe pregnancy-induced hypertension. Am J Obstet Gynecol 158：523-529, 1988
6) Valensise H, Vasapollo B, Gagliardi G et al：Early and late preeclampsia, Two different maternal hemodynamic states in the latent phase of the disease. Hypertension 52：873-880, 2008
7) Aya AGM, Mangin R, Vialles N et al：Patients with severe preeclampsia experience less hypotension during spinal anesthesia for elective cesarean delivery than healthy parturients：A prospective cohort comparison. Anesth Analg 97：867-872, 2003

8) Dyer RA, Piercy JL, Reed AR et al：Hemodynamic changes associated with spinal anesthesia for Cesarean delivery in severe preeclampsia. Anesthesiology 108：802-811, 2008
9) Dyer RA, Els I, Farbas J et al：Prospective, randomized trial comparing general with spinal anesthesia for cesarean delivery in preeclamptic patients with a nonreassuring fetal heart trace. Anesthesiology 99：561-569, 2003
10) SOGC Clinical Practice Guideline：Diagnosis, evaluation, and management of the hypertensive disorders of pregnancy. J Obstet Gynaecol Can 30：s1-s48（supplement）, 2008（free article）http://www.sogc.org/guidelines/documents/gui206CPG0803hypertensioncorrection. pdf
11) Dyer RA, Joubert IA：Low-dose spinal anaesthesia for Caesarean section. Curr Opin Anaesthesiol 17：301-308, 2004
12) Tanaka M, Balki M, McLeod A et al：Regional anesthesia and non-preeclamptic thrombocytopenia：time to re-think the safe platelet count. Rev Bras Anestesiol 59：142-153, 2009
13) Koyama S, Tomimatsu T, Kanagawa T et al：Spinal subarachnoid hematoma following spinal anesthesia in a patient with HELLP syndrome. Int J Obstet Anesth 19：87-91, 2009
14) Carvalho JCA：Ultrasound-facilitated epidurals and spinals in obstetrics. Anesthsiol Clin 26：145-158, 2008
15) Martin JN, Thigpen BD, Moore RC et al：Stroke and severe preeclampsia and eclampsia：a paradigm shift focusing on systolic blood pressure. Obstet Gynecol 105：246-254, 2005
16) Sibai BM：Maternal morbidity and mortality in 442 pregnancies with hemolysis, elevated liver enzymes, and low platelets（HELLP syndrome）. Am J Obstet Gynecol 169：1000-1006, 1993
17) Mattar F, Sibai BM：Eclampsia Ⅷ. Risk factors for maternal morbidity. Am J Obstet Gynecol 182：307-312, 2000
18) The Eclampsia Trial Collaborative Group：Which anticonvulsant for women with eclampsia? Evidence from the collaborative eclampsia trial. Lancet 345：1455-1463, 1995
19) The Magpie Trial Collaborative Group：Do women with pre-eclampsia, and their babies, benefit from magnesium sulphate? The Magpie Trial：a randomised placebo-controlled trial. Lancet 359：1877-1890, 2002

III 帝王切開の麻酔：各論

Q16 常位胎盤早期剥離の麻酔と全身管理

回答：兵庫医科大学 麻酔科学講座 狩谷伸享, 太城力良

point

- 早剥は増加傾向にある．
- 母児ともに予後は深刻である危険性が高い．
- 早剥の麻酔の注意点は「緊急性」，「大量出血」，「凝固障害」である．
- 適切な母体評価を行い，迅速な帝王切開開始に努める．患者搬送の経路，手術室の準備，薬剤や器具の準備など日頃の準備が重要である．
- 他の産科的大量出血と異なり，発症は偶発的で大量出血は予測困難である．

Q 常位胎盤早期剥離はどのような疾患ですか？

A 妊娠後半期に，正常位置に付着している胎盤が，妊娠中や分娩中に胎児の娩出より早く剥離するものを常位胎盤早期剥離（以下早剥）といいます．20週以降の妊娠後半から分娩経過中に発症しますが，半分以上が27週以前に発症します．

Q 早剥の発生頻度はどれくらいでしょうか？

A 全分娩の1％（0.5〜2.5％）に発生します．全分娩前出血の1/3といわれます．このうち重症例は全分娩の0.1〜0.2％です[1]．米国では0.8％（1979〜1981年）から1.0％（1999〜2001年）[2]に増加傾向という報告があります．妊娠高血圧や喫煙，超音波診断による診断技術の向上などが発症の増加の理由と推測されています．1回の再発率は5.6％で2回の再発率は17％にも上ります．

危険因子は後述しますが，早剥は特殊な妊婦に発症するとは限りません．産科のある病院であれば麻酔科医は早剥で緊急性が高い帝王切開の麻酔を担当する可能性が常にあります．

Q 早剥の予後を教えてください

A 母児の予後は重篤です．母体死亡率は1.8〜2.8％で，周産期死亡率は50％にも及びます．アフリカ諸国では早剥による出血の死亡率は高率です[3]．

児のリスクは妊娠週数に依存します[1]．特に27週以降では早剥があると周産期死亡の

リスクが上昇します．胎盤と子宮との接触が減少するため胎児のガス交換が低下し，母体循環血漿量低下が相まって胎児の酸素化は悪化します．

Q 早剥はどのような機序で発生しますか？

A 早剥の発生機序は明らかにはなっていません．胎盤付着部の脱落膜内で微小血栓のために血管が閉塞し周囲の壊死をひき起こして血管の破綻をきたすと考えられています．

発生の関連因子（**表1**）のなかでも血栓性素因との関連が深いといわれています．また高血圧はリスク因子です[4〜6]．血行動態に影響を与えるような遺伝子をもつ病態では胎盤の血管も異常な反応をすると考えられます．一酸化窒素合成酵素 Nitric Oxide Synthase（NOS3）による NO 産生は妊娠の血管拡張の機序の一つと考えられていて，NOS3 異常は早剥発生と関連が深いといわれています[7]．

絨毛膜羊膜炎など感染症の炎症により活性化された顆粒球エラスターゼが脱落膜の接着性低下をもたらし早剥が発症するという説もあります．最近では早期の抗生物質投与が予後を改善することも示唆されています[8]．

物理的な外力も関係も誘因になります．羊水過多症例の急速な羊水排出や双胎の1人目が娩出したあとで子宮内圧が急激に減圧することは，発症のリスクです．外傷や骨盤位に対する外回転術でも発症します．

これらのうちのいくつかの因子は，麻酔中の全身管理に影響を与えるものもありそうです．

表1　早剥発生と関連の深い因子

高血圧
妊娠性高血圧
慢性高血圧
多　産
高齢出産
子宮奇形（腫瘍など）
早剥既往
前置胎盤
喫　煙（注）
多　胎
子癇前症
血栓性素因
子宮内感染（絨毛膜羊膜炎）
羊水過多
前期破水
短い臍帯
妊娠子宮の急激な減圧
羊水過多で急速な羊水穿刺排出
双胎の1人目が娩出したあと
薬　物
コカイン，メタンフェタミン
IUGR
下大静脈の圧迫
子宮類線維腫
外　傷
骨盤位に対する外回転術など
男　児

(注) 最近の大規模研究：Aliyu MH, Lynch O, Wilson RE et al：Association between tobacco use in pregnancy and placenta-associated syndromes：a population-based study. Arch Gynecol Obstet. 2010（in print）．

Q 早剥ではなぜ DIC が生じるのでしょうか？

A 脱落膜基底部に血腫が形成され増大し，胎盤剥離が進行すると剥離部に血液が貯留し凝固します．血腫形成により血小板が消費され，トロンボプラスチン様物質が剥離部に開口している小血管に流入し，母体の DIC 発生を惹起します．プラスミノゲンは活性化され，線維素溶解が進み，凝固因子，フイブリノーゲンが消費されます．早剥の約

10%でDICが出現します[9]．

　児が生存している場合には，母体の凝固障害などの重篤な合併症は稀といわれています．一方，発症から分娩まで長時間が経過している場合には凝固障害の有無に注意が必要です．発症から5時間でDICとなり母体の予後を悪化します．出血時間の延長，凝固時間の延長，PTの延長，APTTの延長，血小板数の低下，fibrinogenの低下，ATⅢの低下，FDPの上昇を呈します．

　これらの病態を考慮して麻酔法を選択し，麻酔管理する必要があります．

Q 早剥ではどのような症状がみられますか？

A 突然起こる子宮の持続的な疼痛，子宮の硬化，腹壁の「板状硬」が初発症状ですが，胎盤が子宮後壁付着の場合は，子宮硬直の症状があまり出ません．腹部や子宮壁の圧痛や背部痛を認めることもあります．性器出血（外出血）は初め少量しか認めませんが，出血が大量になると一部は卵膜外を伝わり外出血として腟に流出します．卵膜に裂孔があれば血性羊水となります．見かけ上，外出血が少ないこともありますので，術前には循環血漿量の評価も必要です．

　常位胎盤早期剥離の重症度分類にPage分類があります（表2）．主に胎盤剥離面積で母児の臨床所見で0～3度に分類されます．軽症のものでは胎盤の剥離面積が少なく，母児に及ぼす影響はわずかです．胎盤娩出後にはじめて診断される無症状のものもあります．重症の症例は胎児が死亡し，母体も大量出血や凝固異常から致死的な経過をとる可能性が高く，全身管理と集中治療が必要です．

表2　Pageの重症度分類

重症度	症　状	胎盤剥離面
軽　症：第0度	無症状・分娩後の胎盤より確認	30％以下
軽　症：第1度	性器出血中等度（500 mL以下） 子宮軽度緊張 児心音が時に消失	30％以下
中等度：第2度	性器出血強度（500 mL以上） 下腹痛・子宮強直 胎児死亡していることが多い	30～50％
重　症：第3度	出血が著しい 下腹痛，子宮強直が著しい 胎児死亡 子宮底上昇 母体出血性ショック，DIC	50～100％

Q 早剥では分娩監視装置はどのようなパターンを呈しますか？

A 術前の胎児の状態を理解することは，必要十分な緊急度で対応するためには重要です．

　胎盤の剥離速度や剥離面積により胎児心拍のパターンは様々です．軽症のうちは一時的な頻脈ですが，早剥の進行に伴い基線細変動

の減少，遅発一過性徐脈，シヌソイダルパターン（メモ）から細変動が消失し，高度の持続的な徐脈から胎児死亡に至ります．

周期的子宮収縮は切迫早産の子宮収縮と類似していて，不規則なさざなみ状収縮，子宮のトーヌスの亢進によって陣痛の基線が上昇します．

> **メモ**
>
> ●シヌソイダルパターン
> 　胎児心拍数図が三角関数のサインカーブのように一定の周期と一定の振幅をもって変動する．

Q 早剥の特徴的な超音波所見を教えてください

A 超音波診断は有用ですが絶対的ではありません．超音波で血腫が確認できるかどうかは出血の位置，大きさ，発症からの時間に左右されます（**図1**）（**表3**）[1]．特徴的な血腫を確認できれば診断は容易ですが，早期には血腫と胎盤の区別が困難で，胎盤の異常所見を認めないことも稀ではありません（**図2**）．胎盤の肥厚や辺縁が丸みを帯びることが特徴です．

超音波検査では術前診断がつかず，胎盤の所見で早剥と診断されることもあります．超音波で診断がつかない症例が少なからず存在するということを理解し，児の状態如何では迅速に対応する必要があります．

最近では腹部 CT スキャンによる外傷性の早剥の診断の試みが報告されています[10]．

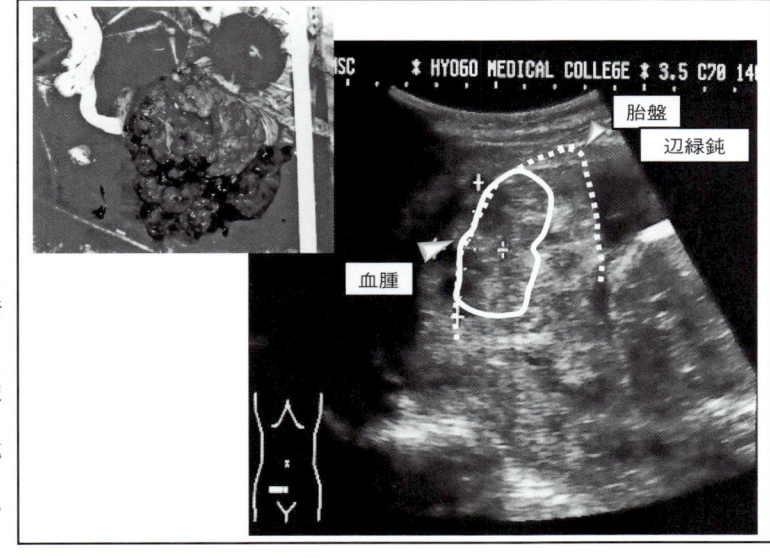

図1 兵庫医科大学病院で経験した早剥の一症例の超音波所見と胎盤所見
　私どもの施設の症例であるが，胎盤後血腫と胎盤の辺縁が鈍になっている．
　超音波の解説については成書に譲る．文献1がわかりやすく図説した総説である．一読の価値はある．

表3 超音波所見

初期：胎盤の異常所見は認められないことが多い
　　　感度は 25〜50％
　　　剥離直後は血腫と胎盤実質の区別が困難
　　　血腫の確認が重要な所見
　　　時間とともに高エコー領域の凝血塊へ
　　　次第に溶解してエコーフリースペースを形成
完成期：胎盤は肥厚、端が丸み
　　　8〜9 cm の胎盤で疑い（正常胎盤≦5 cm）

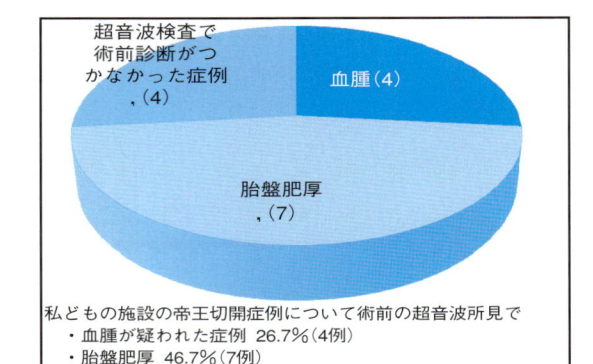

図2　術前の超音波検査（症例数）

私どもの施設の帝王切開症例について術前の超音波所見で
・血腫が疑われた症例　26.7％（4例）
・胎盤肥厚　46.7％（7例）
・超音波検査では術前診断がつかなかった症例　26.7％（4例）

兵庫医科大学病院で 2005 年 1 月〜2008 年 12 月に行われた早剥の帝王切開症例．術前の超音波検査は有用であるが早剥がはっきりしない症例でも術後の胎盤の所見で診断がついたものも少なからず存在した．

Q なぜ早剥の麻酔は緊急性が高いのでしょうか？

A　本稿のねらいの一つは，早剥症例を「どうしてそこまで急がされるのか」を理解することです．まずは産科疾患の中でも早剥が母体と児にとっての必要性から緊急性が高い病態であることを理解する必要があります（図3）．

「早剥と診断されたら妊娠継続の終了」「早期に高次医療機関に母体搬送」「子宮内容を速やかに除去する」が治療の原則です．これをベースに症例ごとの緊急度が決定されます．

早剥症例では帝王切開決定から分娩の時間が長いと児の予後が悪かったという報告がありますが[11]，帝王切開決定-分娩時間は予後良好症例で 14.5 分，予後不良症例で 24 分でした．また CS 決定から 30 分以内に開始すべきという米国の 30 分ルールには早剥が対象疾患として含まれています[12]．上述したように超音波も絶対的な診断法ではありませんので，胎児心音が異常である場合には迅速な対応が必要です．インターネット上で検索してみると，児の予後不良症例では帝王切開開始

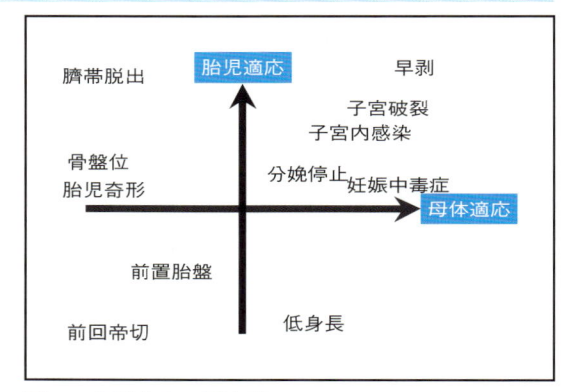

図3　産科疾患の緊急性

横軸は母体の緊急度を，縦軸は児の緊急度を示す．早剥が母児の両方に対して緊急性が高い位置づけである．この図は大変わかりやすく，早剥以外の緊急の産科症例に対応する時も，筆者はこの図を思い出すようにしている．
（社団法人日本麻酔科学会「第 2 回リフレッシャーコース　産科麻酔・妊婦の麻酔」より改変．埼玉医科大学総合医療センター周産期麻酔部門　照井克生先生提供）

までの時間が争点になっている場合もあるようです．いたずらに医療従事者の不安を煽るべきではありませんが，我々が社会的にどのような位置にいるかも理解しておく必要があるのかもしれません．

Q 超緊急帝王切開に迅速に対処するにはどのような準備をすればよいでしょうか？

A 早剥では「急ぐべきかどうかの判断を急いでやらなければいけない」のですが，母体優先は原則ですし，急いだとしても母体評価は必要です．フランスでは帝王切開の予定の有無にかかわらず，すべての妊婦に入院前に麻酔科の術前診察を受診させている施設もありました．万が一の術前評価の時間を少しでも短縮するためには有用でしょう．しかるべきマンパワーと経費が必要ですが，国を挙げてこのような地道な努力をすることによって母児の予後が改善するのかもしれません．

早剥ではショックの可能性があるので，循環血漿量の評価や静脈路確保や輸血の準備は必須です．また気道の評価はどんな患者でも必要です．急いでもやるべきことを省略してはいけません．

緊急性が高いと判断した後は，速やかに全身麻酔を開始します．普段からの準備によりスピードアップが可能です（図4）．帝王切開開始の判断にも経験とトレーニングが必要です．日ごろから早剥への理解を深めておき，何をもって急ぐのか，麻酔科医も短時間に把握する必要があります．産科病棟と手術室の連絡体制，患者搬送の経路，マンパワーの確保，麻酔の器具や薬剤の配置などを整備しておくことが必要です．

産科のある病院では緊急帝王切開に対応して手術室を常に一つ空けておく努力が必要です（図5）．日ごろから手術室や麻酔科医とコミュニケーションをとり，超緊急症例についての理解を深め，手順を確認しておくことで速やかな対応が可能になります．

筆者が産科麻酔の研修でお世話になった埼玉医科大学総合医療センターでは全身麻酔導入に必要なチオペンタール，スキサメトニウムとエフェドリン，フェニレフリンをあらかじめ注射器に充填して冷所保存していまし

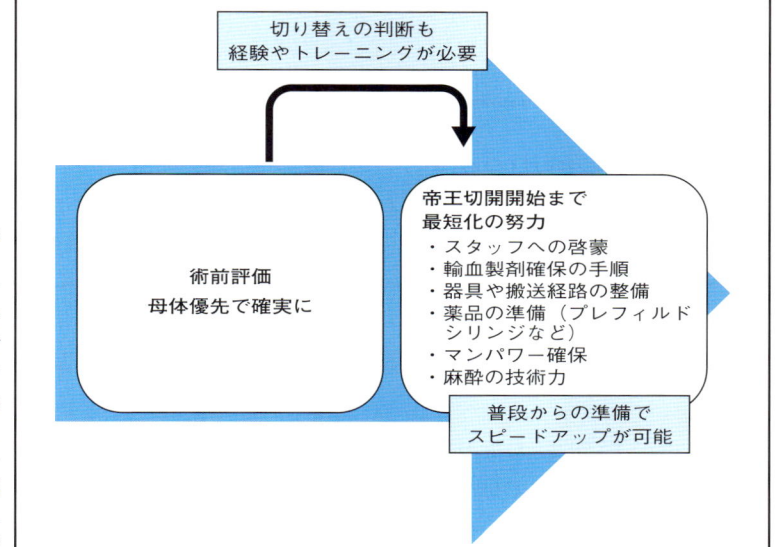

図4 産科緊急症例の麻酔準備のステップ
緊急性の高い症例でも急ぐことができるところと，できないところはある．いざ緊急性が高い，と判断してからの技術は日常からの努力で向上することが可能と考えられる．「急ぐべき」を判断する実力も，疾患の理解を深め，経験やトレーニングすることで磨くことができる．

切り替えの判断も経験やトレーニングが必要

術前評価
母体優先で確実に

帝王切開開始まで
最短化の努力
・スタッフへの啓蒙
・輸血製剤確保の手順
・器具や搬送経路の整備
・薬品の準備（プレフィルドシリンジなど）
・マンパワー確保
・麻酔の技術力

普段からの準備でスピードアップが可能

図5 兵庫医科大学の夜間の緊急帝王切開用手術室と緊急帝王切開の麻酔セット（かこみ）

夜間は決まった1部屋が緊急帝王切開術用に準備されている．麻酔器の配管やインファントワーマーを含めた帝王切開術の準備がされている．

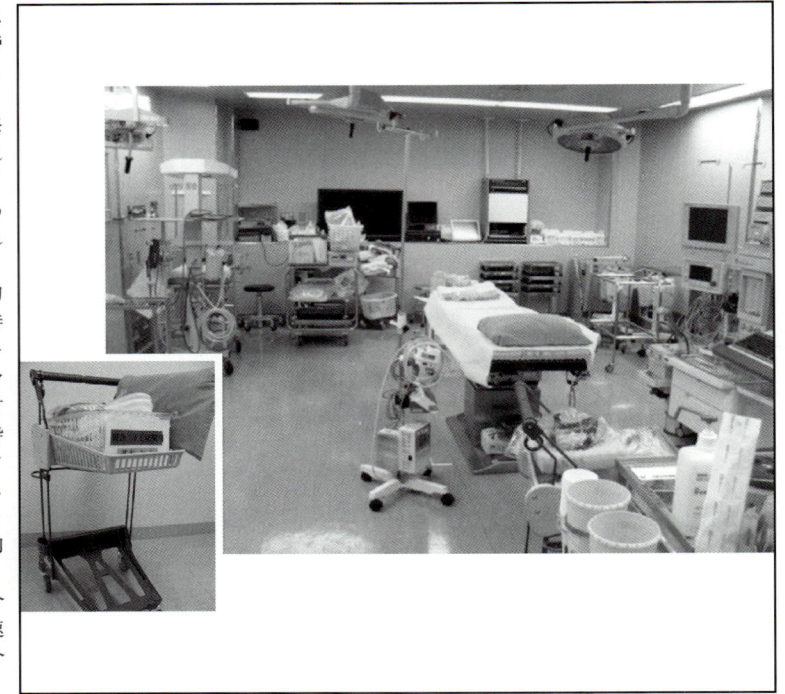

麻酔の準備には緊急帝王切開用セット（かこみ）を持ち出す．喉頭鏡，気管チューブ，麻酔器の回路など全身麻酔に必要な最小限の機材をまとめてある．全身麻酔の導入に必要なチオペンタールとスキサメトニウムは手術室内のサテライトファーマシーの冷蔵庫内の1ヵ所に保管している．産科救急症例に対する十分なマンパワーの確保と迅速な対応のトレーニングは今後の課題である．

た．最近の論文によると，英国では多くの産科専門施設でこのような傾向にあります[13]（メモ）．帝王切開の全身麻酔が頻繁に行われる病院でなければ，経済性の観点からはこのような準備は現実的ではありませんが，少なくとも全身麻酔導入に必要な薬剤はすぐ使用できるように準備しておくべきでしょう．帝王切開の全身麻酔の準備もセット化しておくと便利です（図5）．

メ モ

● プレフィルドシリンジ

論文[13]によると，英国ではスキサメトニウムの充填済みの製剤があるようである．カラフルで形状の異なる注射器なら，超緊急時でも薬剤の取り違えも少なくなると思われる．

Q 早剥の帝王切開の術前評価で注意すべきポイントを教えてください

A 母体優先が大原則であり，出血性ショックなどで母体が危機的状況であれば母体救命目的の帝王切開を行います．胎児心拍正常なら母体の評価を十分に行う余裕があります．

判断が難しいのは母体の状態が安定していても，胎児心拍異常をきたしている場合でしょう．必要最小限の母児の評価を行い，速

やかに帝王切開を開始します．いたずらに術前評価に時間をかけることは児の予後に影響を与えますし，DICや出血から母体の状態も悪化する可能性もあります．緊急性が高い場合に筆者が注意している項目をチェックリストの1例として表4に示します．最終の飲食時間は特に全身麻酔では重要ですが，妊婦は原則として全例を胃充満として扱います．

表4　母体の麻酔前チェックリスト

バイタルサイン
既往歴，内服薬，手術歴
血液検査————————————血算，出血時間，凝固時間，PT，APTT，fibrinogen，AT III，FDP，生化学，血型
尿量，出血量を評価————外出血は少ない場合もある
分娩監視装置————————胎児仮死徴候が認められない例でも，急速に胎児の状態が悪化することがある
太い静脈路確保
輸血準備，クロスマッチ—新鮮凍結血漿，血小板輸血やAT III製剤も

Q　早剥では全身麻酔と区域麻酔のどちらがよいのでしょうか？

A 早剥の特徴は「緊急性が高い」「大量出血」「止血凝固異常」ですので必然的に全身麻酔が選択されやすいと思われます．「麻酔法選択の基準」「全身麻酔の実際」「脊髄クモ膜下麻酔の実際」については他項に譲ります．早剥に限りませんが，不適切な区域麻酔の選択の結果，手術開始が遅れて新生児死亡や脳障害の原因となりうる[14]ことは理解しておく必要があります．

しかし早剥だからといってすべて全身麻酔というわけではありません．慣れていれば脊髄クモ膜下麻酔のほうが手間のかかる全身麻酔よりも早いこともあります．

Q　早剥の大量出血への対応を教えてください

A 大量出血への詳しい対応については他項にゆずります．日本産婦人科学会や日本麻酔科学会が合同で作成した「産科危機的出血への対応ガイドライン」によると，大量出血のリスクの疾患に早剥は含まれていません．前置胎盤や巨大子宮筋腫合併などと異なり，早剥は予期できない病態であり，あらかじめ輸血を準備できません．これが産科的大量出血のリスクの他の疾患と異なる点です．早剥と診断された時点で太い静脈ラインを確保し，輸血製剤を確保します．必要に応じて中心静脈カテーテルを留置します．

輸血準備ができないという観点からは術中の回収式自己血輸血も適応疾患かもしれません．白血球除去フィルターを支持する報告のほとんどがPALL社の製品ですが，日本ではPALL社製のフィルター（RC400DJ日本ポール）は2010年3月の時点で，新生児用の特殊なフィルターを除き製造を中止しており，今後の対応策が望まれます．羊水塞栓症を回避するためには，胎盤娩出後に回収を始めます．感染予防のために外生殖器からの出血には用いない工夫も必要です．十分なインフォームドコンセントを得たうえで使用すべきでしょう．

[文　　献]

1) Oyelese Y, Ananth CV : Placental abruption. Obstet Gynecol 108 : 1005-1016, 2006
2) Ananth CV, Oyelese Y, Yeo L et al : Placental abruption in the United States, 1979 through 2001 : temporal trends and potential determinants. Am J Obstet Gynecol 192 : 191-198, 2005
3) Prual A, Bouvier-Colle MH, de Bernis L et al : Severe maternal morbidity from direct obstetric causes in West Africa : incidence and case fatality rates. Bull World Health Organ 78 : 593-602, 2000
4) Ananth CV, Savitz DA, Williams MA : Placental abruption and its association with hypertension and prolonged rupture of membranes : a methodologic review and meta-analysis. Obstet Gynecol 88 : 309-318, 1996
5) Roberts JM, Redman CW : Pre-eclampsia : more than pregnancyinduced hypertension. Lancet 341 : 1447-1451, 1993
6) Sheiner E, Shoham-Vardi I, Hallak M et al : Placental abruption in term pregnancies : clinical significance and obstetric risk factors. J Matern Fetal Neonatal Med 13 : 45-49, 2003
7) Zdoukopoulos N, Zintzaras E : Genetic risk factors for placental abruption : a HuGE review and meta-analysis. Epidemiology 19 : 309-323, 2008
8) Yamada T, Yamada T, Yamamura MK et al : Invasive group A streptococcal infection in pregnancy. J Infect 2010（in print）.
9) Witlin AG, Sibai BM : Perinatal and maternal outcome following abruptio placentae. Hypertens Pregnancy 20 : 195-203, 2001
10) Wei SH, Helmy M, Cohen AJ : CT evaluation of placental abruption in pregnant trauma patients. Emerg Radiol 16 : 365-373, 2009
11) Kayani SI, Walkinshaw SA, Preston C : Pregnancy outcome in severe placental abruption. BJOG 110 : 679-683, 2003
12) 1989 American College of Obstetricians and Gynecologists（ACOG）committee on professional standards issued a recommelldation.
13) Stone JP, Fenner LB, Christmas TR : The preparation and storage of anaesthetic drugs for obstetric emergencies : a survey of UK practice. Int J Obstet Anesth 18 : 242-248, 2009
14) Davies JM : Liability Associated with Obstetric Anesthesia : A Closed Claims Analysis. Anesthesiology 110 : 131-139, 2009

Ⅲ 帝王切開の麻酔：各論

Q17 前置胎盤，癒着胎盤

回答：和歌山県立医科大学附属病院 麻酔科学教室，総合周産期母子医療センター **中畑克俊**，同 総合周産期母子医療センター **南 佐和子**

point

- 前回帝王切開妊婦の前置胎盤は，癒着胎盤を合併する頻度が高い．
- 癒着胎盤の帝王切開では，危機的な大出血をきたす可能性がある．
- 部門を超えたスタッフ同士の密接な連携が，癒着胎盤の帝王切開を成功させる．

Q 前置胎盤とは，どういう状態ですか？

A 前置胎盤は，胎盤が組織学的内子宮口を覆う状態です．最近の超音波診断では胎盤が内子宮口を覆い胎盤の辺縁が内子宮口から2cm以上であるものを全前置胎盤（図1），2cm未満を部分前置胎盤といいます．内子宮口に接しているような状態を辺縁前置胎盤といい，内子宮口を覆いはしないが近くに胎盤が存在する場合を低在胎盤といいます．高齢，多産，喫煙，前置胎盤の既往，帝王切開術や子宮手術の既往などが前置胎盤の発生危険因子です[1]．

妊娠期間中に子宮体部下部は伸展するため，若干の胎盤の剥離が起こり出血を伴うことがあり，これを予告出血といいます．前置胎盤と診断された場合，予告出血の有無にかかわらず，妊娠30週を越えれば出血のリスクが高まるため，入院のうえ，安静にすることが必要になってきます．

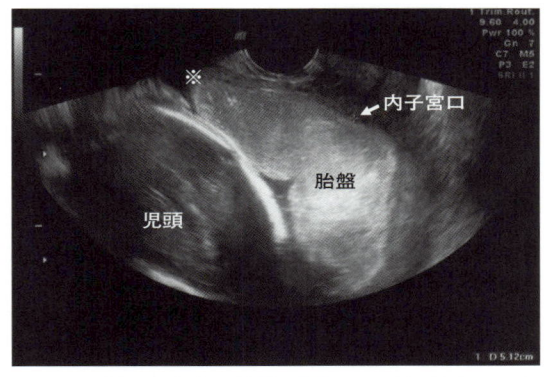

図1 子宮口を完全に胎盤が覆っており，子宮口から胎盤の辺縁までは約5cmである

Q 前置胎盤では，帝王切開時に出血量が多くなるのはなぜでしょうか？

A 前置胎盤の分娩は原則として帝王切開となります．通常の妊娠の際に胎盤剥離後の出血がなぜ止血するのかというと，子宮筋の収縮により開口した血管が絞縮され閉鎖することによります．分娩後の子宮体部は収縮率が高く急激に小さくなりますが子宮体部下部では収縮率が小さいため，前置胎盤では出血が持続することが考えられます．

Q 癒着胎盤とは，どういう状態ですか？

A 通常，胎盤は子宮筋層の内層にある脱落膜上に付着しています．何らかの理由で脱落膜が欠如し，胎盤が直接子宮筋層に付着するか筋層内に侵入している場合を癒着胎盤といいます．筋層に接している場合を狭義の癒着胎盤（placenta accreta），胎盤が子宮筋層内に侵入している場合を嵌入胎盤（placenta increta），胎盤組織が子宮筋層を貫通し子宮漿膜面にまで及ぶ場合を穿通胎盤（placenta percreta）といいます．狭義の癒着胎盤は程度が軽いため気づかれないことも多く，弛緩出血として対応されている場合もみられます．

近年，前回帝王切開症例の子宮切開瘢痕部への胎盤の付着が前置癒着胎盤の原因となり問題となっています．実際，帝王切開率の上昇とともに，癒着胎盤の発生症例数も増加していることが報告されています（**図2**）[2]．ま

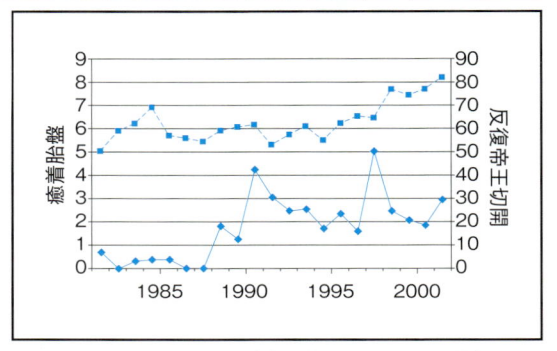

図2 シカゴ大学病院（全分娩数：64,359件）における癒着胎盤（実線）と反復帝王切開（破線）症例数の推移
各数字は 1,000 分娩に対する件数．
（文献2より引用）

た帝王切開の既往回数が多いほど癒着胎盤の可能性が高くなることも知られており，4回の帝王切開歴のある前置胎盤の場合，その発生頻度は50％にも及ぶと報告されています[3]．

Q 癒着胎盤の予測は可能ですか？

A 常位の胎盤で癒着胎盤か否かを検討すること事態が稀だと思いますが，前置胎盤症例さらには前回帝王切開症例の前置胎盤では癒着胎盤かどうかの判断は事前になされるべきだといえます．超音波検査では胎盤内に多発・散在する不整形の低輝度領域を示す placental lacunae，胎盤と子宮筋層との間に通常認められる低輝度領域（clear zone）の消失，膀胱後面の子宮筋層の菲薄化などがみられます．MRI検査では子宮筋層内に胎盤の浸潤している像がみられます（**図3**）．これらの画像診断により，ある程度の予測は可能と考えます．

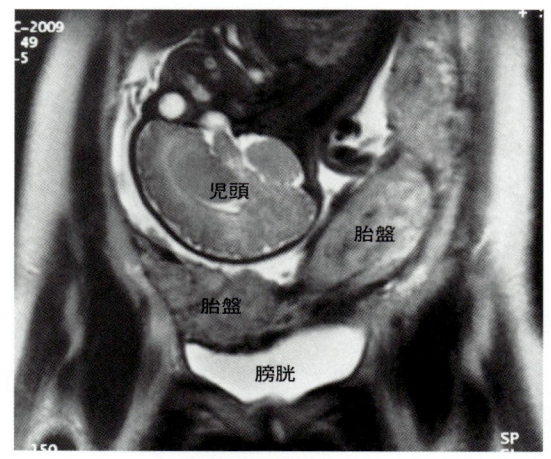

図3 子宮体部下部を胎盤が覆っている．子宮筋層と胎盤の境界は不明瞭で癒着胎盤が疑われる

Q 前置癒着胎盤の帝王切開について教えてください

A 前置癒着胎盤と診断されれば，胎児娩出後胎盤の剥離は行わず，そのまま子宮摘出術を行います．胎盤を剥離した場合には術中出血量の有意な増加が示されており，胎盤剥離は推奨されません．また，二期的な手術も行われています（図4）．まず帝王切開にて胎児の娩出をはかります．この際，胎盤の剥離は行わず子宮を閉じ，子宮動脈塞栓術などを行い子宮への血流を減少させた後に子宮摘出術を行います．帝王切開中に自然の部分的な胎盤の剥離が起こった場合は，一期的な子宮摘出が勧められます．最近では，嵌入・穿通胎盤の可能性が高いと診断した場合は，あらかじめ大腿動脈より内腸骨もしくは総腸骨動脈に血管閉塞バルーンカテーテルを挿入し，術中の出血量を減少させる試みを行う施設も増えてきました[4]．しかしながら，癒着胎盤に対する帝王切開の管理について確立された方法はありませんので，施設ごとに前もって議論を重ね，複数科の医師やコメディカルスタッフと連携を確認しておくことが重要です．また，いずれの場合にも大量に出血することを想定し，自己血貯血や同種血輸血の準備は必要です．

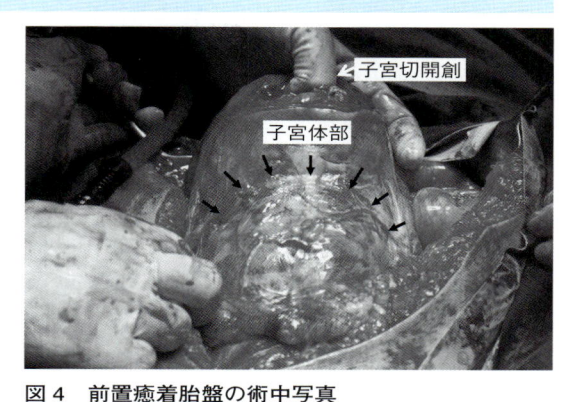

図4 前置癒着胎盤の術中写真
子宮体部下部は矢印で示されたように胎盤によって膨隆しており，子宮表面には怒張した血管が多数みられる．この症例では子宮切開創を閉じ，二期的に子宮を摘出した．

Q 全身麻酔と区域麻酔のどちらを選択すればよいですか？

A 術前から続く進行性の出血のため循環動態が不安定である場合や，胎児に危機が迫っているケースでは，緊急に帝王切開を行わなければなりません．この場合，全身麻酔を選択することになります．

予定手術で行われる前置・癒着胎盤の帝王切開では，術中に大出血が起こるかどうかが，麻酔方法を決める際のポイントです．区域麻酔を選択した場合，児の娩出後，胎盤剥離に伴う出血量を評価してから全身麻酔の導入を決断することになります．導入のタイミングが遅ければ，妊婦の意識低下に伴い誤嚥の危険が高まりますし，出血による血圧低下を麻酔導入によりさらに悪化させてしまう可能性もあります．したがって，超音波検査やMRI所見などで癒着胎盤の可能性が高く，術中に大量出血を招来するかもしれないと判断した場合は，手術開始前から全身麻酔を選択するほうが好ましいといえます．もちろん全身麻酔を選択した場合は，児の蘇生処置を行うことのできる新生児科医師などが手術室内で待機していることが前提になります．

Q 麻酔計画での注意点を教えてください

A 術前のカンファレンスなどを通して、他科医師やコメディカルスタッフ間で症例についての情報を共有しておくことが重要です[5]。少なくとも2名以上の麻酔科医が麻酔を担当し、癒着胎盤の可能性が高い場合は、大量出血に迅速に対処できるよう全身麻酔開始前から輸血準備を行っておく必要があります[6]。上肢には、観血的動脈圧ラインに加え、18ゲージ以上の静脈路を2本確保し、急速輸液装置と加温器の準備を行います。症例によっては、中心静脈ラインを麻酔前に留置することも考慮します。自己血貯血に加え、濃厚赤血球と新鮮凍結血漿それぞれ10単位以上を手元の保冷庫に用意します。さらに同単位の血液をクロスマッチして準備しておく必要があります。癒着胎盤の帝王切開時の出血は一度に大量の失血が起こるため、秒単位での出血量の把握が必要です。麻酔科医は計測された出血量のみで判断するだけではなく、術野の状態を把握し早めに対処を行うことが求められます。

一方、前置胎盤であっても癒着胎盤の可能性はないと判断した場合は、通常の区域麻酔を選択します。静脈路は1本、輸血準備はタイプ＆スクリーンのみを行っておくことで対処できます。

[文　献]

1) Oyelese Y, Smulian JC：Placenta plevia, placeta accreta, and vasa previa. Obstet Gynecol 107：927-941, 2006
2) Wu S, Kocherginsky M, Hibbard JU：Abnormal placentation：Twenty-year analysis. Am J Obstet Gynecol 192：1458-1461, 2005
3) Miller DA, Challot JA, Goodwin TM：Clinical risk factors for placenta previa-placenta accreta. Am J Obstet Gynecol 177：210-214, 1997
4) 村山敬彦, 岩田　睦, 板倉　敦 他：各施設における臨床経験と前置癒着胎盤の取り扱い　埼玉医科大学総合周産期母子医療センターにおける取り扱い―前置癒着胎盤症例における周術期出血量低減に関する手術手技の変遷―. 産婦人科の実際 57：921-930, 2008
5) 天野　完：産科麻酔スタンダードおよび産科との接点　産科医療における麻酔科医との連携. 日本臨床麻酔学会誌 28（5）：751-756, 2008
6) 加藤里絵, 照井克生, 横田和美 他：当周産期センターにおける癒着胎盤帝王切開症例の麻酔管理. 麻酔 57：1421-1426, 2008

III 帝王切開の麻酔：各論

Q18 多 胎

回答：鹿児島市立病院 永田悦朗，鹿児島大学医学部麻酔蘇生科 上村裕一

point

- 多胎は，胎盤と卵膜を共有する程度によって分類され膜性と表現される．この膜性は，妊娠のリスクを評価するうえで重要である．
- 多胎妊娠においても，母体死亡の最大の要因は分娩後出血であり，適切な対処が必要とされる．
- 多胎妊娠における胎児・新生児の合併症，および死亡の主な原因は早産である．
- 胎位に加え膜性および胎児健常性を考慮して帝王切開が選択され，分娩時期が決定される．
- 帝王切開では，母体の安全をはかり胎児健常性への障害を避ける麻酔管理が望まれる．
- 帝王切開の麻酔法としては，全身麻酔および区域麻酔が，母体や胎児の状況に応じて選択される．

Q 多胎妊娠のメカニズムと分類について教えてください

A 多胎のメカニズムには2種類あります．一卵性双胎児は，1個の受精卵が細胞分裂を何回か繰返したあとに2つの別個体に分裂したものであり，一方，二卵性双胎児は2個の精子が2個の卵子に授精した結果です．一卵性双胎の頻度は出生1,000あたり4程度で二卵性双胎の頻度は一卵性のおよそ2倍であるといわれています．二卵性双胎は，体外受精や他の不妊治療の結果，増加傾向にあります．

双胎は，胎盤と卵膜を共有する程度によって分類されます（図1）．この分類は膜性（placentation）と表現されていて，妊娠のリスクを評価するうえで重要です．胎児膜は外層の絨毛膜と内層の羊膜からなり，二卵性の双胎妊娠では，各々の児が独立した絨毛膜と羊膜に包まれています．この膜の形態は二絨毛膜二羊膜性といわれ，胎盤は合わさっている場合も離れている場合もあります．

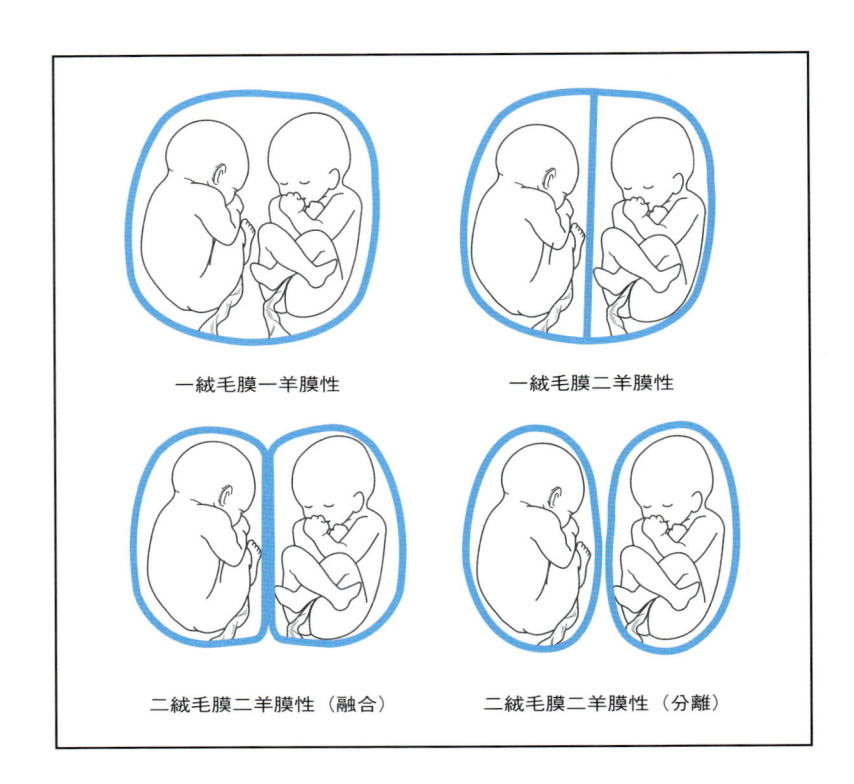

図1 双胎妊娠の膜性の種類

一絨毛膜一羊膜性　　一絨毛膜二羊膜性
二絨毛膜二羊膜性（融合）　　二絨毛膜二羊膜性（分離）

Q 多胎妊娠の母体合併症にはどのようなものがありますか？

A 多胎妊娠は以下のような母体合併症を高率に発症します．
1．子癇前症（妊娠性高血圧腎症）
2．常位胎盤早期剥離
3．前期破水
4．切迫早産
5．分娩後出血（弛緩出血および産褥出血）
6．産科外傷
7．手術分娩（鉗子分娩や帝王切開）

母体死亡の最大の要因は分娩後出血です．これは，帝王切開の麻酔管理上でも重要です．

Q 多胎妊娠の胎児および新生児リスクにはどのようなものがありますか？

A 双胎妊娠の周産期死亡率は単胎の4～6倍高くなり，多胎妊娠が全周産期死亡率の10％に関与しています．これは，基本的に多胎の高い早産率によるものです．また，双胎妊娠では，膜性において絨毛膜と羊膜の共有度が増えると周産期のリスクは大幅に増加します．以下に主な合併症を挙げます．
1．双胎間輸血症候群
2．臍帯関連偶発症
3．子宮内胎児発育遅延
4．胎位異常

双胎間輸血症候群（TTTS：twin-twin transfusion syndrome）とは，一絨毛膜二羊膜性双胎児において胎児間に多くの血管吻合（A-V吻合，A-A吻合など）があるために生じ，二絨毛膜性双胎児に比べて児間の発育不

均等が顕著になるものがあります．供血児は通常貧血，低体重で腎不全を併発すると羊水過少症となり，受血児は一般に多血症で重篤化すると心不全を合併し羊水過多症になります．これらが重篤化すると死亡率は高率になります．

品胎以上の多胎妊娠のリスクも双胎と同様で，合併症や死亡の主な原因は早産です．自然分娩時の平均週数は単胎児で40週，双胎児で37週，品胎児で33〜35週であり，結果として乳児死亡率および重度の障害がある率は膜性の問題がなかったとしても胎児数の増加とともに増えます．ほとんどの産科医が，品胎以上の多胎妊娠では帝王切開が最も安全な分娩様式であると考えています．

Q 双胎妊娠における胎児要因の帝王切開について教えてください

A まず，胎位によって帝王切開が選択される場合があります．分娩開始時の双胎児の胎位の組合せは通常，第一子も第二子も頭位（42%），第一子が頭位で第二子が頭位でない（38%），第一子が頭位でない（19%），の3つに分けられます[1]．両児が頭位の場合には，一般的に経腟分娩が予定されます．胎位以外にも以下に示すような項目で帝王切開が選択されます．特に，膜性および胎児健常性を考慮した場合には，分娩時期決定が重要になってきます．

1. 第1子が非頭位
2. 双胎間輸血症候群（TTTS）
3. Discordant twin（両児間の体重差が20〜25%以上のものをいう）
4. 一児の子宮内胎児死亡
5. 子宮胎盤予備能低下
6. 胎児機能不全

Q 帝王切開の麻酔依頼があった場合に，留意すべきことは何でしょうか？

A 産科から帝王切開の麻酔依頼があった場合に，麻酔科医が留意すべきことは，産科医が帝王切開という分娩様式を選択した意図を理解することと妊婦と胎児の状況を把握することです．つまり，母体のリスクに対応しているのか，胎児・新生児のリスクに対応しているのかを把握することが大事です．また，多胎の妊婦では単胎の妊婦に比べてさらに子宮が大きくなることによる影響が考えられ，胎児においては妊娠週数や予想体重とともに子宮内発育遅延の程度と出生後のフォロー（新生児集中治療の必要性）の状況を知っておく必要があります．帝王切開術では，これらの状況をふまえて母体の安全をはかり，胎児健常性の障害を避けるような麻酔管理が望まれるからです．その他，第一子が問題なく娩出された後に第二子が危険な状態に陥ったときや分娩が停止したとき，臍帯脱出，第二子の胎位が適切でない場合の帝王切開は，特に緊急性の高いものとして知っておく必要があります．

Q 多胎の帝王切開では，どのような麻酔法を選択すべきですか？

A 多胎の帝王切開では単胎の場合に比べて次の2点が特徴的です．胎児の在胎週数が短い段階での分娩になるために胎児機能不全を合併していることが多いことと，胎児数が多く子宮が大きいために下大静脈圧迫が顕著になることです．そのため，区域麻酔による重篤な子宮血流低下とそれに伴う胎児機能不全の進行が予想される場合は，全身麻酔が選択されます．全身麻酔を行う場合は，単胎の妊婦にも増して機能的残気量が減り，酸素消費量が増え，胃内容排出が遅れるため誤嚥，挿管失敗などの無呼吸時の低酸素血症や低血圧が生じやすくなります．また，麻薬や他の全身麻酔薬などの抑制作用のある薬剤は，未熟な胎児にはさらに抑制的な影響をもたらすことがあり，用量に注意をはらうべきです．したがって十分な脱窒素，子宮左方転位，誤嚥に対する予防が不可欠です．区域麻酔を行う場合には脊髄くも膜下麻酔より硬膜外麻酔を好む麻酔科医もいますが，これは，脊髄くも膜下麻酔による強い交感神経遮断作用による重度の低血圧を避けるという理由からです．子宮切開からすべての児を娩出するまでの時間が長く，子宮血流が著しく減少する恐れのある多胎妊娠では大きな利点になります．しかし，硬膜外麻酔単独ではなく，脊髄くも膜下に投与する局所麻酔薬量を最低限に抑えて硬膜外腔への局所麻酔薬を慎重に分割投与して十分な麻酔域を得るCSEAも選択可能です．また，多胎妊婦では深部静脈血栓塞栓症のリスクが高いため，術後早期の抗凝固療法や早期離床が望まれるようになってきています．術後鎮痛のための硬膜外チューブ留置を行わず術後鎮痛を得られるものとして，脊髄くも膜下腔へのモルヒネ投与も選択肢に加えられるべきでしょう．

Q 帝王切開の麻酔管理中の注意点について

A 多胎妊娠においても，母体死亡の最大の要因は分娩後出血です．胎児娩出後の子宮弛緩の状態からの回復は出血を抑えるという点で重要なので，帝王切開の麻酔管理時には，子宮弛緩が遷延して出血が持続していないか産科医だけでなく麻酔科医も注意深く観察すべきです．必要に応じて，子宮収縮剤をすぐに使用できる状況にしておくことが大切です．オキシトシンの急速静脈内投与（晶質液100 mLに5単位入れたもの）が第1選択であり効果が不十分な場合は，繰返し追加投与が行われます．また，オキシトシンの子宮筋内投与（5単位を産科医により直接筋注），マレイン酸メチルエルゴメトリン（0.2 mgを晶質液で希釈して血圧に注意しつつ投与）などが選択されます．同時に，大量出血に対しては必要に応じて輸血の準備も行います．また，帝王切開でない経腟分娩後の弛緩出血や産褥出血への対応を行う場合にも，同様な対処が必要になります．

[文　献]

1) Redick LF, Livingston E：A new preparration of nitroglycerin for uterine relaxation. Int J Obstet Anesth 4：14, 1995

Ⅳ 硬膜外無痛分娩

Q19 分娩の痛み

回答：国立成育医療研究センター 産科麻酔科　角倉弘行，大膳和華

point

- 多くの女性にとって陣痛は，生涯で経験する最も強い痛みである．
- 産婦や新生児にとって陣痛を経験することに医学的な意味はない．
- 無痛分娩を効果的に行うには，陣痛の生理学的機序とともに産婦の心理学的状況を理解することが重要である．
- 無痛分娩を麻酔科医が担当することの目的は，痛みをすべて取り去ることではなく，安全かつ快適な分娩に貢献することである．

Q 陣痛の原因は何ですか？

A 陣痛の程度と部位は分娩経過とともに変化します（図1）．分娩第1期の陣痛の主な原因は，子宮頸部の拡張に伴う内臓痛で，子宮口の開大とともに強くなります．頸

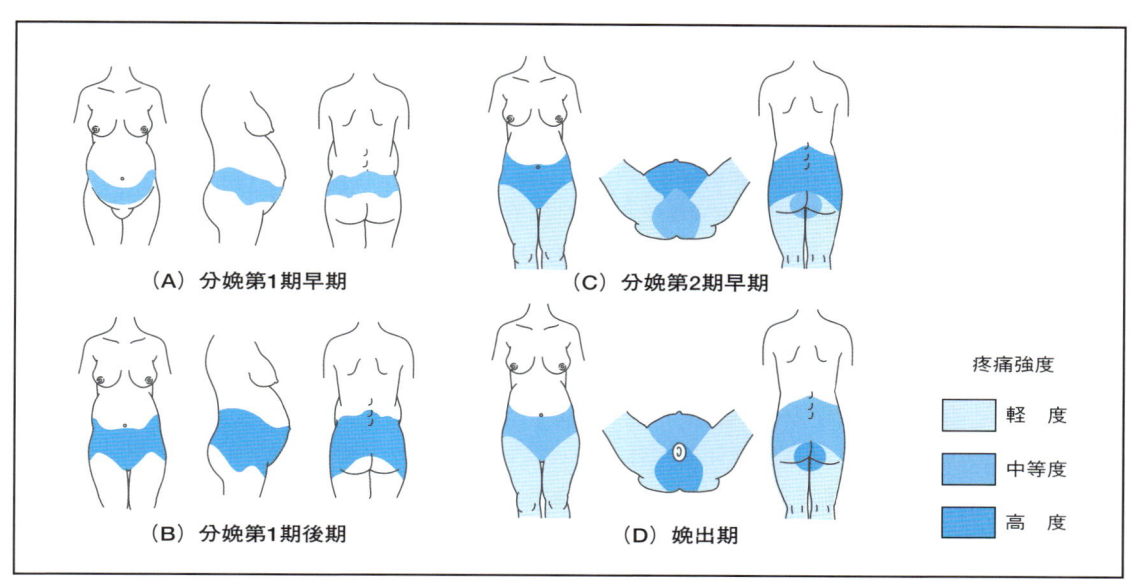

（A）分娩第1期早期
（B）分娩第1期後期
（C）分娩第2期早期
（D）娩出期

疼痛強度
軽度
中等度
高度

図1　分娩経過による陣痛の部位と程度
（Bonica JJ：The nature of pain in parturition. In"Pain Relief and Anesthesia in Obstetrics"eds. Van Zundart A, Ostheimer GW. Churchill Livingstone, New York, p41, 1996 より引用）

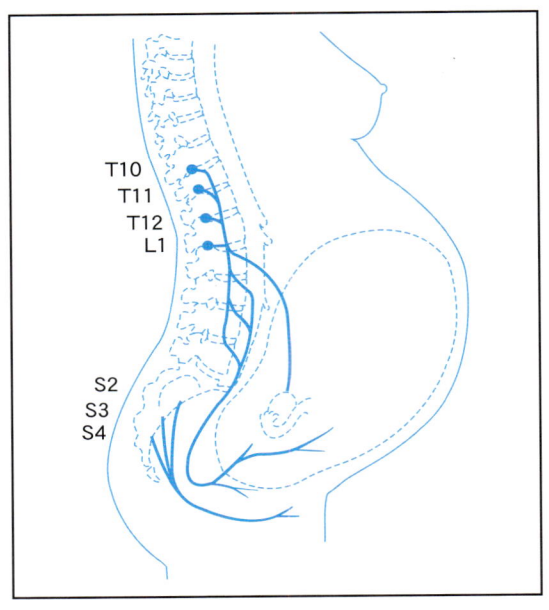

図2 陣痛を伝える神経経路 (Bonica JJ: Labor pain. In "Textbook of Pain, 3rd ed" eds. Wall PD, Melzack R. Churchill Livingstone, Edinburgh, p619, 1994 より引用)

管の拡張による侵害受容刺激を伝達する知覚神経は，傍頸管部（paracervical region）から下腹神経叢（hypogastric plexus）を経て，腰部交感神経鎖（lumbar sympathetic chain）を経由してT10，T11，T12，およびL1の高さで脊髄に入力します（**図2**）．この際に下腹部および腰背部の関連痛を伴います．分娩第2期の陣痛の主な原因は，産道の拡張による体性痛です．会陰部の拡張に伴う体性痛の求心線維は陰部神経（pudendal nerve）を介してS2，S3，S4の高さで脊髄に入力します[1]．

これらの生理学的な痛みは，さらに不安などにより心理学的な修飾を受けます．陣痛の程度や無痛分娩の効果を評価する際には，痛みの生理学的特徴をよく理解したうえで，分娩の進行状況に妊婦の心理学的状態を考慮して評価することが重要です（**表1**）．

表1 体性痛と内臓痛の比較

	体性痛（Somatic pain）	内臓痛（Visceral pain）
痛みの局在	はっきりしている	はっきりしない
痛みの性状	鋭い刺すような痛み	鈍く重苦しい痛み
継続性	一時的	継続的
随伴症状	伴わない	関連痛，吐気，気分不快

TOPICS

≪Double versus Single catheter method≫

　Bonicaは陣痛の生理学的機序を解明し，胸椎下部および腰椎下部に2本の硬膜外カテーテルを挿入し，分娩の進行に合わせて使い分けることを提唱しました（Double catheters method）．この方法は，心毒性の強い局所麻酔薬（ブピバカイン）や運動神経麻痺の強い局所麻酔薬（リドカイン）しかなかった時代には，局所麻酔薬の使用量を節減するのに有効な方法でした．しかし現在では運動神経麻痺や心毒性の少ない局所麻酔薬が開発され，さらに麻薬を添加することにより局所麻酔薬を低濃度高容量で使用することが可能となったため，腰椎中部から挿入した1本の硬膜外カテーテルから全分娩経過を通して無痛分娩を行うことが一般的になっています（Single catheter method）．分娩の進行もそれに伴う痛みも，ある時点で急激に分娩第1期から第2期に移行するわけではないので，single catheter methodは簡便で合理的な方法といえるでしょう[2]．

Q 1回の陣痛はどれぐらい続きますか？

A 分娩の進行に伴い子宮の収縮の強さが増大し持続時間も延長するので，収縮開始から陣痛を感じるまでの時間は短縮し，1回あたりの陣痛の持続時間も延長します．1回の収縮の間に陣痛を感じる時間は，第1期の前半では30秒程度ですが，第1期の後半では40秒に，分娩第2期では50秒に延長します．陣痛周期は，第1期の前半では5〜10分ですが，第1期の後半では3〜5分と短くなり，分娩第2期には2〜3分に短縮するので，分娩第2期では陣痛と陣痛の間欠（痛みを感じない時間）は1分程度になってしまいます．分娩第2期に無痛分娩を開始するためには，この間欠期を利用して手際よく硬膜外穿刺を行わなければなりません（**図3**）．

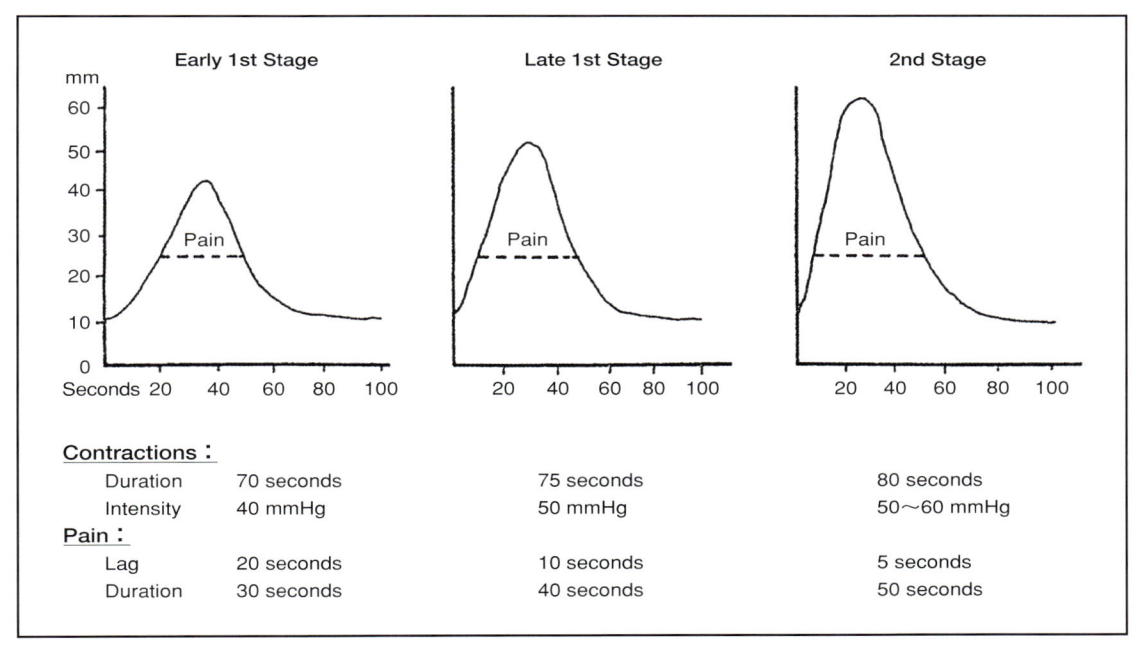

	Early 1st Stage	Late 1st Stage	2nd Stage
Contractions:			
Duration	70 seconds	75 seconds	80 seconds
Intensity	40 mmHg	50 mmHg	50〜60 mmHg
Pain:			
Lag	20 seconds	10 seconds	5 seconds
Duration	30 seconds	40 seconds	50 seconds

図3 陣痛の強度および持続時間の経時的変化
(Bonica JJ: The nature of pain in parturition. In "Pain Relief and Anesthesia in Obstetrics" eds. Van Zundart A, Ostheimer GW. Churchill Livingstone, New York, p34, 1996 より引用)

Q 陣痛を感じることに医学的な意味はありますか？

A 確実な無痛分娩の方法が知られていなかった時代には，陣痛に宗教的あるいは社会的な意味をもたせることにより妊婦が陣痛に耐えることを強制する風潮がありました．しかし，胎児あるいは母体にとって陣痛が必要であるとの偏見は，現在では経験的にも科学的にも否定されつつあります．例えば，産婦人科医の立場からは陣痛は正常な分娩の進行にとって必要で無痛分娩により分娩の進行が遅れると批判されていましたが，最近の洗練された方法では逆に無痛分娩により分娩の進行が促進される可能性も報告されていま

す[3]．また小児科医の立場からは，母体に投与した麻酔薬の児への移行が懸念されていましたが，最近の局所麻酔による方法では児への影響は限られたもので，逆に無痛分娩により母体へのストレスを軽減することにより児の状態が改善する可能性が示唆されています．さらに助産師の立場からは，陣痛は良好な母子関係の構築に必要であるとの意見もありましたが，このような偏見は無痛分娩が普及した国々での経験から十分に否定されています[4]．

Q 陣痛はどれぐらい痛いのですか？

A 多くの女性にとって陣痛が，生涯で経験する最も強い痛みであることは事実です[5]．Melzack らは，McGill Pain Questionnaire を用いて各種の臨床的な痛みと陣痛の程度を比較し，陣痛の程度は指の切断の際に感じる痛みに匹敵し，腰痛やがん性疼痛，幻肢痛，帯状疱疹後神経痛，骨折や裂傷よりも強いと報告しています（図 4）．しかし，痛みの感じ方には個人差があり，また初産婦と経産婦でも痛みの感じ方が異なります．Melzack らによると，初産婦の 23％および経産婦の 11％が，陣痛を恐ろしい痛みと（horrible）と表現し，初産婦の 68％および経産婦の 65％が非常に強い（very severe）あるいは強い（severe）と表現したと報告しています．ただし，初産婦の 9％，経産婦の 24％が，軽

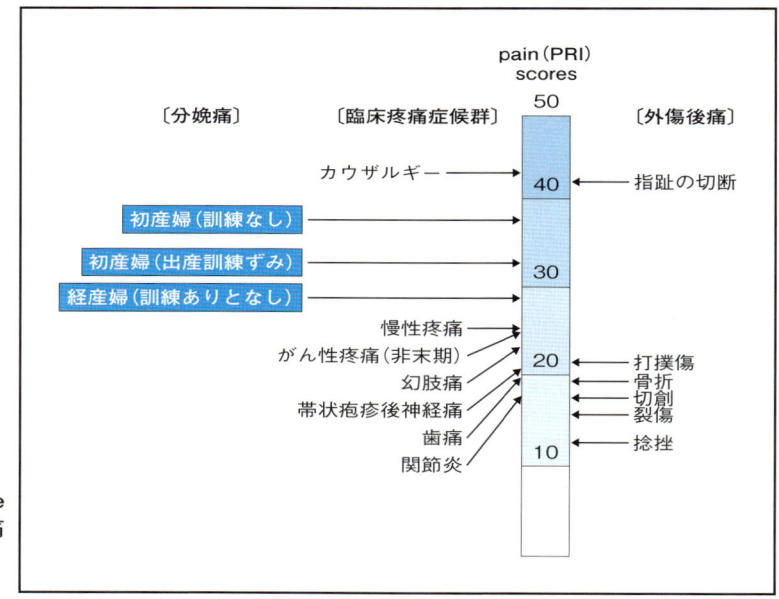

図 4 McGill Pain Questionnaire を用いた各種の臨床的な痛みと陣痛の程度の比較
（文献 5 より引用）

表 2 妊婦が経験する陣痛の程度

	初産婦	経産婦
恐ろしく強い（horrible or excruciating）	23％	11％
非常に強い（very severe）	38％	35％
強い（severe）	30％	30％
軽度（mild）から中等度（moderate）	9％	24％

度から中等度の痛みしか感じていないことにも留意する必要があります（表2）．

> **メモ**
>
> ●無痛分娩？　和痛分娩？　完全無痛分娩！？
>
> 　英語で無痛分娩のことを"labor analgesia"と言いますが，直訳すると「分娩時の鎮痛」という意味になります．日本では，なぜか最初に「無痛分娩」と訳されたために，全く痛くないことを期待して無痛分娩を希望する妊婦がいます．これらの誤解を避けるために「和痛分娩」という言葉を使っている施設もあるようです．例えば，産婦人科医が麻酔を担当している施設では，子宮口が5 cm開大するのを待ってから麻酔を開始し全開大したら麻酔を中止して分娩に専念するので，あらかじめ「和痛分娩」という言葉を用いたりしています．あるいは，無痛でなかったとのクレーム対策として最初から「和痛分娩」といっている施設もあるでしょう．逆に，前処置の時から硬膜外カテーテルを挿入し「完全無痛分娩」を謳っている施設もあります．しかし，多くの妊婦にとって普段の生理痛程度の陣痛から麻酔を開始することは不必要ですし，痛みが妊婦の感じる主観的なものである以上，痛みを完全に取ることを目標にすべきではありません．麻酔科医が無痛分娩に関わることの最大の目的は，安全かつ快適な分娩を提供することであり，痛みを取ること自体が目的ではありません．このような観点からは，「無痛分娩」は「麻酔科管理分娩」というべきだと思いますが，麻酔科医が管理して安全を担保しつつ十分な鎮痛を提供できるのであれば，「無痛分娩」で十分だと思います[6]．

［文　献］

1) Pan PH, Eisenach JC：The pain of childbirth and its effect on the mother and the fetus. In "Chestnut's Obstetric Anesthesia：Principles and Practice, 4th edition" ed. Chestnut DH. Elsevier, Philadelphia, pp387-404, 2009
2) 角倉弘行：無痛分娩の基礎と臨床．真興交易（株）医書出版部，2007
3) Wong CA, Scavone BM, Peaceman AM et al：The risk of cesarean delivery with neuraxial analgesia given early versus late in labor. N Engl J Med 352：655-665, 2005
4) Camman W, Alexander KJ 著／舘田武志，角倉弘行 監訳／中西真雄美 訳：幸せな出産のために―無痛分娩の様々な方法．ランダムハウス講談社，2006
5) Melzack R：The myth of painless childbirth（The John J. Bonica Lecture）. Pain 19：321-337, 1984
6) 角倉弘行：これって本当に無痛分娩っていうんですか？　LiSA 14：674-677, 2007

IV 硬膜外無痛分娩

Q20 硬膜外無痛分娩の実際

回答：国立成育医療研究センター 産科麻酔科　角倉弘行, 小倉玲美

point

- 硬膜外麻酔およびCSEAは，現時点では最も有効な無痛分娩の方法である．
- 硬膜外麻酔単独で無痛分娩を行う場合には，試験投与によりカテーテルがくも膜下や血管内に迷入していないことをしっかりと確認する．
- 試験投与の後，分割投与によりしっかりとした初期鎮痛を達成することが重要である．
- 初期鎮痛を達成した後の追加投与はPCEAによる方法が推奨されるが，児娩出まで麻酔科医が責任をもって関わることが重要である．
- CSEAでは迅速で確実な鎮痛が得られ，妊婦の高い満足度が期待できるが，胎児の遷延性徐脈などの副作用もあるので，適応を守ることが必要である．

Q 無痛分娩には，どのような方法がありますか？

A 無痛分娩の方法は薬剤を用いる方法と用いない方法に大別されます（**表1**）．薬剤を用いないで十分な鎮痛が達成できれば母体や胎児に対する薬剤の影響を心配しなくてすむので安心ですが，現在のところ十分な鎮痛を達成するためには薬剤を用いる方法がより確実です．特に硬膜外麻酔による無痛分娩は，米国では硬膜外（腔）を意味するEpiduralが無痛分娩の代名詞になるほど普及しています．さらに最近では硬膜外麻酔に脊椎麻酔を組合せた方法（CSEA：Combined Spinal Epidural Analgesia）が無痛分娩の優れた方法として普及しつつあります[1]．

表1　無痛分娩の様々な方法

A：薬剤を用いる方法
　①全身投与による方法：吸入麻酔薬，筋肉内注射，静脈内投与，肛門内投与など
　②局所麻酔による方法：硬膜外麻酔，CSEA，傍頸管神経ブロック，陰部神経ブロックなど

B：薬剤を用いない方法
　①心理学的方法：精神予防法，催眠療法など
　②生理学的方法：水中分娩，リフレクソロジー，アロマセラピーなど

Q 硬膜外麻酔による無痛分娩の開始時期は，いつが良いですか？

A 硬膜外麻酔による無痛分娩をいつ開始すべきかに関しては議論が続いていますが，ACOG（American College of Obstetricians and Gynecologists）とASA（American Society of Anesthesiologists）の共同声明では妊婦の鎮痛処置の要求は無痛分娩を開始する正当な理由であるとされています．また最近では，分娩第1期の早期からCSEAによる無痛分娩を始めることにより，分娩第1期が短縮する可能性も示唆されています[2]．妊婦が耐えられるのならactive phaseに入るまで頑張ってもらってから麻酔を開始したほうが，産科医の医学的介入の必要も少なくて済み，その後の分娩の進行が順調なことは確かですが，妊婦が早期に無痛分娩の開始をリクエストした場合には，希望に応じて無痛分娩を開始できるよう，普段から産科医や助産師との間でコンセンサスをつくっておくと良いでしょう．

Q 局所麻酔薬は何を使用しますか？

A 無痛分娩に用いる局所麻酔薬の理想的な特性を表に示します（**表2**）．無痛分娩では十分な鎮痛効果が得られることはもちろん重要ですが，運動神経麻痺により胎児の回旋異常の頻度が増すことや，娩出力が低下することが懸念されているので，知覚神経麻痺の程度に比べて運動神経麻痺の程度が少ないこと（分離神経遮断）が要求されます．また無痛分娩では，比較的長時間の鎮痛が必要となるので効果持続時間の長いほうが安定した鎮痛が可能となり，局所麻酔薬の総使用量も節減することができます．一方，効果発現までの時間が短いことは無痛分娩ではあまり重要ではありません．無痛分娩中の妊婦で局所麻酔薬に対するアナフィラキシーや局所麻酔薬の心毒性による心停止が起こると，母体だけでなく胎児も同時に危険な状況に曝されるので，無痛分娩に使用する局所麻酔薬には特に十分な安全性が求められています．最近では，局所麻酔薬に少量の麻薬を添加することによる低濃度での使用が普及し，ブピバカインも0.1%程度の濃度で安全に使用されています．日本では0.1%程度のロピバカインにフェンタニルを2μg/mLの濃度で加えたものが広く用いられています[3]．レボブピバカインも無痛分娩のための優れた特性を有していますが，米国では発売されておらず日本からの無痛分娩での使用方法の情報発信が期待されます．

表2 無痛分娩に用いる局所麻酔薬の理想的な特性

1. 確実な鎮痛効果が得られること
2. 運動神経麻痺の程度が軽いこと（分離神経遮断）
3. 効果持続時間が長いこと（効果発現までの時間が短いことは必ずしも重要でない）
4. 母体への副作用（アナフィラキシー，神経毒性，心毒性）が少ないこと
5. 胎児への影響が少ないこと（UV/M ratioが小さいこと）

Q 硬膜外麻酔の穿刺は，どのようにして行いますか？

A 産科病棟での硬膜外麻酔に際しては，マスクと帽子を着用したうえで滅菌手袋と滅菌ガウンを着用します．硬膜外穿刺の際の体位は側臥位でも坐位でも施行者の慣れた体位で構いませんが，肥満妊婦では坐位のほうが姿勢をとりやすく穿刺も容易なことが多いので，普段から慣れておくと良いでしょう．L2/3 あるいは 3/4 から穿刺し，生理的食塩水による抵抗消失法で硬膜外腔を確認した後に硬膜外カテーテルを留置します[4]．

Q 試験投与は，どのようにして行いますか？

A 硬膜外カテーテルは予期せずに血管内やくも膜下腔に迷入することがあります．少量の局所麻酔薬の試験投与（2%キシロカイン 3 mL など）により，急激な血圧の低下や知覚麻痺あるいは運動麻痺が生じた場合にはくも膜下迷入を，妊婦が耳鳴りや金属味を訴えたり興奮や多弁などの精神症状を呈したりした場合には，血管内迷入を疑います．血管内迷入を鑑別するためにエピネフリンを添加することに関しては，最近では否定的な意見が優勢で，代わりに多孔式のカテーテルを用いてしっかりと吸引試験を行うことが推奨されています．いずれにしても，最初の試験投与によりカテーテルのくも膜下迷入や血管内迷入が確実に検出できるわけではないので，その後の初期投与や追加投与もすべて試験投与のつもりで行うことが重要です．

Q 初期投与は，どのようにして行いますか？

A 硬膜外麻酔単独で無痛分娩を開始する場合には，最初にしっかりと初期鎮痛を達成してあげることが重要です．薬剤は 0.1〜0.2%ロピバカインあるいは 0.0625〜0.125%のブピバカインを 18 mL とフェンタニル 100 μg（2 mL）の合剤を準備して，3〜5 mL ずつ十分な鎮痛が得られるまで 5 分ごとに分割投与します．日本人の妊婦では合計で 10〜15 mL の投与量が必要とされますが，ていねいに分割投与を行っても初期投与の開始から約 10〜20 分で十分な鎮痛を達成することが可能です．

Q 追加投与は，どのようにして行いますか？

A 初期投与により十分な鎮痛が達成された後に，必要に応じて上記薬剤の追加投与を行います．医療スタッフによる注ぎ足し法（Top-up）でも質の高い無痛分娩を提供することが可能ですが，最近では持続注入装置を用いた CEI（Continuous Epidural Infusion）や PCA 装置を用いた PCEA（Patient Controlled Epidural Analgesia）が行われています．特に PCEA では，医療スタッフの労働負荷を軽減するだけでなく，局所麻酔薬の総使用量を減少させ副作用を減少させること，鎮痛の質が向上し妊婦の満足度を向上させることなどが報告されています[5]．

Q 硬膜外麻酔による無痛分娩中の妊婦の観察は，どのようにしますか？

A 通常の分娩経過図（Partogram）に記載される観察事項に加えて，鎮痛の程度（VAS），運動麻痺の程度（Bromage score），麻酔域（Dermatome）などを，およそ1時間ごとに観察し，麻酔チャートあるいは無痛分娩専用の記録用紙に記載します．特に無痛分娩の経験が少ない施設では，麻酔科医が定期的に病室を訪れて分娩の進行状況しながら，産科医や助産師とコミュニケーションをとることが重要です．PCEAのボタンを預けて，何かあったら呼んでくださいと告げただけでは，質の高い無痛分娩は提供できませんし，無痛分娩に対する理解も得られません．分娩中の胎児心拍数（FHR：fetal heat rate）の継続的モニタリングの意義については議論が分かれていますが，無痛分娩を選択する場合には継続的なモニタリングが必須です．

Q 無痛分娩中の制限事項はありますか？

A 分娩経過中に飲食を許可するか否かは議論が分かれていますが，少なくとも無痛分娩中は原則として絶飲食にすべきです．ただし，少量のスポーツドリンクの摂取は支障ないでしょう．また，分娩中の歩行により分娩が進行するかどうかも議論が分かれています．低濃度の局所麻酔薬を用いた硬膜外麻酔では歩行も可能ですが，転倒の危険を冒してまで歩行を推奨する必要はないでしょう．この場合，トイレに行けなくなるので定期的に導尿を行い，分娩後に尿閉を起こさないよう配慮が必要です．

Q CSEAによる無痛分娩の禁忌は何ですか？

A CSEAによる無痛分娩の長所は，脊髄くも膜下麻酔による迅速で確実な鎮痛が得られることと，運動神経麻痺が少ないことです[6]．しかしCSEAによる無痛分娩では

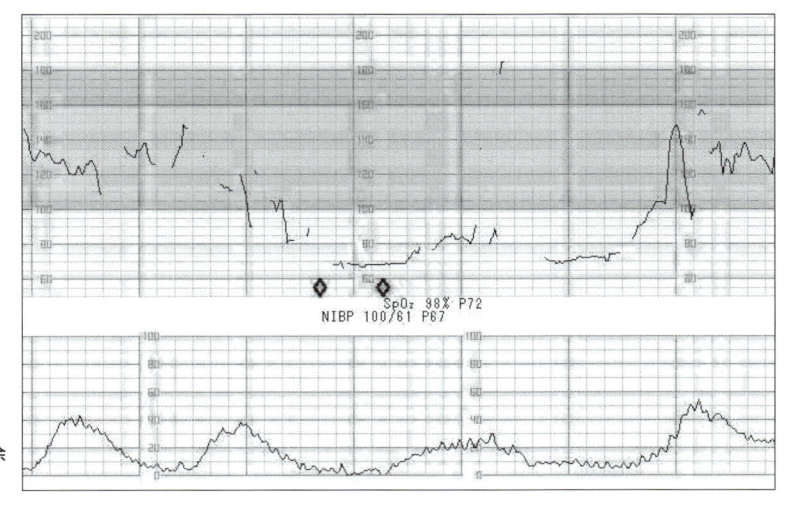

図1　CSEA後の遷延性一過性徐脈

胎児の一過性徐脈が高率に発生するなどの欠点もあります（**図1**）．したがって緊急の帝王切開術に対応できない施設ではCSEAによる無痛分娩は選択すべきではありません．またCSEAでは脊髄くも膜下麻酔の効果が切れるまで，硬膜外カテーテルが正しい位置にあるかどうかを確実に判断できないので，脊髄くも膜下麻酔から硬膜外麻酔への移行期に緊急帝王切開が必要となった場合に硬膜外麻酔で対応できない恐れがあります[7]．緊急帝王切開になる可能性が高い場合や，肥満妊婦などで挿管困難やneuraxial blockの穿刺困難が予測される場合には，最初から硬膜外麻酔単独で無痛分娩を開始して，カテーテルの信頼性を確認しておいたほうが良いでしょう．

[文　献]

1) Hawkins JL：Epidural analgesia for labor and delivery. N Engl J Med 362：1503-1510, 2010
2) Wong CA, Scavone BM, Peaceman AM et al：The risk of cesarean delivery with neuraxial analgesia given early versus late in labor. N Engl J Med 352：655-665, 2005
3) 角倉弘行：無痛分娩に用いる局所麻酔薬（総説）．臨床麻酔 33：151-160, 2009
4) 角倉弘行：無痛分娩の基礎と臨床．真興交易(株)医書出版部，2007
5) Halpern SH, Carvalho B：Patient-controlled epidural analgesia for labor. Anesth Analg 108：921-928, 2009
6) Simmons SW, Cyna AM, Dennis AT et al：Combined spinal-epidural versus epidural analgesia in labour. Cochrane Database Syst Rev 3：CD003401, 2007
7) 角倉弘行：CSEAによる無痛分娩．"カラー写真で一目でわかる：硬膜外麻酔・脊椎麻酔" 鈴木利保，岡本浩嗣 監修．羊土社，pp91-97, 2009

IV 硬膜外無痛分娩

Q21 開業産科医における無痛分娩の実際

回答：TOKYO産科麻酔チーム　大原玲子（おおはられいこ）

point

- 開業医における無痛分娩の需要は増えている．
- 麻酔管理のみならず，周産期の管理を目標に．
- 予期せぬ産科的急変時に対応し，分娩の安全性を高める．
- 無痛分娩から緊急帝王切開への移行を速やかに行う．

Q　開業医での無痛分娩はどのくらい普及していますか？

A　「全国の分娩取り扱い施設における麻酔科診療実態調査」によると，日本における硬膜外麻酔による無痛分娩率は，病院では1.8％，診療所では3.3％で，全体としては2.6％といわれています（図1）[1]．

麻酔科医にとっても，手術室で麻酔管理を行う帝王切開術症例とは異なり，"分娩室での無痛分娩"には馴染みが薄いのではないで

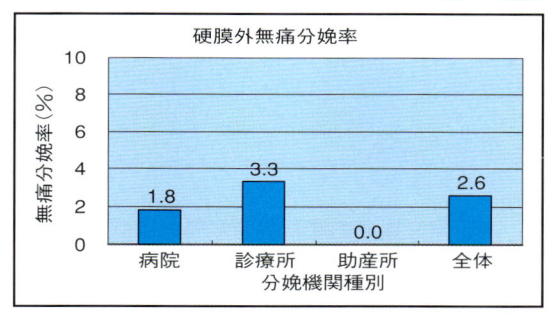

図1　分娩機関別にみた硬膜外無痛分娩率（文献1より）

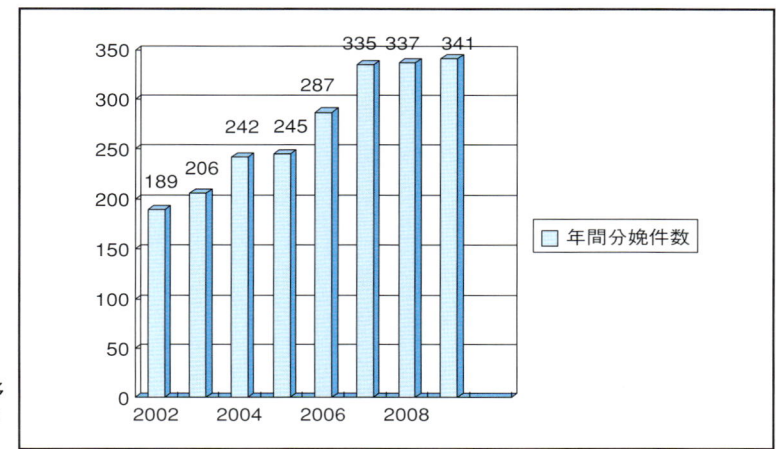

図2　無痛分娩件数の推移（田中ウィメンズクリニック）

しょうか．

全症例，硬膜外麻酔による無痛分娩を行っている診療所では分娩件数を年間 400 件程度に制限が必要なほど需要が増加しています（図 2）．社会的背景が異なるとはいえ，先進国の中で周産期死亡率の低さはトップクラスを誇る日本ですが，無痛分娩の普及率では遅れをとっていると感じます．

Q 開業医の無痛分娩の特徴は何ですか？

A 開業医での分娩症例は，正常妊娠ですから無痛分娩をする理由は医学的適応ということは稀で，ほとんどが産婦の要望で行われています（図 3）．

症例は妊娠中のスクリーニングで胎児異常や母体の合併症を除外した，いわゆる"正常妊娠"のみが対象症例となっています．しかし実際は，分娩経過中に状況の変化が起こりうるので，分娩が問題なく終了して初めて正常分娩だったといえるのです．

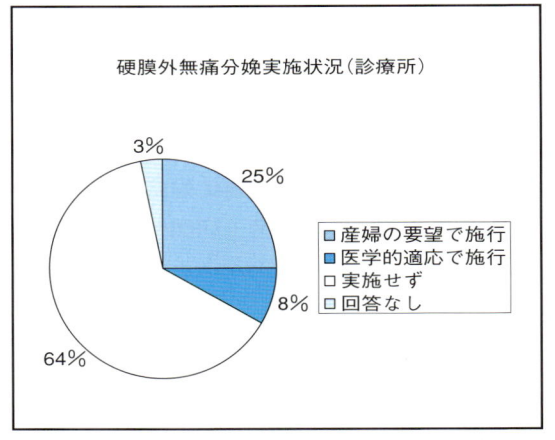

図 3 診療所における硬膜外無痛分娩実施状況
（文献 1 より）

メモ

●正常妊娠での産科的急変時とは何があるのでしょう？
　臍帯脱出，胎児機能不全，常位胎盤早期剥離，産後出血（胎盤遺残，頸管裂傷，弛緩出血，子宮内反），DIC，羊水塞栓あるいは新生児蘇生など．

Q 開業医で無痛分娩をするうえで麻酔科医に具体的に求められるものは何ですか？

A 一般に分娩とは，大部分は問題なく無事に終わりますが，何か問題が起こると短時間で"正常から異常へ"と急変することが特徴といえます．

開業医では新生児科医は常駐せず，産科医も外来業務を併任しながら分娩管理を行う施設がほとんどです．

それゆえ，無痛分娩に関わる麻酔科医は麻酔管理のみならず，常により広い視野で分娩全体を監視し，産科的急変時（メモ）には必要なチーム医療を提供し，分娩の安全性を高める意識をもたなければなりません．

産科急変時に，高次医療施設への搬送も含めて如何に早期に判断し管理できるかが，母児の予後を左右する重要なポイントになります．麻酔科医はその中で重要な役割を担います．

具体的には無痛分娩の麻酔管理に加え，次のことを修得することが望まれます[2,3]．

①周産期の基礎知識
②産科救急の管理
③緊急帝王切開の麻酔管理
④産科スタッフへの麻酔教育
⑤区域麻酔に伴う重篤な母体合併症の管理
⑥新生児の評価と蘇生法

以上のことを習得するには，無痛分娩を施行している周産期センターなどでの専門的な臨床研修が必要になると考えられます．

無痛分娩に関わる麻酔科医は麻酔に伴う副作用や合併症を最小限にし，最大限の麻酔効果を産婦に還元するだけではなく，周産期全般を担うチーム医療の一員という意識が必要なのです．

さらに，開業医では医療の安全性のみならず，多様性のある価値観をもった産婦からは快適性も求められます．無痛分娩の麻酔は区域麻酔が原則ですから，覚醒状態で刻々と変化する陣痛を体感する産婦に，安全性のみならずきめ細かい専門管理から生まれる快適性をも提供することが求められます．

Q 無痛分娩のインフォームドコンセントはどのようにしていますか？

A ①妊娠 20 週：麻酔前診察として麻酔科医が母体の妊娠経過，既往歴を把握し，硬膜外麻酔について詳しく説明し，産婦さんからの質問に答え，安心して出産を迎えられるようにします．
無痛分娩の麻酔の詳細についてウェブサイト上でも産婦さんに紹介しています．
（TOKYO 産科麻酔チームホームページ http://www.masuika-mutsubunben.com）
②妊娠 30 週：両親教室で産科医が麻酔についての説明を行います．
③妊娠 35 週：外来で同意書を得ます．

Q 無痛分娩中に帝王切開が必要になった場合，どのようにしていますか？

A 原則として無痛分娩で使用していた硬膜外カテーテルをそのまま使用します．

我々は，0.00025％フェンタニル＋0.75％ロピバカインの薬液を Th4 までの麻酔効果を得るように，症例に応じ 10〜16 mL を分割投与します．効果が出るまで 15 分かかりますが，実際に分娩経過を管理しているので，手術決定と同時に麻酔を追加して，執刀までに十分な効果を得られます．0.75％のロピバカインの効果は鎮痛，筋弛緩ともに優れており，術中その他の麻酔薬を併用する必要はほとんどありません．無痛分娩で使用していた硬膜外麻酔の効果が不十分な場合は，27 G のペンシルポイント脊椎麻酔針を用いた脊椎麻酔を行います．

術後痛は PCEA（patient controlled epidural analgesia）を使用し，硬膜外麻酔による疼痛管理を行います．

無痛分娩経過中に帝王切開が必要な状況になった場合，産婦の既往歴や現病歴，妊娠・分娩経過をすでに把握している麻酔科医は，必要時に速やかな麻酔の導入が可能になり大変意義があります．超緊急の帝王切開が必要な症例にも，無痛分娩が提供されていれば不要な全身麻酔を回避することもできるでしょう．

開業医では，産科医が麻酔をしながら帝王切開術を行うという状況もあります．できれば産科医は手術に専念し，麻酔管理は麻酔科医が担えることがスタンダードになることが望まれます．

Q 無痛分娩の麻酔は，実際どのようにしていますか？

A 誘発方法や麻酔の開始のタイミングは施設によって変わりますが，ここでは計画的な正期産分娩誘発[4]を行う場合をご紹介します．

一般的には，妊娠35週くらいから子宮口の開大度，子宮頸管展退度，胎児下降度などの経過を診ていき，具体的な出産日を計画していきます．

1．出産日の前日入院
腰部硬膜外カテーテルの留置とテストドーズを行い，症例によって子宮頸管熟化を目的とした処置を行います．

2．翌朝分娩誘発開始
麻酔は本人のリクエストで開始します．軽い生理痛程度の痛みの自覚で麻酔開始をする産婦が多く，いわゆる分娩第一期活動期に入る前からといえます（内診所見：子宮口が2〜3 cm）．

3．麻酔薬液
0.0002％フェンタニル＋0.1％ロピバカインを基本とし，PCEAを用いた麻酔管理をしています．麻酔の質の維持はもちろんですが，麻酔による合併症を起こさないことが重要で，硬膜外以外の所への麻酔の迷入や合併症が起こらないよう異常の早期発見を念頭に，最大の効果と最小の副作用を目指します．分娩が終了して問題がなければ硬膜外カテーテルは抜去します．

4．計画以外の入院
予定以外に陣痛発来や破水により入院をする場合は入院次第，硬膜外カテーテルを留置します．入院時にすでに痛みがある症例では脊椎くも膜下麻酔併用硬膜外麻酔を行い，速やかな麻酔効果を提供します．

以上の方法は我々が行っている方法で，開業医では施設によって麻酔方法も異なると思われます．無痛分娩の具体的な詳細管理については，成書をご参照ください[5〜7]．

Q 開業医での麻酔科医の今後の展望はどうですか？

A 従来，わが国は分娩施設を集約化するという方向性をもってきました．しかしながら，すでに分娩数の制限をやむなく行う高次医療施設もあり，未だ開業医での分娩も必要とされています．

開業医では何か起こった場合，対応できる症例に限界があるのが事実です．正常妊娠を正常分娩に導けるように，帝王切開術や無痛分娩の麻酔管理は麻酔科医が担うことが可能になるようなシステム作りが望まれます．

周産期医療は社会に貢献する重要な分野のひとつであり，ひとりでも多くの麻酔科医が産科麻酔に興味をもち，ライフワークとされることを願います．

［文　献］
1) 照井克生，上山博史，奥富俊之 他："全国の分娩取り扱い施設における麻酔科診療実態調査" 厚生労働科学研究費補助金（こども家庭総合研究）分担研究報告書：乳幼児死亡と妊産婦死亡の分析と提言に関する研究（主任研究者：池田智明）．2009

2) ACOG Committee Opinion：Optimal goal for anesthesia care in obstetrics. The American College of Obstetricians and Gynecologists 433, 2009
3) Practice Guidelines for Obstetric Anesthesia：An Updated Report by the American Society of Anesthesiologists Task Force on Obstetric Anesthesia. Anesthesiology 106：843-863, 2007
4) 日本産科婦人科学会：社会的適応による正期産分娩誘発は？ "産婦人科診療ガイドライン 産科編" pp117-119, 2008
5) 照井克生：硬膜外無痛分娩 安全に行うために，改訂2版．南山堂，2006
6) 奥富俊之 訳，Datta S 著：最新 産科麻酔ハンドブック．メジカルビュー社，2007
7) 角倉弘行：無痛分娩の基礎と臨床．真興交易(株)医書出版部，2007

IV 硬膜外無痛分娩

Q22 硬膜外無痛分娩による母体合併症対策

回答：名古屋市立大学大学院医学研究科 麻酔・危機管理医学分野　吉澤佐也（よしざわ さや）

☞ point

- 分娩第I期中は，低血圧予防や麻酔効果が左右均等になるように側臥位とし，数時間ごとに体位変換をするため，硬膜外カテーテル先端の位置が変わりやすい．
- 血管内やくも膜下腔への局所麻酔薬誤注入の早期発見のためには，少量分割投与と持続注入中の注意深い診察が大切である（1回1回の投与が常にtest doseのつもりで投与）．
- 持続硬膜外注入中は，鎮痛効果，麻酔範囲，血圧，胎児心拍パターン，下肢の運動と放散痛を1〜1.5時間ごとに定期的に評価する．
- 全脊麻や重度の局所麻酔薬中毒が起こった場合は治療や蘇生を行い，心肺蘇生に反応しない場合は児を娩出させることも念頭におく．
- 分娩後の神経障害では十分に神経学的所見をとり，原因となる病巣がどこにあるかを推定し対応する．

Q 硬膜外無痛分娩による母体合併症にはどのようなものがありますか？

A 無痛分娩開始時，無痛分娩中，無痛分娩後にわけて表1にします．

表1　硬膜外無痛分娩による母体合併症

無痛分娩開始時 （カテーテル挿入時）	無痛分娩中 （持続注入中）	無痛分娩後 （カテーテル抜去時・抜去後）
・血管損傷 ・血管内カテーテル迷入 ・くも膜下カテーテル迷入 ・硬膜穿破 ・脊髄損傷 ・神経根損傷 ・低血圧 ・アナフィラキシー	・血管内カテーテル迷入 ・くも膜下カテーテル迷入 ・硬膜下カテーテル迷入 ・低血圧 ・体温上昇 ・尿閉 ・アナフィラキシー ・放散痛 ・末梢神経損傷	・カテーテル切断・遺残 ・カテーテル抜去困難 ・硬膜外血腫 ・硬膜外膿瘍 ・末梢神経障害

> **メモ**
>
> ●硬膜下カテーテル留置
>
> 　硬膜下腔は硬膜とくも膜の間隙に存在する狭い腔であり，硬膜下腔はコンプライアンスが低いため硬膜外麻酔に比較して高位に広がる可能性があります．
> 　腰部より頸部で大きく外側背側で広いため，一般的には運動神経麻痺，交感神経ブロックは弱いといわれています．感覚神経麻痺の発症は脊髄くも膜下麻酔より遅く，硬膜外麻酔より早く，15〜20分後に発症し予想外に広範囲にひろがります．診断は，造影にて正面像で脊柱管の側方に細い線状陰影（rail road track）や側面像で脊柱管の外側縁に細長い線を確認することです．

Q 硬膜外無痛分娩時の低血圧はどのように対応したらよいですか？

A 硬膜外無痛分娩開始直後は交感神経遮断が新たに発現する時期であるため，血圧低下の危険性が高いです．母体の血圧低下は子宮血流減少をきたすため，児に間接的に悪影響を及ぼす可能性があります．そのため低血圧の予防，発見，治療に細心の注意をはらいます．

1．予防
- 硬膜外麻酔導入前に輸液負荷を行う（乳酸リンゲル液　500〜1,000 mL）．
- 内診に必要な短時間を除き，仰臥位にはしない（分娩第Ⅱ期で怒責をかける際には通常と同様に上体を起こした仰臥位としてもよい）．
- 硬膜外腔への初回局所麻酔薬注入は少量分割注入とし，初回注入により十分な麻酔範囲を得た後は持続注入とする（交感神経遮断の範囲が一定しており血圧変動が少ない）．

2．発見
- 硬膜外腔への局所麻酔薬初回投与後は，血圧を5分間隔で30分間は測定して麻酔記録に記載する．
- 持続硬膜外注入中は，15分ごとに血圧測定をする．
- 胎児心拍数モニタリングを継続し，異常があれば血圧測定をする．

3．治療
- 収縮期血圧＜100 mmHg の場合は，輸液負荷，昇圧薬（エフェドリン 5 mg またはフェニレフリン 0.1 mg）を投与する．
- 麻酔開始前の収縮期血圧が 90 mmHg 台の産婦では，90 mmHg を下回ったら治療を開始する．
- 麻酔範囲を確認し，必要以上に広い場合は対処する（くも膜下腔誤注入の確認，局所麻酔薬持続注入速度の減量）．

Q 硬膜穿破時の対応はどうしたらよいですか？

A 硬膜外針での硬膜穿破の対応には，以下の2つがあります．

1）異なる椎間からの再挿入

2）くも膜下カテーテル挿入
　最近の文献報告では2）が増加しています．硬膜穿刺後頭痛（post dural puncture head-

ache：PDPH）の頻度が，くも膜下腔に硬膜外用カテーテルを24時間留置したほうが低かったからです．確かに硬膜外無痛分娩も緊急帝王切開の麻酔も，持続脊髄くも膜下麻酔で施行可能です．しかし感染・神経障害や，硬膜外カテーテルだと思って局所麻酔薬を注入した場合の全脊麻の危険性を考えると，1)を選択することが多いように思います．

再穿刺は，1椎間上か下にて行い，カテーテルが硬膜の穴から離れる方向にカテーテルを向けて留置します．その際は，抵抗消失法には生理食塩水を用います．

再挿入後の使用にあたっての注意点は，椎間を変えてカテーテルを挿入しても，カテーテルの先端が先に作った穴からくも膜下腔へ迷入する可能性が低いとはいえ存在し，またその孔から少量の局所麻酔薬がくも膜下腔へ漏出する可能性があります．実際，脊麻硬麻併用法では，硬膜外カテーテルから投与した局所麻酔薬の効果がより速くより広くひろがることが示されています．よって，test doseの局所麻酔薬を注入する際や持続注入の際も，くも膜下誤注入となっていないかを，より注意して観察する必要があります．

硬膜穿刺後頭痛は硬膜とくも膜にできた孔から髄液が硬膜外腔へ漏れ，髄液圧が低下することが原因と考えられています．症状は坐位や立位で増悪し，臥位で軽快する頭痛が特徴的です．その他の症状としては頸部痛，悪心・嘔吐，蝸牛症状，眼症状などがあります．細菌性・ウイルス性髄膜炎，頭蓋内出血，脳静脈血栓，脳腫瘍，非特異的頭痛，下垂体出血などとの鑑別が必要です．治療には保存的治療と血液パッチ療法があります．基本的には保存的治療を行いますが，激しい頭痛がある場合や外転神経麻痺としての複視がある場合は，血液パッチ療法の適応となります．

保存的治療には，以前は脳脊髄液の産生増加のため輸液負荷が推奨されていましたが，根拠に乏しいため水分負荷による治療は勧められなくなっています．よって，①安静（臥位），②非ステロイド性抗炎症薬，③カフェインがよく行われています．カフェイン治療は1日量として300〜500 mgの投与が推奨されており，1カップのコーヒーには50〜100 mgのカフェインが入っています．

血液パッチ療法は，無菌的に採血した自己血を硬膜外腔に10〜20 mLゆっくり注入します．奏効率は90％を超えると報告されています．

TOPICS

《偶発的硬膜穿刺時の対応》

オーストラリアでの硬膜外無痛分娩時の偶発的硬膜穿刺時の対応についての報告[1]があり，417施設において64％で硬膜外カテーテル再留置，35％でくも膜下カテーテル留置を行っているという統計でした．再留置を行う理由としては，誤用，高位ブロック，感染といったくも膜下カテーテルの安全性に対するものや，くも膜下カテーテル留置はPDPHの発生を減らさないといったものでした．逆にくも膜下カテーテル留置を行っていると返答した理由としては，PDPHの発症や重症度を減らす，すぐに麻酔効果を得られる，さらなる硬膜穿刺を防ぐ，といったものでした．

Q くも膜下誤注入の早期発見のためにはどうしたらよいですか？

A カテーテル留置時にカテーテルから髄液逆流があれば，くも膜下腔にカテーテルを留置してしまったことに気づきます．留置当初に髄液逆流がない場合でも，長時間の分娩中では体位変換が頻回なため，カテーテルがくも膜下腔に後から迷入する危険性もあるので注意が必要です．カテーテルの脊髄くも膜下腔迷入は，疑わなければ発見しがたいものです．

早期発見方法としては，初回投与時は局所麻酔薬の少量分割投与を行い，①効果発現が早くないか，②両下肢の運動不能がないか，を注意深くみていくことで早期発見できます．持続注入中は，下肢運動不能がないか定期的に診察することにより，全脊髄くも膜下麻酔にまで至らない時点で早期に発見できるでしょう．また，血圧低下時に麻酔範囲を評価し，予想以上に拡がっていることで発見することもあります．

発見が遅れると，高位脊髄くも膜下麻酔（徐脈，低血圧），全脊髄くも膜麻酔（呼吸停止）となり蘇生が必要となることもあるので，早期発見に努めます．

くも膜下誤注入の対応は，まずは血圧や脈拍，呼吸状態を注意深く観察することです．30分は患者のそばを離れないほうが良いでしょう．必要に応じて循環を補助し，全脊麻となれば，バッグマスク換気や気管挿管をただちに行います．

カテーテルの扱いについては，抜去・入れ替え方針の場合は，まずはカテーテルを抜去します．再挿入は，下肢の運動がある程度回復し，産婦が痛みを訴え始めてから行います．その間，陣痛の痛みは十分以上に取れていることでしょう．

Q 血管内誤注入はカテーテル挿入時に確認すれば大丈夫ですか？

A くも膜下誤注入と同様にカテーテル挿入時のみでなく，硬膜外無痛分娩では体位変換が頻回なためカテーテル先端の位置が変わりやすいので，カテーテル挿入後も血管内誤注入の可能性は常に念頭におく必要があります．さらに妊婦では硬膜外腔の静脈が怒張しているため，カテーテル血管内迷入の危険性は高く，カテーテルからの血液逆流がなくても血管内留置の可能性はあります．

どのように血管内誤注入を発見するかですが，カテーテル挿入時（少量分割投与時）と持続注入時に分けて表2にします．

硬膜外カテーテル留置後の試験注入として，通常の手術患者では20万倍アドレナリン入り1.5〜2%塩酸リドカイン3 mL（リドカイン45〜60 mg，アドレナリン15 μg）を投与することが一般的に行われています．血管内に投与された場合は，心拍数が1分以内に10〜20 bpm以上上昇し，くも膜下腔に投与された場合は脊髄くも膜下麻酔状態になることによって，硬膜外カテーテルの位置異常を発見できます．しかし，硬膜外無痛分娩の試験注入にアドレナリンを添加するかどうかは議論が分かれます．アドレナリンが子宮血流に及ぼす影響に関しては，15 μgではβ作用が主体であり，子宮血流低下は少ないと考えられています．一方で，アドレナリンによる母体の心拍数増加と陣痛による心拍数増加の判別が難しい点や，カテーテル挿入時の試験注入が陰性でも後にカテーテルの先端の位

表2 カテーテル血管内迷入対策

カテーテル挿入時 （少量分割投与時）	少量分割投与（0.25%マーカイン3mLずつ計3回）をすることで中枢神経症状をきたす最小限の量で血管内誤注入発見する． ロピバカインでは血管内誤注入の発見が困難（自覚症状を訴えない）なため，マーカインを用いて少量分割投与するか，アドレナリン添加局所麻酔薬を用いて試験注入する．
持続注入時	低濃度局所麻酔薬とオピオイド混合液を持続注入するのが一般的であり，硬膜外腔に投与されていなければ鎮痛効果が不十分となる．持続注入中に痛みの訴えがあれば麻酔範囲を確認し，カテーテルからの逆流の有無をみる．この段階では中枢神経症状の出現はあまりない．

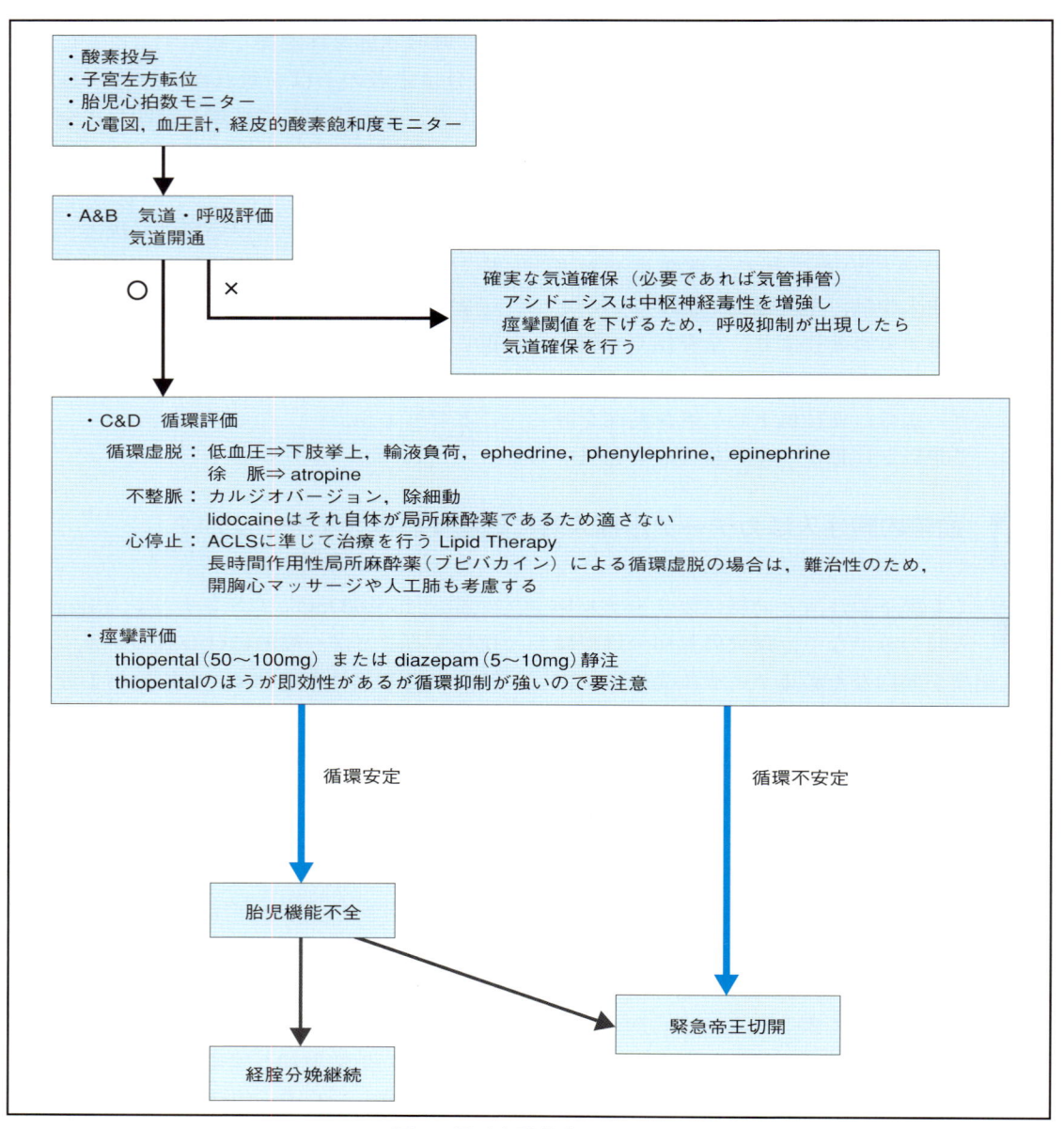

- 酸素投与
- 子宮左方転位
- 胎児心拍数モニター
- 心電図，血圧計，経皮的酸素飽和度モニター

↓

- A&B 気道・呼吸評価
  気道開通

○ → ↓　×→ 確実な気道確保（必要であれば気管挿管）
　　　　　　　アシドーシスは中枢神経毒性を増強し
　　　　　　　痙攣閾値を下げるため，呼吸抑制が出現したら
　　　　　　　気道確保を行う

- C&D 循環評価
  循環虚脱：低血圧⇒下肢挙上，輸液負荷，ephedrine, phenylephrine, epinephrine
  　　　　　徐　脈⇒ atropine
  不整脈：カルジオバージョン，除細動
  　　　　lidocaineはそれ自体が局所麻酔薬であるため適さない
  心停止：ACLSに準じて治療を行う Lipid Therapy
  　　　　長時間作用性局所麻酔薬（ブピバカイン）による循環虚脱の場合は，難治性のため，
  　　　　開胸心マッサージや人工肺も考慮する

- 痙攣評価
  thiopental（50〜100mg）または diazepam（5〜10mg）静注
  thiopentalのほうが即効性があるが循環抑制が強いので要注意

循環安定 → 胎児機能不全 → 経腟分娩継続／緊急帝王切開
循環不安定 → 緊急帝王切開

図1　局所麻酔薬中毒の対応

置が変わりやすい点から，我々はアドレナリン添加試験注入を行っていません．

局所麻酔薬を血管内に誤投与すると，局所麻酔薬中毒の症状が出現します．局所麻酔薬中毒の症状は中枢神経毒性と心血管系毒性からなり，血中濃度の上昇に伴い段階的に症状が発現します．

対応は，カテーテルを抜去して再留置を行います．軽症であれば観察のみで十分ですが，重症の局所麻酔薬中毒は迅速な対応が必要です（図1）．

表3 局所麻酔薬中毒の症状

	中枢神経毒性	心血管系毒性
軽症	・舌や口唇のしびれ ・ふらつき ・金属様の味覚 ・複視 ・耳鳴り	
中等症	・多弁 ・興奮 ・シバリング，振戦 ・痙攣	・頻脈 ・血圧上昇
重症	・意識消失 ・呼吸停止	・循環虚脱 ・不整脈 ・心停止

TOPICS

《Lipid Therapy》

1998年にイソフルランによる全身麻酔・人工呼吸中のラットに脂肪乳剤の前投与を行うと，ブピバカインの心停止誘発量およびその際の血中濃度閾値が有意に上昇することが発表[2]され，2006年に局所麻酔薬による難治性不整脈が脂肪乳剤により有効に治療された症例が報告[3]されて以来，局所麻酔薬中毒の難治性不整脈・心停止に対する治療として普及しつつあります．

投与方法は未だ確立されていませんが，Weinbergらの提唱[4]では20% Intralipidを使用し，1.5 mL/kgを1分間かけてボーラス投与後ただちに，0.25 mL/kg/minの速度で持続投与し，心臓マッサージを継続します．蘇生効果が不十分な場合にはボーラス投与を3～5分ごとにさらに2回まで繰返し，循環動態が不安定な場合には持続投与速度を0.5 mL/kg/minに増加するとされています（最大量は8 mL/kgが望ましい）．循環動態安定後は少なくとも持続投与を10分間は継続するよう推奨しています．

Q カテーテル挿入による神経障害について教えてください

A 神経障害が生じた場合は，正確な診断が必要です．まず，患者の訴えを聞き，神経学的診察を行い，症状が脊髄・神経根・腰仙骨神経幹・末梢神経のどこに由来するのかを把握し，産科的要因か硬膜外麻酔によるものなのか原因を鑑別します．

産科的要因（体位を含む）で起こる可能性のある神経障害を表4にします．

硬膜外無痛分娩中は，感覚低下のため体位による圧迫に気付かない可能性もあるので，体位変換を定期的に促し，圧障害がないか，不適切な体位（特に砕石位の場合）となって

表4 産科関連の下肢神経障害

神経	原因	感覚障害	運動障害
腰仙骨神経幹 (L4, L5)	下降児頭と仙骨翼の間の圧迫	下腿と足の外側感覚低下	股関節外転の減弱 垂れ足 片側大腿四頭筋筋力低下
大腿神経 (L2〜L4)	砕石位 急激な臀部屈曲 帝王切開中の開創器	大腿前面と下腿内側面の感覚低下	大腿四頭筋麻痺
外側大腿皮神経 (L2, L3)	砕石位 帝王切開中の開創器	大腿前外側面の感覚低下	なし
坐骨神経 (L4〜S3)	砕石位	殿部後面の痛み 下肢放散痛	下肢屈曲不能
閉鎖神経 (L2〜L4)	砕石位	大腿内側面の感覚減弱	下肢内転不能
総腓骨神経 (L4〜S2)	砕石位（支持台）	下腿前外側面と足背足趾の感覚低下	内反変形を伴う足関節背屈不能
伏在神経 (L2〜L4)	砕石位	足内側面と下腿前内側面の感覚低下	

いないかに留意する必要があります．

硬膜外麻酔分娩の神経合併症には，神経根の障害・硬膜外血腫・硬膜外膿瘍があります．硬膜外カテーテル挿入中だけでなく硬膜外麻酔分娩中にも放散痛を訴える場合があります．放散痛がある場合は，カテーテルや針で脊髄神経根を刺激している可能性があるので，ただちに針やカテーテルを引き戻して症状が消失するのを確認します．カテーテルを引き戻しても放散痛が消失しなければ抜去し，放散痛が消失したらカテーテル再留置して無痛分娩を再開します．

硬膜外無痛分娩後に腰痛・背部痛を訴えることがありますが，ほとんどが一過性で刺入部痛ですが，硬膜外血腫脹・硬膜外膿瘍の症状でもあるので，下肢の神経学的症状を伴う場合はただちにMRIの評価をし，整形外科にコンサルトを行います．

[文 献]

1) Newman MJ, Cyna AM：Immediate management of inadvertent dural puncture during insertion of a labour epidural：a survey of Australian obstetric anaesthetists. Anaesthesia and Intensive Care 36：96-101, 2008
2) Weinberg GL, VadeBoncouer T et al：Pretreatment or resuscitation with a lipid infusion shifts the dose-response to bupivacaine-induced asystole in rats. Aneshtesiology 88：10711-1075, 1998
3) Rosenblatt MA, Abel M, Fischer GW et al：Successful use of a 20% lipid emulsion to resuscitate cardiac arrest. Anesthesiology 105：217-218, 2006
4) http://lipidrescue.squarespace.com/

IV 硬膜外無痛分娩

Q23 硬膜外無痛分娩が分娩経過に与える影響

回答：田中ウィメンズクリニック 麻酔科　島本博子（しまもとひろこ）

point

- 硬膜外無痛分娩は帝王切開率を上昇させないが器械分娩率は上昇する．
- 硬膜外無痛分娩では分娩第2期が延長する．
- 硬膜外無痛分娩中は分娩の進行を内診とモニタリングで評価する必要がある．

Q 硬膜外無痛分娩にすると帝王切開率は上昇しますか？

A 現在の硬膜外無痛分娩の主流である低濃度局所麻酔薬に少量のオピオイド添加薬液を使用することを前提としてお答えします．

2000年に米国産科婦人科学会は子宮口が4〜5 cm開いてからの硬膜外鎮痛の開始が望ましいと推奨しましたが，これは子宮口が5 cm開く前に硬膜外鎮痛を開始した場合，帝王切開率が12倍上昇したといった報告など[2〜5]に基づいていました．

その後，それまでの文献の再検討で硬膜外鎮痛は帝王切開率を上げないと結論づけた報告[6〜8]や，硬膜外鎮痛法と経静脈的鎮痛法を受けた場合で帝王切開率に差がないとする報告[9〜11]，また硬膜外鎮痛を開始する時期が早い場合と遅い場合で帝王切開率に差はないとの結果が示された（17.8% vs 20.7%）[9]ことで，2004年に米国産科婦人科学会は米国麻酔科学会とともに「妊産婦が希望すれば医学的な禁忌がない限り希望した時点で無痛分娩の医学的な適応となる」との主旨の声明を発表しています[12]．つまり現在のところ，硬膜外無痛分娩によって帝王切開率が上昇するという最新のデータは示されていません．

Q 硬膜外無痛分娩では器械分娩率は上昇しますか？

A 硬膜外麻酔で十分な鎮痛効果が得られている場合，分娩第2期の遷延を認め器械分娩率が上昇するとの報告があります[13]．それらを避けるために分娩第2期に自動的に硬膜外麻酔を止める施設や，お腹の張りがわからない，あるいは努責したい感じがない，といった場合に硬膜外麻酔を中止するよう求められる場合がありますが，必ずしもその必要はありません．麻酔レベルがTh10より高位の場合は注入量を減らす，下肢に全く力が入らないなど運動神経ブロックが著明な場合は局所麻酔薬の濃度を下げるなどの処置を試みるのは有効かもしれません．下肢に力は入るけれどもお腹の張りがわからない，

という場合は，触診や陣痛計の評価でのタイミング指導が重要になります．努責のタイミングがうまくとれないことで分娩第2期が遷延し，器械分娩が必要になる場合もありますので，産婦の感覚に頼るのではなく，分娩介助者が触診や陣痛計に基づいて指導する必要があることを産科医や助産師に理解してもらうことも大切です．子宮口が全開大後すぐに努責した場合と，待ってから努責した場合を比較し，後者で器械分娩が減ったとの報告もあります[18]．

Q 硬膜外無痛分娩をすると分娩時間は遷延しますか？

A 硬膜外無痛分娩が分娩経過に及ぼす影響についてのmetaanalysis[14]では，分娩第1期は平均42分，分娩第2期は平均14分延長を認めたと報告されており，また硬膜外無痛分娩が分娩所要時間に与える影響についての研究[15]では，分娩第1期は影響を受けないが分娩第2期は平均15分延長した，と報告されています．

これらの報告からも硬膜外無痛分娩での分娩第2期の延長は明白な事実ですが，母体の疲労や胎児の状態の悪化を認めなければ分娩第2期がある程度延長することは問題ないと考えられており，米国産科婦人科学会は分娩第2期遷延の定義を硬膜外無痛分娩では初産婦で3時間以上，経産婦で2時間以上としています（自然分娩よりも1時間長く設定）[16]．鉗子分娩の増加で会陰裂傷の頻度が増え，重度となることで出血量が増える可能性を指摘した報告[17]もありますが，この点に関しては前述[18]のように，子宮口が全開大後すぐに努責した場合と待ってから努責した場合，後者で器械分娩が減ったとの報告があるほか，分娩第2期のうち実際に努責をかけた時間が2時間を超えると母体合併症が増加するとの結果から，努責を開始するタイミングや努責をかけた時間が重要であることを示唆した報告もあります（**表1**）[19]．この報告で興味深い点は，自然経腟分娩で仮死徴候を認めない新生児の割合は，努責開始から1時間ごとに明らかに低下していますが，子宮口が全開大してすぐに努責を開始した場合と，待ってから努責を開始した場合を比較して差は認められない点です（**図1**）[19]．その他，待ってからの努責開始により胎児動脈血酸素飽

表1 努責時間別の母体および新生児の合併症の発生頻度

指 標	1h (n=635)	1〜2h (n=605)	2〜3h (n=374)	>3h (n=244)	p value*
分娩後出血 n（％）	53（8.4）	75（12.7）	70（19.5）	64（31.1）	<0.001
3〜4度の会陰裂傷 n（％）	98（6.0）	47（7.8）	52（13.9）	38（15.7）	<0.001
分娩時の熱発 n（％）	21（3.3）	38（6.3）	33（8.8）	30（12.3）	<0.001
動脈血pH（mean±SD）	7.25±0.07	7.24±0.087	7.25±0.07	7.26±0.07	0.009
動脈血pH≦7.10, n（n％）	18（3.6）	25（5.2）	5（1.7）	3（1.4）	0.020
アプガースコア（5分）<7, n（n％）	5（0.8）	8（1.3）	3（0.8）	4（1.6）	0.566
新生児外傷 n（％）	34（5.4）	41（6.8）	42（11.2）	30（12.3）	<0.001
NICU入院 n（％）	22（3.5）	25（4.1）	26（7.0）	21（8.6）	0.004

＊：χ^2検定

（Le Ray：Expulsion efforts in nulliparous women with epidural analgesia. Am J Obstet Gynecol 2009 より）

図1 胎児仮死徴候なく自然経腟分娩で誕生する割合（pH＞7.10　5分後のアプガースコア≥7）

Probability statistics were compiled according to pushing duration and the randomization group among women who were undelivered at the beginning of the period. The closed bars represent delayed pushing；the open bars represent immediate pushing.
（Le Ray：Expulsion efforts in nulliparous women with epidural analgesia. Am J Obstet Gynecol 2009 より）

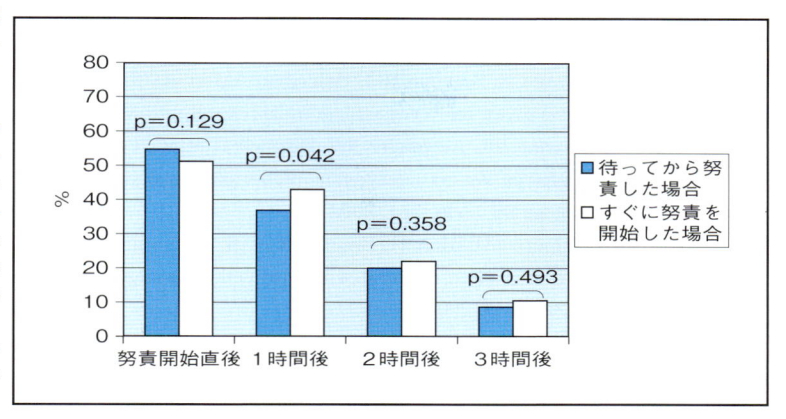

度低下が少なかったとする報告[20]や分娩第2期自体は延長したものの努責の時間は短く，胎児のdecelerationが少なかったとする報告[21]もあります．

Q 硬膜外無痛分娩中の分娩進行の目安はありますか？

A Th10～S領域までの鎮痛域の硬膜外無痛分娩中は，産婦の痛みの訴えによって分娩進行を評価することができません．そのため定期的な内診が重要になります．例えばdecelerationの頻発を認めて帝王切開を決定したところ，子宮口が全開大し児頭も見えていたということもあります．ですから，胎児心拍パターンに変化があった場合も内診を行うことが大切です．努責のタイミングについても，触診や陣痛計で客観的に評価し，分娩介助者がタイミングを指導することが重要になってきます．

［文　　献］

1) American College of Obstetricians and Gynecologists. Evaluation of cesarean delivery. Washington, DC：ACOG；2000
2) Thorp JA, Hu DH, Albin RM et al：The effect of intrapartum epidural analgesia on nullparous labor：a randomized, controlled, prospective trial. Am J Obstet Gynecol 169：851-858, 1993
3) Ramin SM, Gambling DR, Lucas MJ et al：Randomized trial of epidural versus intravenous analgesia during labor. Obstet Gynecol 86：783-789, 1995
4) Lieberman E, Lang JM, Cohen A et al：Association of epidural analgesia with cesarean delivery in nullparas. Obstet Gynecol 88：993-1000, 1996
5) Howell C, Chalmers I：A review of prospectively controlled comparisons of epidural with non-epidural forms of pain relief during labour. Int J Obstet Anesth 1：93-110, 1992
6) Leighton BL, Halpern SH：The effects of epidural analgesia on labor, maternal, and neonatal outcomes：a systemic review. Am J Obstet Gynecol 186：S69-77, 2002
7) Liu EH, Sia AT：Rates of caesarean section and instrumental vaginal delivery in nulliparous women after low concentration epidural infusion or opioid analgesia：systemic review. BMJ 328：1410, 2004

8) Sharma SK, McIntire DD, Wiley J et al：Labor analgesia and cesarean delivery：an individual patient meta-analysis of nullparous women. Anesthesiology 100：142-148, 2004
9) Wong CA, Scavone BM, Peaceman AM et al：The risk of Cesarean delivery with neuraxial analgesia given early versus late in labor. N Engl J Mde 352：655-665, 2005
10) Sharma SK, Alexander JM, Messick G et al：Cesarean delivery：a randomized trial of epidural analgesia versus intravenous meperidine analgesia during labor in nulliparous women. Anesthesiology 96：546-551, 2002
11) Halpern SH, Muir H, Breen TW et al：A multicenter randomizedcontrolled trial comparing patient-controlled epidural with intravenous analgesia for pain relief in labor. Anesth Analg 99：1532-1538, 2004
12) Pain relief during labor. ACOG Committee Opinion NO. 295. American College of Obstetricians and Gynecologists. Obstet Gynecol 104：213, 2004
13) Chestnut DH, Vanderwalker GE, Owen CL et al：The influence of continuous epidural bupivacaine analgesia on the second stage of labor and method of delivery in nulliparous women. Anesthesiology 66：774-780, 1987
14) Halpern SH, Leighton BL, Ohlsson A et al：Effect of epidural vs parenteral opioid analgesia on the progress of labor. a meta-analysis. JAMA 280：2105-2110, 1998
15) Leighton B et al：The effects of epidural analgesia on labor, maternal, and neonatal outcomes：A systematic review. Am J Obstet Gynecol 186：S69-77, 2002
16) The American Collage of Obstetricians and Gynecologists Committee on Obstetrics：Maternal and Fetal Medicine. Obstetric Forceps. ACOG Committee Opinion No. 71, 1989
17) Magann EF, Evans S, Hutchinson M et al：Postpartum hemorrhage after vaginal birth：an analysis of risk factors. South Med J 98：419-422, 2005
18) Menez-Orieux C, Linet T, Philippe HJ et al：Delayed versus immediate pushing in the second stage of labor for nulliparous parturients with epidural analgesia：a meta-analysis of randomized trials. J Gynecol Obstet Biol Reprod（Paris）34：440-447, 2005
19) Le Ray C, Audibert F et al：When to stop pushing：effects of duration of second-stage expulsion efforts on maternal and neonatal outcomes in nulliparous women with epidural analgesia. Am J Obstet Gynecol 201：361. e1-7, 2009
20) Simpson KR, James DC：Effects of immediate versus delayed pushing during second-stage labor on fetal well-being：a randomized clinical trial. Nurs Res 54：149-157, 2005
21) Hansen SL, Clark SL, Foster JC：Actice pushing versus passive fetal descent in the second stage of labor：a randomized controlled trial. Obstet Gynecol 99：29-34, 2002

IV 硬膜外無痛分娩

Q24 硬膜外無痛分娩が児に及ぼす影響

回答：北里大学病院総合周産期母子医療センター・産科麻酔部門　加藤里絵

point

- 無痛分娩は，子宮−胎盤−胎児血流や胎児への酸素供給を増やすと考えられる．
- 硬膜外無痛分娩開始して間もなくに胎児徐脈がみられる場合があるが，多くは一過性で胎児の予後に悪影響は及ぼさない．
- 硬膜外無痛分娩が産まれたばかりの児に影響を及ぼすことは少ない．
- 硬膜外無痛分娩が授乳に与える影響については結論が出ていない．
- 児の成長や発達に対して硬膜外無痛分娩が及ぼす影響についての情報は，ほとんどない．

Q 硬膜外無痛分娩が，子宮−胎盤−胎児血流および胎児への酸素供給を増やすというのは本当ですか？

A 妊婦は子宮収縮期には痛みのため過換気となります[1]．その結果，陣痛間欠期には低換気となり，SpO_2低下が観察される場合があります[1]（図1）[2]．過換気もSpO_2低下も，図2[2]に示すようなメカニズムで胎児への酸素供給量を減らします．さらに，痛みは母体血中のカテコラミンを増加させるため子宮血流は減少します[1]．このように痛みは胎児酸素供給を減らす方向に働くため，効果的な無痛分娩により鎮痛されれば，胎児酸素供給量は増加すると考えられます．

胎児への酸素供給量には予備能があるため，正常妊娠においては分娩時痛による胎児酸素供給量の低下が胎児に問題になることは少ないと思われます．しかし妊娠高血圧症候群など，もともと胎児への血流が減少している病態では，痛みによる胎児酸素供給量の低下が深刻な問題となることがあり，無痛分娩の有用性が示唆されます．実際に，妊娠高血圧症候群の妊婦において硬膜外鎮痛が子宮−胎盤−胎児血流を改善することが報告されています[3,4]．

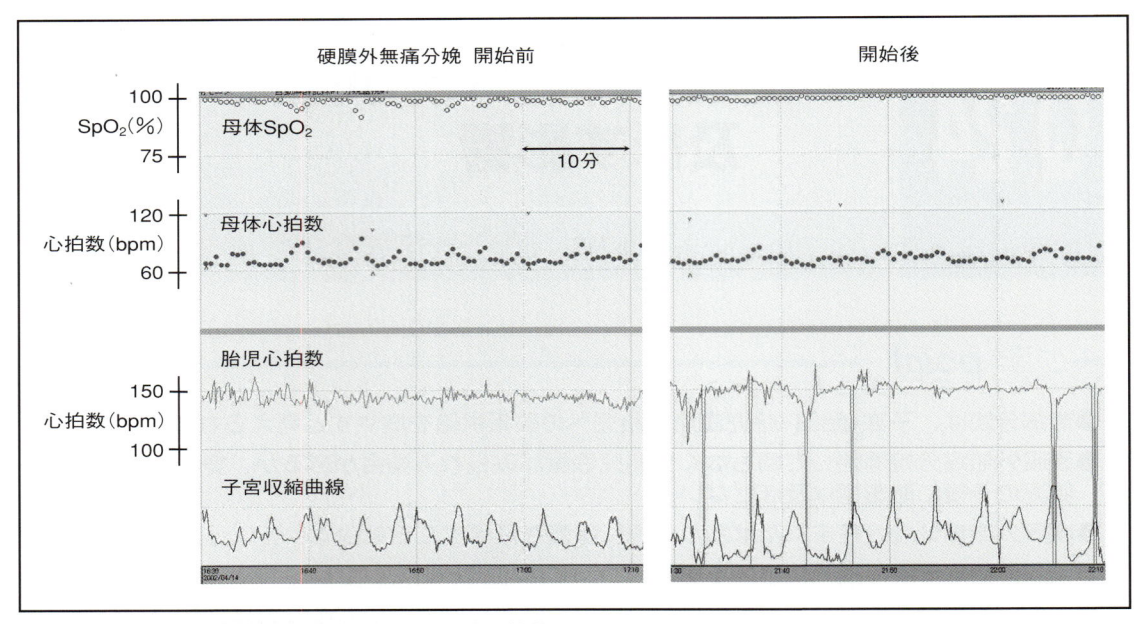

図1 硬膜外無痛分娩開始前後のSpO₂と母体心拍数
硬膜外無痛分娩を受けた産婦で記録されたSpO₂と母体心拍数．無痛分娩開始前は陣痛時に心拍数が上昇し，陣痛間欠期にSpO₂の低下が観察された．しかし硬膜外無痛分娩を導入すると，それらの周期性変化の程度が少なくなった．
（文献2より）

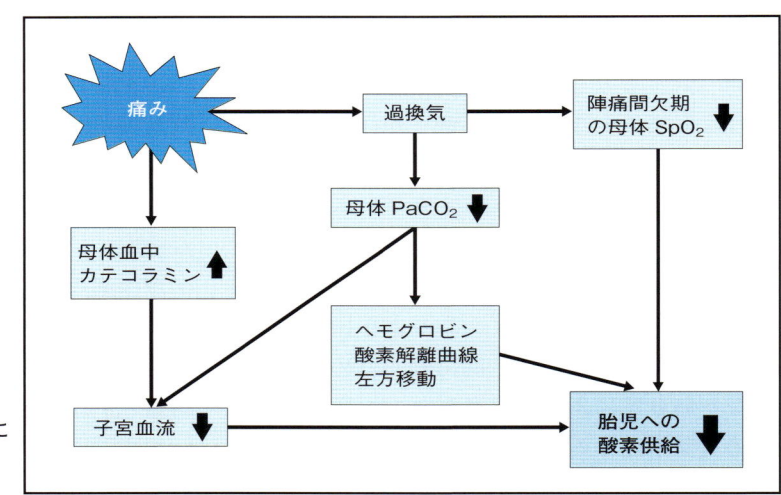

図2 痛みが胎児への酸素供給に及ぼす影響
（文献2を参照して作成）

Q 硬膜外無痛分娩を始めて10分もしないうちに胎児徐脈が起きました．無痛分娩と関係があるのでしょうか？

A 1. 硬膜外無痛分娩開始直後の胎児一過性徐脈の臨床像[5]

硬膜外無痛分娩を始めて30分以内（多くは15分以内）に，図2に示すような徐脈が現れることがあります．発生頻度は数％〜15％程度といわれていますが，投与した薬剤

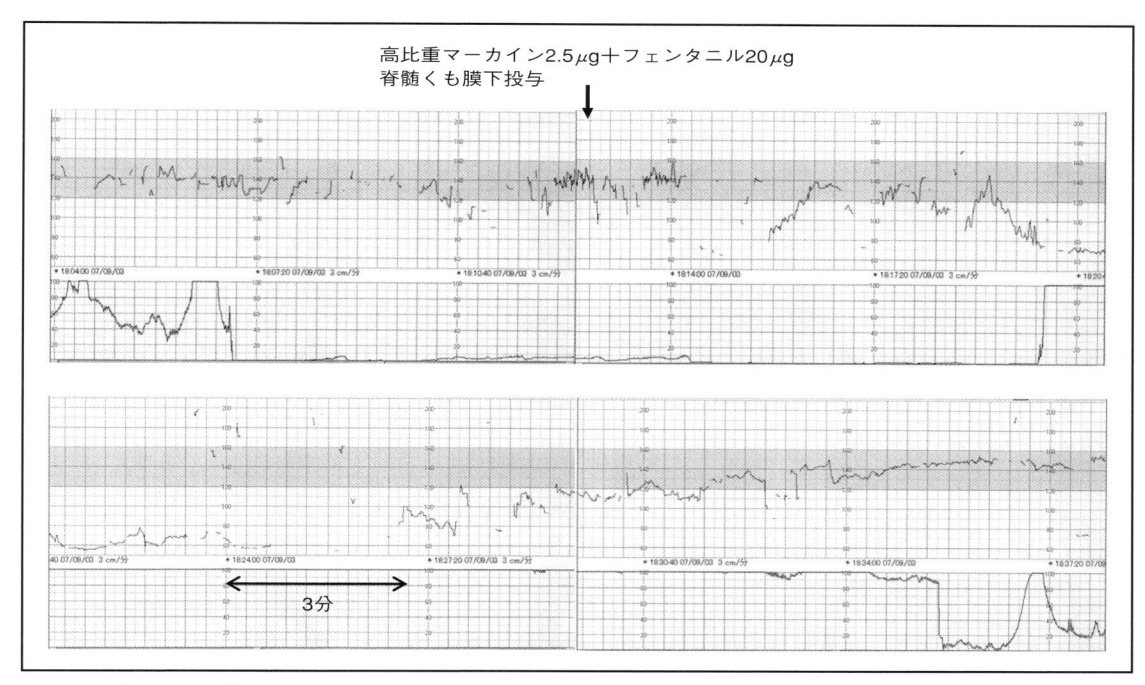

図3　硬膜外無痛分娩開始後の胎児心拍数の変化

34歳．初産婦．妊娠41週1日．無痛分娩を希望していたため誘発分娩となった．オキシトシン1単位/時を投与下，子宮口開大5cmの時点で，脊髄くも膜下硬膜外併用鎮痛による無痛分娩を開始した．脊髄くも膜下に0.5%高比重ブピバカイン0.5mL＋フェンタニル20μgを投与後7分で胎児徐脈が見られた．低血圧は伴っていなかった．体位交換，酸素投与をし，オキシトシンの投与を中止した．約9分間で回復し，その後分娩経過に異常はなく自然経腟分娩にて出産した．

の種類や用量，投与経路，また徐脈の定義によっても頻度は異なります．母体は陣痛から開放されて快適そうであるにもかかわらず，過強陣痛を伴っていることが多いといわれています．

2．機　序[5]

徐脈発生の詳細な機序はまだ明らかではありませんが，一つの説として，急な鎮痛作用が過強陣痛を起こすことが挙げられています．つまり，硬膜外鎮痛によって鎮痛効果が現れると母体血中のエピネフリンの濃度が低下するため，エピネフリンによるβ_2受容体刺激を介した子宮弛緩作用が減弱し子宮収縮が増強します．子宮胎盤への血流は子宮が弛緩しているほうが保たれやすいので，子宮収縮の強さが増したり収縮時間が長くなると，胎児への血流が減って酸素供給が減るため，徐脈が起こるというわけです[5]．現に迅速な鎮痛効果が現れたときに胎児一過性徐脈が出現しやすいという報告があります[6]．一方で，脊髄くも膜下鎮痛併用時のくも膜下腔への麻薬の投与が徐脈の発生に関与しているという説もあります[5,7]．

3．対処法[5]

硬膜外無痛分娩による胎児一過性徐脈の対処法は，それ以外が原因の分娩中の胎児徐脈の対処法に準じます．産科医や助産師と協力しながら以下の処置を行ってください．

①体位交換をする：胎児徐脈の原因として大血管や臍帯の圧迫があるため，体位を変えることで圧迫が解除されて徐脈から回復することがあります．通常，分娩中の妊婦は側

臥位で過ごしていることが多く，その場合には反対側の側臥位にすることが有効のこともあります．
② 酸素を投与する．
③ 子宮収縮薬を使用している場合には中止する：子宮を弛緩させ子宮胎盤血流量を増やすためです．
④ 低血圧のある場合にはその対処を行う：仰臥位など大動静を圧迫しやすい体位ならば側臥位としてください．エフェドリン投与や急速輸液を行います．
⑤ 子宮収縮抑制薬を投与する：過強陣痛が明らかでなくても，①から④で効果のないときには子宮収縮抑制薬を投与することがあります．ニトログリセリン 0.1 mg，またはリトドリン 0.5 mg 程度を，状態をみながら反復静注します．

4．予　後[5]

多くの場合，10 分以内に胎児心拍数は回復し，緊急帝王切開率を増やすこともなく，児の予後に問題はないといわれています．しかし硬膜外無痛分娩開始直後にみられる徐脈が硬膜外鎮痛によるものであり，10 分以内に回復するとは限りません．他の徐脈の原因も考慮し，緊急帝王切開への移行も想定しながら処置を行うことが大切です．

Q 硬膜外無痛分娩によって生まれたばかりの児には，どんな影響が現れますか？

A 硬膜外無痛分娩では薬剤を硬膜外腔や脊髄くも膜下腔に投与するので，麻薬の静脈内投与に比べて母体血中の薬剤の濃度が低く，母体や胎児に意識レベルの低下や呼吸抑制などの薬剤の影響が出にくいことが特徴です．硬膜外無痛分娩で投与される薬剤は，低濃度の局所麻酔薬と麻薬です．日本では 0.0625〜0.125％のブピバカインまたは 0.08〜0.2％のロピバカインにフェンタニル 2 μg/mL 程度を添加し，8〜15 mL/h 程度で投与されることが一般的です．ブピバカイン，ロピバカイン，フェンタニルの胎児／母体血中濃度比（F/M 比）はそれぞれ 0.2〜0.4，0.2[8]，0.37〜0.57[9] と低く，フェンタニルを添加したブピバカインの硬膜外持続注入が長時間に及んでも新生児血中の薬剤濃度は低く保たれています[10]．また，アプガースコアや神経行動学的スコア（メモ参照）にも影響はありませんでした[10,11]．しかし，硬膜外フェンタニルの投与量が増えると，差は小さいものの neurologic and adaptive capacity score（メモ参照）の低下がみられたという報告もあり[12]，さらにフェンタニル投与量が多いと，新生児に一過性の呼吸抑制を起こす可能性が否定できないので[13]，フェンタニルの投与量が多くなった場合には（特に娩出直前にフェンタニルをボーラス投与した場合），新生児の呼吸抑制に注意してください．一方，硬膜外無痛分娩では脊髄くも膜下鎮痛を併用することもありますが，この場合には投与される薬剤の用量が非常に少ないので，新生児への影響はほとんどないと考えられます．

> **メモ**
>
> ●神経行動学的スコア
>
> 　アプガースコアでは薬剤や病的状態（仮死，神経学的疾患など）による呼吸や循環の抑制，筋緊張の減弱しか評価しないので，新生児のわずかな神経行動学的な差異を感知することはできません．その差異を評価するために開発されたのが神経行動学的スコアで，neonatal behavioral assessment scale（NABS），early neonatal neurobehavior scale（ENNS），neurologic and adaptive capacity score（NACS）などがあります．このうち麻酔関連の研究でよく用いられてきたのは NACS で，薬剤による新生児抑制を検出することを目的としています．原始反射や筋緊張，光や音への反応などを含む 20 項目を 3〜4 分評価します．40 点が満点で，35 点以上が正常とみなされます．

Q 硬膜外無痛分娩が授乳に影響することはありませんか？

A 硬膜外無痛分娩の授乳に対する影響については，未だ明確な結論が出ていません．というのも，このテーマについて調べた研究はそのほとんどが後方視的研究であり，授乳に影響を与える多くの因子（授乳の意志，経産数，母体年齢，母親の教育歴，社会的習慣など）の考慮がされておらず，対象となった妊婦や群分けの方法に問題があるなど，研究としての大きな欠点が指摘されているからです[1,14]．

　無痛分娩でフェンタニルを硬膜外投与した際の乳汁中フェンタニル濃度を測定した研究はありません．50〜400 μg のフェンタニルを静脈内投与した症例においては，分娩後 4，24 時間の乳汁中濃度は 0.14 ng/mL 以下でした[15]．児が生後すぐに飲む母乳の量は少なく，児の消化管から体内に吸収されるのは乳汁中フェンタニルの一部であること，また硬膜外腔へ投与されたフェンタニルは静脈内投与された場合に比べて，さらに乳汁中に移行しにくいことを考慮すると，薬物動態からは，硬膜外無痛分娩で投与されたフェンタニルが母乳を介して児に悪影響を与える危険性はほとんどないと考えられます．

Q 硬膜外無痛分娩が児の成長や発達に影響を及ぼすことはありませんか？

A マウスやラットにおいて，発達中の脳が麻酔薬に曝露されると正常な神経の発達が阻害され，学習障害や行動異常が現れることが報告されています．しかし臨床では胎児や新生児，乳幼児への麻酔薬の神経系への悪影響は確認されていません．硬膜外無痛分娩の児の成長や発達に及ぼす影響は，アメリカにおける大規模後ろ向き調査では，硬膜外無痛分娩は学習障害の出現率に影響を与えないという結果が出ました[16]が，無痛分娩における今後の重要な研究テーマの一つです．これまでに動物の発達脳に悪影響を及ぼした麻酔薬は $GABA_A$ 受容体作動薬（揮発性吸入麻酔薬，プロポフォール，ベンゾジアゼピン系薬剤，バルビツレート）と NMDA 受容体阻害薬（ケタミン，亜酸化窒素）であり[17]，硬膜外無痛分娩で用いられる局所麻酔薬や麻薬が脳の発達障害を起こすという報告はありません．

[文　　献]

1) Reynolds F : The effects of maternal labour analgesia on the fetus. Best Pract Res Clin Obstet Gynaecol 24 : 289-302, 2009
2) 加藤里絵：硬膜外無痛分娩　母体・胎児への影響とその対策．日本臨床麻酔学会誌 28：165-172，2008
3) Jouppila P, Jouppila R, Hollmen A et al : Lumbar epidural analgesia to improve intervillous blood flow during labor in severe preeclampsia. Obstet Gynecol 59 : 158-161, 1982
4) Ramos-Santos E, Devoe LD, Wakefield ML et al : The effects of epidural anesthesia on the Doppler velocimetry of umbilical and uterine arteries in normal and hypertensive patients during active term labor. Obstet Gynecol 77 : 20-26, 1991
5) Van de Velde M : Neuraxial analgesia and fetal bradycardia. Curr Opin Anaesthesiol 18 : 253-256, 2005
6) Abrao KC, Francisco RP, Miyadahira S et al : Elevation of uterine basal tone and fetal heart rate abnormalities after labor analgesia : a randomized controlled trial. Obstet Gynecol 113 : 41-47, 2009
7) Mardirosoff C, Dumont L, Boulvain M et al : Fetal bradycardia due to intrathecal opioids for labour analgesia : a systematic review. Bjog 109 : 274-281, 2002
8) Santos AC, Bucklin BA : Local anesthetics and opioids. In "Chestnut's Obstetric Anesthesia, 4th ed" eds. Chestnut DH, Polley LS, Tsen LC et al. Mosby Elsevier, Philadelphia, pp247-282, 2009
9) Zakowski MI, Herman NL : The placenta : anatomy, physiology, and transfer of drugs. In "Chestnut's Obstetric Anesthesia, 4th ed" eds. Chestnut DH, Polley LS, Tsen LC et al. Mosby Elsevier, Philadelphia, pp55-72, 2009
10) Bader AM, Fragneto R, Terui K et al : Maternal and neonatal fentanyl and bupivacaine concentrations after epidural infusion during labor. Anesth Analg 81 : 829-832, 1995
11) Porter J, Bonello E, Reynolds F : Effect of epidural fentanyl on neonatal respiration. Anesthesiology 89 : 79-85, 1998
12) Beilin Y, Bodian CA, Weiser J et al : Effect of labor epidural analgesia with and without fentanyl on infant breast-feeding : a prospective, randomized, double-blind study. Anesthesiology 103 : 1211-1217, 2005
13) Kumar M, Paes B : Epidural opioid analgesia and neonatal respiratory depression. J Perinatol 23 : 425-427, 2003
14) Devroe S, De Coster J, Van de Velde M : Breastfeeding and epidural analgesia during labour. Curr Opin Anaesthesiol 22 : 327-329, 2009
15) Leuschen MP, Wolf LJ, Rayburn WF : Fentanyl excretion in breast milk. Clin Pharm 9 : 336-337, 1990
16) Flick RP, Lee K, Hofer RE et al : Neuraxial labor analgesia for vaginal delivery and its effects on childhood learning disabilities. Anesth Analg 112 : 1424-1431, 2011
17) Istaphanous GK, Loepke AW : General anesthetics and the developing brain. Curr Opin Anaesth 22 : 368-373, 2009

V 妊娠中の手術

Q25 妊娠中の手術の麻酔

回答：東京大学医学部附属病院 麻酔科・痛みセンター　辻原寛子（つじはらひろこ）

point

- 妊婦の様々な変化や，麻酔薬の胎児への影響を理解する．
- 妊婦はフルストマックとして扱い，誤嚥および仰臥位低血圧症候群の予防に努める．
- 妊娠初期は全身麻酔を極力避け，可能であれば区域麻酔を行う．
- 妊婦の全身麻酔で奇形発生率が増加するというデータはないが，流産や子宮内胎児発育不全，新生児死亡の頻度は増加するかもしれない．

Q 妊婦の外科手術にはどんなものがありますか？　その頻度はどれくらいですか？

A 米国では毎年，妊婦のおよそ2％が様々な手術を受けていると推測されています．妊娠中に比較的よく行われる手術は，虫垂切除術，胆嚢摘出術，付属器手術です．頻度は低いですが難度が高い手術として，腹腔鏡下手術，脳神経外科手術，人工心肺を用いた心臓手術などもあります（**表1**）．

表1　妊娠中に行われる非産科手術の妊娠三半期ごとの割合

手術の種類	第1三半期（％）	第2三半期（％）	第3三半期（％）
中枢神経系	6.7	5.4	5.6
耳鼻咽喉科	7.6	6.4	9.5
腹部	19.9	30.1	22.6
泌尿生殖器および婦人科	10.6	23.3	24.3
腹腔鏡下	34.1	1.5	5.6
整形外科	8.9	9.3	13.7
内視鏡	3.6	11.0	8.6
皮膚	3.8	3.2	4.1

（Birnbach DJ, Browne IM：Anesthesia for obstetrics. In "First Japanese edition of Miller's Anesthesia, 6th ed" ed. Miller RD. Medical Sciences International, p1815, 2007 より引用）

Q 妊婦特有の変化で，特に麻酔に関連するものについて教えてください

A 妊婦の様々な変化について，麻酔を行うにあたって特に重要な項目について，ぜひ覚えておきましょう．

1．呼吸器系

呼吸器粘膜には，毛細血管怒張による浮腫や充血が生じます．

主として一回換気量増加，および呼吸数の若干増加により，分時換気量が約50％増加します．機能的残気量は妊娠前の約80％に減少します．

2．循環器・血液系

循環血液量が約40％増加しますが，血漿増加量＞血球増加量のため，生理的貧血が認められます．妊婦のヘモグロビンの正常値は12 g/dLです．心拍出量も約30％増加します．また，増大子宮で大動静脈が圧迫され，仰臥位低血圧症候群を起こしやすいです．

3．消化器系

妊娠中に増加するプロゲステロンにより，消化管蠕動運動の低下，下部食道括約筋緊張の低下が起こります．妊娠中期以降は増大子宮が胃を圧迫することから，胃内圧も上昇します．

4．中枢・末梢神経系

全身麻酔薬，局所麻酔薬への感受性が亢進します．イソフルランのMACが1.1％から0.75％に低下，チオペンタールのED50が5 mg/kgから4 mg/kgへと変化します．

5．内分泌・骨格系

妊娠12週以降，黄体から分泌されるリラキシンの増加による靱帯弛緩，コラーゲン組織の軟化がみられます．妊娠週数を重ねるにつれ，脊椎後彎の位置がより上位胸椎に変位していくことにも注意しましょう．

Q 全身麻酔で胎児に奇形が生じたりしませんか？

A 催奇形因子に対する感受性が最も高い時期は，細胞分裂，細胞分化および形態形成がピークにある時で，これを臨界期とよびます．臨界期の時期は各臓器によって異なりますが，妊娠10週（胎齢8週）までの期間はあらゆる臓器にとっての臨界期を含みます．妊娠初期は全身麻酔を極力避けたいところです．

ここで，胎児への麻酔薬の急性曝露の影響を調べてみると，古くからいくつもの研究が報告されていますが，自然流産の頻度の増加を示すものはあっても胎児の催奇形性を明確に証明できるものは見つかりません．MazzeとKallenは，スウェーデンの720,000人の妊婦のうち手術を受けた5,405人について後方視的に調べました[1]．手術を受けた群では，手術を受けなかった群と比べて先天性奇形や死産の頻度は不変でしたが，早産や子宮内胎児発育不全，出生後168時間以内の新生児死亡の頻度は増加しました．しかし，それら有害事象と麻酔薬の種類，手術術式との関連性については不明だと述べています．

全身麻酔を行っても，必ず奇形が生じるわけではなく，その頻度を増加させるわけでもないようです．しかし，もし偶然が重なって，全身麻酔を行った妊婦の胎児に奇形が生じた場合，やりきれない気持ちになりそうですね．できる限り，妊娠初期の妊婦に全身麻酔を行うのは避けたいものです．

Q 妊婦に使っていい薬と，使ってはいけない薬がよくわからなくて不安です‥‥

A 様々な麻酔薬の催奇形性の研究は，ほとんどが催奇形性試験 Teratogenecity test および生殖試験 Reproduction test といった動物実験の結果であり，そのままヒトに同じ結果をもたらすと考えるのは妥当ではありません．しかし，それらを知識として知っておくことは大切です．是非知っておいてほしい主要な麻酔薬の催奇形性について，表にまとめました（表2）．

こうして列挙してみると，麻酔薬の催奇形性は意外にそれほどでもないな，と感じる方が多いかもしれません．むしろ催奇形性で気にしなければならないのは，術前術後に妊婦が服用している薬ではないでしょうか．

たとえば，催奇形作用が認められているものとして，喫煙・大量のカフェイン・過度のアルコールといった日々の嗜好品，ヘパリンを除く抗凝固薬（ワーファリン），妊娠初期におけるアスピリン，インスリンを除く血糖降下薬，フェノバルビタールを除く抗痙攣薬（トリメサジオン，フェニトイン，バルプロ酸），抗生物質（テトラサイクリン），ACE 阻害薬（羊水過少，胎児死亡，長期間持続する低形成および腎機能不全が起こる），レチノイン酸（ビタミン A）過量摂取，精神安定剤（サリドマイド，炭酸リチウム），禁制の薬剤

表2　各麻酔薬の催奇形性

分類	薬剤	催奇形性	備考
鎮静薬・睡眠薬	バルビツレート	◎	ヒトで長い使用歴．妊婦に安全に使用できる
	フェノチアジン系	○	ヒトでの有害作用なし[2]
	ジアゼパム	△	かつて口蓋裂[3]や中枢神経異常[4]の危険があるとされたが，最近の報告では催奇形性を示していないものもある[5]
	ミダゾラム	△	催奇形性の報告なし
	プロポフォール	?	報告なし
	サリドマイド	×	強い催奇形性を示す．妊娠24～36日の間に1回催眠量を服用しただけで四肢欠損といった奇形をひき起こす．かつて奇形児が多数誕生し，社会問題となった
オピオイド	ペンタゾシン	△	
	メペリジン	△	妊娠ハムスターにおいて胎仔奇形の増加がみられた[6]
	モルヒネ	○	
	フェンタニル	◎	妊娠ラットで奇形発生なし[7,8]
	レミフェンタニル	?	報告なし
筋弛緩薬	脱分極性	◎	胎児への有害作用の証拠なし
	非脱分極性		
局所麻酔薬	コカイン	×	ヒトおよび動物で催奇形性あり[9]
	コカイン以外	○	催奇形性なし
酸素			低酸素，高圧酸素で催奇性あり
二酸化炭素			高二酸化炭素で催奇性あり
吸入麻酔薬	亜酸化窒素	△	妊娠ラットで催奇形性あり[10]　妊娠中期にヒトに対して短時間使用は害なし[11]
	揮発性吸入麻酔薬	◎	ハロタン，エンフルラン，イソフルランに催奇形性なし[10]

妊娠中の手術の麻酔

(LSD，ヘロイン，コカイン，ヘロインの治療薬メサドン），環境化学物質，伝染性病原体，などがあります．術前の問診で，内服薬の有無を確認しておくことがとても大切です．

Q 妊婦の全身麻酔での注意点を教えてください．また，短時間の手術なら，ラリンジアルマスクは安全に使用できますか？

A 妊婦の様々な変化について前述しましたが，妊婦は誤嚥を起こしやすくなっています．しかも誤嚥した場合，症状は重篤になりやすいです（メンデルソン症候群）．フルストマックの緊急手術患者に，短時間だからといってラリンジアルマスクを使用しますか？　答えは No ですね．つまり，妊婦にラリンジアルマスクという選択肢はありません．

やむなく妊婦に全身麻酔を行う場合，誤嚥予防のために，できれば手術室入室 1 時間前，無理なら入室してすぐに，消化管運動促進薬（メトクロプラミド）や H_2 受容体拮抗薬を投与しましょう．増大した子宮で胃が圧迫されて胃内圧が上昇しているため，全身麻酔は迅速導入で行います．

モニターは，血圧，心電図，酸素飽和度，カプノグラム，体温のモニタリングをルーチンとし，必要であれば観血的動脈圧，中心静脈圧測定なども追加しましょう．妊娠中期以降では子宮左方転位を忘れないようにしましょう．楔形の腰枕の使用が高い効果を得られますが，腰枕やそれに代用できるものがない場合でもベッドを左に傾けるのは簡便な手段であり，有用です．

麻酔導入は，十分な前酸素化と輪状軟骨圧迫を行いつつ迅速導入で行います．機能的残気量が減少しているため 100％酸素吸入による脱窒素化は速やかですが，酸素消費量の増加も手伝って低酸素に陥るのも速いです．妊娠 14 週以降は，下部食道括約筋の生理学的変化により誤嚥のリスクが高くなっているため，気管挿管が必要となります．挿管困難予測因子はないか，麻酔導入前に必ず確認しましょう．妊娠性の気道粘膜の変化を考慮し，気管チューブは細めのものを選択し，鼻出血を避けるため胃カテーテルの経鼻挿入は避けましょう．導入薬には古くから使用経験のあるチオペンタールを推奨します．最近はプロポフォールを使用した報告も出てきましたが，安全性は未だ確立していません．筋弛緩薬はスキサメトニウムが従来使用されてきましたが，スガマデックスの国内使用認可に伴い，ロクロニウム使用報告も散見するようになりました．重要なのは，速い作用発現とともに，挿管困難遭遇時には速い効果消失が，導入時の筋弛緩薬には求められるということです．麻薬はモルヒネやフェンタニルが安全に使用できますが，レミフェンタニルの使用報告も増えてきました．麻酔維持にはイソフルランが安全に使用でき，子宮弛緩作用もあるため推奨されます．セボフルランに関しては安全性が未だ確立していません．

母体の正常血圧を保つことは区域麻酔と同様，極めて大切です．子宮胎盤血流には自己調節能がないため，胎児の酸素化は母体の血圧に大きく左右されます．

呼吸管理に関しては，母体の $PaCO_2$ が妊娠中の正常値（30 mmHg）になるよう維持すべきです．人工呼吸器は呼気終末 CO_2 が 30～32 mmHg に保てるように設定しましょう．ただし過換気は子宮胎盤血流を減少させる可能性があり，また母体のヘモグロビン解離曲線を左方移動させるため，絶対に避けねばなりません．増大した妊娠子宮による圧迫でさらなる機能的残気量の低下を生じさせないよ

うPEEPも用いたいところですが，胸腔内圧上昇に伴い心拍出量が減少すると，子宮血流量が低下してしまうかもしれません．胎児心拍数を参考にしながら慎重にPEEPの適応を考えましょう．

胎児心拍数モニタリングは重要ですが，胎児の予後を改善するかどうかについては議論があります．複数の文献を考察すると，術中の連続した胎児心拍数モニタリングは胎児の予後の改善を認めず，その必要性を疑問視している報告もあります[12]が，不要と言い切る根拠にはならないでしょう．連続モニタリングの是非はともかく，区域麻酔や全身麻酔の導入前後や手術終了時の胎児心拍数は必ず記録しましょう．

手術終了後も誤嚥のリスクは存在するので，十分に覚醒するまで抜管すべきではありません．術後の子宮収縮のモニターは必須で，必要があれば子宮収縮抑制薬を使用します．

妊娠後半に非ステロイド性抗炎症薬を使用すると，胎児の動脈管閉鎖や収縮をひき起こす可能性があるので，妊娠中期以降はその使用を避けるべきです．

Q 脊髄くも膜下麻酔は全身麻酔より安全ですか？ また，硬膜外麻酔は併用したほうがよいですか？

A 区域麻酔であっても，場合により全身麻酔への移行もありうるため，可能であれば手術の1時間前にH_2受容体拮抗薬を投与し，誤嚥予防したほうが良いでしょう．血圧，心電図，酸素飽和度のモニタリングは必須です．術後鎮痛も視野に入れ，一般的に硬膜外麻酔併用脊髄くも膜下麻酔が選択されることが多いです．妊娠中期以降は，可能であれば胎児心拍数のモニタリングも考えたいのですが，区域麻酔の手術は術野が下腹部であることが多く，胎児心拍数モニタリングはできないことが多いです．

局所麻酔薬は，コカイン以外は安全に使用できます．硬膜外カテーテルを留置する時は，局所麻酔薬の少量分割注入を徹底しましょう．子宮胎盤血流量を維持するために，妊娠中期以降は子宮左方転位を行い，こまめな血圧測定のもと，母体の正常血圧を維持することが極めて大切です．フェイスマスクでの酸素投与が推奨されます．

Q 子宮収縮抑制薬が点滴の側管から入ってきた場合，手術中も続けたほうがよいですか？ 麻酔に影響したりしませんか？

A 妊娠中の手術，特に下腹部手術，骨盤内手術，子宮頸部手術では早産や自然流産の頻度が増加します．予防的あるいは治療的に，子宮弛緩薬は早産予防のためにしばしば用いられ，術中も継続投与することが多いです．

1．リトドリン

β_2-作動薬．主な作用に，中枢神経系作用（興奮，不穏，振戦など），心血管系作用（頻脈，血圧変化，不整脈），呼吸器系作用〔肺水腫（5％）〕などがありますが，特に留意しておきたいのは肺水腫で，大量の輸液による容量負荷は術後に肺浮腫の発生を増加させるため注意が必要です．

2．硫酸マグネシウム

主な作用に，筋弛緩薬作用増強，スキサメトニウム投与で高カリウム血症，麻酔薬MAC低下，新生児筋緊張低下，出血や血圧低下の増悪などがあります．重篤な副作用として，呼吸筋麻痺や心停止があり，これらは

血中濃度依存性に出現します．治療域が狭く，妊娠中毒症などの腎機能低下症例では血中濃度が上昇しやすいため，注意が必要です．

［文　献］

1) Mazze RI, Kallen B：Reproductive outcome after anesthesia and operation during pregnancy：a registry study of 5405 cases. Am J Obstet Gynecol 161：1178-1185, 1989
2) Slone D, Siskind V, Heinonon O et al：Antenatal exposure to the phenothiazines in relation to congenital malformations, perinatal mortality rate, birth weight and intelligence quotient score. Am J Obstet Gynecol 128：486-488, 1977
3) Sfra M, Oakley GP：Association between the cleft lip with or without cleft palate and prenatal exposure to diazepam. Lancet 2：478-480, 1975
4) Laegreid L, Olegard R, Walstrom J et al：Teratogenic effects of benzodiazepine use during pregnancy. J Pediatr 114：126-131, 1989
5) Koren G, Pastuszak A, Ito S：Drugs in pregnancy. N Engl J Med 338：1128-1137, 1998
6) Geber WF, Schramm LC：Congenital malformations of the central nervous system produced by narcotic analgesics in the hamster. Am J Obstet Gynecol 12：705-713, 1975
7) Zagon IS, McLaughlin PJ：Effects of chronic morphine administration on pregnant rats and their offspring. Pharmacology 15：302-310, 1977
8) Fujinaga M, Stevenson JB, Mazze RJ：Reproductive and teratogenic effects of fentanyl in Sprague-Dawley rats. Teratology 34：51-57, 1986
9) Rosenak D, Diamant YZ, Yaffe H et al：Cocaine：maternal use during pregnancy and its effect on the mother, the fetus, and the infant. Obstet Gynecol Surv 45：348-359, 1990
10) Mazze RI, Fujinaga M, Rice SA et al：Reproduction and teratogenic effects of nitrous oxide, halothane, isoflurane and enflurane in Sprague-Dawley rats. Anesthesiology 64：339-344, 1986
11) Aldridge LM, Tunstall ME：Nitrous oxide and the fetus. A review and the results of a retrospective study of 175 cases of anaesthesia for insertion of Shirodker suture. Br J Anaesth 50：1348-1356, 1986
12) Horrigan TJ, Villarreal R, Weinstein L：Are obstetric personal required for intra-operative fetal monitoring during non-obstetric surgery? J Perinatol 19：124-126, 1999

V 妊娠中の手術

Q 26 術前の放射線検査

回答：けいゆう病院 麻酔科 岡田尚子，北里大学医学部 放射線科 入江つぐみ

point

- 数千人の妊娠している患者や放射線作業者が毎年，電離放射線に被ばくしている．知識不足のため，大きな不安と，恐らくは不必要な妊娠中絶が生じている．胎児のリスクを増加させ適切でないと考えられる被ばくもあるが，多くの患者にとって被ばくは適切なものである．
- 器官形成期，中枢神経発達期の妊娠 23 週までは，放射線被ばくによる胎児の奇形・発育遅延・精神発達遅延のリスクが高い．
- ヨードを含む造影剤の使用は児の甲状腺機能低下症をひき起こす理論上のリスクがあるので，絶対に必要な条件に限り使用する．
- 帝王切開術で胸部単純 X 線の適応は，術後肺血栓塞栓症，肺水腫などのリスクを考慮し，特にハイリスク群では全例に必要である．
- 妊婦に生命の危険がある場合は遅れることなく検査を行うが，後に児のリスクについて患者に伝える必要がある．

Q 妊娠中の放射線被ばくはどの程度からリスクを考えなければならないのですか？

A 日常生活と放射線，放射線診断での推定胎児被ばく量を表 1-1，1-2 に示します[1,2]．一般公衆の自然放射線被ばくを超える線量の限度は 1 mGy/year ですから，これを超えるときは患者に放射線被ばくのリスクベネフィットを伝えます．ほとんどの医療被ばくでは，リスクとベネフィットは同一個体が受けますが，子宮内医療被ばくの状況では考慮すべき 2 つの異なる個体，すなわち母親と胎児が存在します．放射線被ばくを伴うすべての医療行為は，ベネフィットがリスクを上回るべきです．

表1　推定放射線線量

1．日常生活と放射線	
0.19 mGy	東京-ニューヨーク間往復航空機旅行
0.5 mGy	平成19年度医師平均被ばく量（国内・胸部）[1]
1 mGy	一般公衆の線量限度（年間．医療は除く）
2.4 mGy	平成19年度医師平均被ばく量（国内・頭頸部）[1]
2.4 mGy	1人当たりの年間自然放射線被ばく量（世界平均）
10 mGy	ブラジル・ガラパリの年間自然放射線被ばく量

2．放射線診断での推定胎児被ばく量（英国）[2]

検　査	平均（mGy）	最大（mGy）
従来型X線検査		
胸　部	0.005	＜0.01
腹　部	1.4	4.2
骨　盤	1.1	4
腰　椎	1.7	10
頭蓋骨	＜0.01	＜0.01
胸　椎	＜0.01	＜0.01
造影・透視検査		
バリウム造影（上部消化管）	1.1	5.8
バリウム注腸造影	6.8	24
CT		
頭部CT	＜0.005	＜0.005
胸部CT	0.06	0.96
腹部CT	8.0	49
腰椎CT	2.4	8.6
骨盤CT	25	79

Q 胎児が被ばくした時は奇形がなければ問題がないと考えていいですか？

A 胎児被ばくでは，奇形・発育遅延・精神発達異常などの細胞致死効果によるリスクと，悪性新生物誘発のリスクがあります．前者はある一定の被ばく量以下なら影響がないしきい値（100 mGy）があり，後者にはしきい値がなく被ばく量に比例してリスクは高くなります[1]．国際放射線防護委員会が1962年の勧告で採用した10日規則（月経開始後10日以内は妊娠の可能性がないためX線検査はこの期間に行う）は同委員会が1983年に撤回し，同委員会の1999年勧告では100ミリシーベルト未満の胎児被ばくを妊娠中絶の理由としてはならないとしています．

Q 妊娠の時期によりどのようにリスクは変わりますか？

A 受胎週数と被ばく量の影響を**表2**に示します[3]．着床前の被ばくでは胎胞が死亡するかまたは全く影響がないか，どちらかです．器官形成期である妊娠10週までが最もリスクが高く，中枢神経発達期の妊娠23週までが次にリスクが高い時期です．

表2 放射線による奇形に対する受胎週数と被ばく量の影響

受胎後週数	影響	推定被ばくしきい値[a]
0〜2週（着床前）	胎胞死亡または影響なし（all or none）	50〜100 mGy
2〜8週（器官形成期）	先天性奇形（骨格・眼・生殖器）	200 mGy
	発育遅延	200〜250 mGy
胎児期		
8〜15週	重症精神遅滞（高リスク）[b]	60〜310 mGy
	知能低下	25 IQ 低下/Gy
	小脳症	200 mGy
16〜25週	重症精神遅滞（低リスク）	250〜280 mGy

a：自然奇形発生率より危険性が上昇する推定被ばく量．データは動物実験，日本原爆被爆者の疫学研究，医療放射線被ばく者（子宮腫瘍への放射線治療など）の研究結果に基づく．
b：急速な神経発達，神経細胞移動の時期

（文献3より引用）

Q 放射線によって障害のある子どもが生まれる確率は，どのくらいですか？

A 表3に胎児被ばく量と奇形・悪性新生物の発生との関連を示します．中枢神経に対する影響は多くの修飾因子があり，栄養不良，鉛中毒，薬物中毒，母体アルコール摂取，妊娠中の風疹感染や喫煙など約250も挙げられます．100 mGyの胎児線量では精神遅滞の自然発生率のほうがIQ低下に対する放射線の潜在的影響よりもはるかに大きいです[1]．胎児の発がんリスクは出生児と同等です．

表3 放射線量の関数として示した健康な子どもが生まれる確率

受胎産物の吸収線量（mGy）（自然バックグラウンドを超えた分）	子どもが奇形をもたない確率（％）	子どもががんにならない確率（0～19歳）（％）[1)]
0	97	99.7
0.5	97	99.7
1.0	97	99.7
2.5	97	99.7
5	97	99.7
10	97	99.6
50	97	99.4
100	97に近い[2)]	99.1

1) 丸められた数値．致死がんの放射線リスクはmGy当たり約1/17,000に相当する．多くの疫学研究は，リスクはこの仮定よりも低いことを示唆している．
2) IQの低下や精神遅滞の可能性は，妊娠齢8～25週の間に胎児線量が100 mGyを超えたときにのみ検出される．

（文献1より引用）

Q ヨード造影剤は使ってもよいですか？

A かつて胎児の先天奇形を調べる羊水造影で用いられたヨード造影剤（特に非水溶性）により児の甲状腺機能低下がひき起こされたことから，放射線検査にヨードを含む造影剤が使用された場合，理論上児が甲状腺機能低下症になる可能性があります[4)]．しかしながら，現在の見解ではヒトの妊娠におけるヨード造影剤リスクの明確な結論は導くことは不可能であり，絶対的に必要な場合かつインフォームドコンセントが得られた後に使用すべきであるとされています（American College of Radiologyのガイドライン）[5)]．使用した場合は生後1週間以内に児の甲状腺機能を必ず検査しなければなりません[6)]．

Q 帝王切開術を受ける全患者に胸部X線検査をすべきですか？

A 母体胸部単純X線撮影による推定胎児被ばく量は0.005 mGy以下です．現在は，ほとんどの予定帝王切開が区域麻酔で行われるため必要ないという考えもありますが，帝王切開術により産褥期の肺血栓塞栓症のリスクが7倍にもなるとの報告もあり[7)]，全例に適応があると考えてよいでしょう．全身麻酔に移行する可能性が高い症例，気道確保困難，肺水腫の可能性がある妊娠高血圧症候群，妊娠高血圧腎症，多胎，切迫早産（塩酸リトドリン使用例）などでは特に必要です．

Q 医療従事者が妊娠しているときは術中透視やアイソトープを使用する治療に入っても大丈夫ですか？

A 透視検査は技術により被ばく量が非常に大きくなることもあります．放射線業務につく人（放射線従事者）が妊娠を知ったときから出産までに曝されてよい放射線の限度は 1 mGy です[1]．まず妊婦本人が監督者に相談し，可能なら透視症例を控えるようにします．ポータブルの X 線撮影でも，散乱線の影響を少なくするために線源から離れるようにします．一方，乳がんのセンチネルリンパ節にアイソトープを使用する手術では，術者，麻酔科医の被ばく放射線は検出量以下ですので，手術に参加しても問題はありません．

Q 妊婦が虫垂炎では超音波検査で診断がつかないときは CT と MRI のどちらを選択しますか？

A 妊娠中の非産科的緊急手術の必要が最も多い疾患です[8]．妊娠子宮により虫垂は上方へ圧排され，特に妊娠後半になると診断は難しくなり，穿孔の危険性も増加します[9]．緊急性，確実性で CT は優れます[10]．妊婦の被ばくを避けるために MRI による虫垂炎の診断を行っている施設もありますが，現在では限られています[11]．施設による経験・知識の蓄積，緊急性により選択は変わります．

Q 妊婦が交通事故にあったときは CT 検査をしていいですか？

A 多臓器の検索が必要な時などは遅れることなく施行します．妊娠 20 週以降で低血圧の危険があるときは，子宮左方転移を行います．

Q 癒着胎盤で骨盤透視検査を長時間行いました．今後，不妊となる可能性はありますか？ これから生まれる子どもに影響はありますか？

A ヒトの卵巣に不妊を起こす被ばく量のしきい値は，一時不妊で 0.65〜1.5 Gy，永久不妊で 2.5〜6.0 Gy です[12]．透視検査での実際の被ばく量を推定することは非常に困難ですので，癒着胎盤治療の被ばくによる妊孕性への影響はわかっていませんが，通常永久不妊にはなりません．また残存する卵子の DNA 損傷の可能性も否定できませんが，例えば原爆被爆者の子孫に過剰な がんの発生はみられていません[13]ので確率は低いものと推定します．

[文　献]

1) ICRP 勧告翻訳検討委員会．松平寛通 編：ICRP Publication 84 妊娠と医療放射線．日本アイソトープ協会，東京，2002（原著：Pregnancy and Medical Radiation. Annals of the ICRP 30 (1), 2000）
2) 今井健太郎：平成 19 年度個人被ばく線量の集計および医療機関における不均等被ばく統計．長瀬ランダウア NL だより 370：2-3, 2008

3) Patel SJ : Imaging the pregnant patient for nonobstetric conditions : algorithms and radiation dose considerations. Radiographics 27 : 1705-1722, 2007
4) Becroft DM, Smeeton WM, Stewart JH : Fetal thyroid hyperplasia, rhesus isoimmunisation, and amniography. Arch Dis Child 55 : 213-217, 1980
5) American College of Radiology. Administration of contrast medium to pregnant or potentially pregnant patients. ACR manual on contrast media, Version 6, 2008（http://www.acr.org）
6) Webb JA, Thomsen HS, Morcos SK : The use of iodinated and gadolinium contrast media during pregnancy and lactation. Eur Radiol 15 : 1234-1240, 2005
7) 小林隆夫：急性肺血栓塞栓症．各科領域における予防対策―産婦人科領域―．日本臨牀 61：1787-1792，2003
8) Mourad J, Elliot JP, Erickson L et al : Appendicitis in pregnancy : new information that contradicts long-held clinical beliefs. Am J Obstet Gynecol 182 : 1027-1029, 2000
9) Ueberrueck T, Koch A, Meyer L et al : 19. Ninety-four appendectomies for suspected acute appendicitis during pregnancy. World J Surg 28（5）: 508-511, 2004
10) Wallace CA, Petrov MS, Soybel DI et al : Influence of imaging on the negative appendectomy rate in pregnancy. J Gastrointest Surg 12 : 46-50, 2008
11) Pedrosa I, Lafornara M, Pandharipande PV et al : Pregnant patients suspected of having acute appendicitis : Effect of MR imaging on negative laparotomy rate and appendiceal perforation rate. Radiology 250 : 749-757, 2009
12) A Compilation of the Major Concepts and Quantities in use by ICRP, A report of Committee 4 of the International Commission on Radiological Protection（adopted 1984）in : ICRP Publication 42, Pergamon press, 1984
13) Yoshimoto Y, Delongchamp R, Mabuchi K : In-utero exposed atomic bomb survivors : Cancer risk update. Lancet 344 : 345-346, 1994

Ⅴ 妊娠中の手術

Q27 虫垂切除および腹腔鏡下卵巣のう腫摘出術

回答：愛育病院 麻酔科　細川幸希（ほそかわゆき）

point

- 妊娠中の虫垂炎手術では上腹部の手術操作となる可能性があり，気管挿管による全身麻酔が必要となる場合がある．
- 妊娠中の二酸化炭素による気腹は母体の循環・呼吸系へ影響を及ぼし，胎児へも影響を与える．
- 妊娠中の腹腔鏡下手術では，原則的には気管挿管による全身麻酔とする．
- 妊娠中の腹腔鏡下手術における気腹圧の上限は 15 mmHg である．
- 妊娠中の腹腔鏡下手術では適切な人工呼吸管理が重要で，目標 $EtCO_2$ は 32 mmHg 前後である．

Q 妊娠中の急性虫垂炎についてお尋ねします．妊娠中の急性虫垂炎の特徴について教えてください

A 急性虫垂炎は，妊娠中に行われる非産科手術のうち最も多い疾患で，その頻度は 750〜1,500 妊娠に 1 件です[1]．一般的に妊娠中の急性虫垂炎は診断が難しいとされています．増大した妊娠子宮により疼痛部位が移動するため症状が非典型的であったり，子宮収縮痛との鑑別が困難であったりするためです．未穿孔の急性虫垂炎では流早産の割合は 2〜3％ですが，穿孔して腹膜炎に至るとその割合は 20％へ増加するため，早期診断・治療が大切です．確定診断の難しさと，腹膜炎に至った場合の児への影響を考慮し，診断目的を含め積極的な外科的治療が選択される傾向にあります．妊娠中に急性虫垂炎を疑って手術を行ったものの虫垂炎ではなかったという症例は 23％で，非妊娠時より高かったという報告もあります[2]．

Q 麻酔は，全身麻酔と区域麻酔どちらが良いですか？

A 妊娠早期から誤嚥のリスクが高く，また妊娠経過とともに挿管困難のリスクも高くなるため，第一選択は区域麻酔です．しかし，妊娠子宮により虫垂の位置が移動しており上腹部での手術操作となる可能性や，腹膜炎への進展により思いがけず手術創が拡大する可能性があります[1]．手術中における全身麻酔への変更はリスクが高いため，少しでもそのような可能性があれば無理せず最初から気管挿管による全身麻酔を選択します．

また，腹腔鏡下手術の場合も気管挿管による全身麻酔を選択します．

区域麻酔として脊髄くも膜下麻酔を行った場合，麻酔域が拡がりやすいため局所麻酔薬の使用量には加減が必要です．通常，帝王切開術で使用する程度の局所麻酔薬の量でよいでしょう．フェンタニルなどオピオイドを少量添加すると，麻酔の質の向上が期待できます．また，硬膜外麻酔を併用すると麻酔高の調節や，手術時間に応じた調節が容易となります．ただし，妊娠中は局所麻酔薬中毒のリスクが高いため，硬膜外麻酔を併用した場合は局所麻酔薬の投与量や血管内誤注入に注意が必要です．

Q 妊娠中の卵巣のう腫摘出術についてお尋ねします．なぜ妊娠中に手術が必要となるのですか？

A 妊娠中に卵巣腫瘍が見つかることは珍しいことではなく，その頻度は概ね1〜2%とされています．妊娠中の卵巣腫瘍の大半は良性ですが，1〜3%で悪性を認めます[3]．妊娠16週以降でも退縮せず，径6cm以上のものは悪性の可能性や，捻転や破裂，出血などのリスクがあるため手術の適応となります．

Q 卵巣のう腫摘出術の適切な手術時期はいつですか？

A 待機的な手術が可能な場合，最適な手術時期は妊娠16〜20週とされています．妊娠16週までは機能性に腫脹していることがあり，その場合は自然退縮の可能性があるためと，胎盤でのホルモン産生が十分でない可能性があるためです．径6cmを大幅に上回るものは，妊娠16週以前に手術を行うこともあります．もちろん捻転や破裂など緊急手術の適応があれば，早期に手術を行います．母体の重症化を未然に防ぐことが，結果的に母児の長期的な予後につながるからです．

Q 妊娠中の手術，開腹手術と腹腔鏡下手術どちらが良いですか？

A 近年，腹腔鏡下手術が一般的となる中で，妊娠中の腹腔鏡下手術についても多くの報告がなされ，標準的な術式となりつつあります．2008年に，米国消化器内視鏡外科学会（Society of American Gatrointestinal and Endoscopic Surgeons：SAGES）から妊娠中の腹腔鏡下手術に関するガイドラインが出ています（表1）．その中では「日頃から腹腔鏡下手術に精通している場合，妊娠中における腹腔鏡下手術は開腹手術と同様，もしくはそれ以上に良好な結果を得られる」とされています[4]．妊娠中の腹腔鏡下手術の利点は，術後痛の軽減，在院日数の短縮などです．腹腔内での視野を得やすく，妊娠子宮への操作を最小限にできる点も重要です．一方で欠点として，気腹に伴う呼吸系，循環系への影響，増大した妊娠子宮を損傷するリスクなどが挙げられます．

腹腔鏡下手術と開腹手術を比較した大規模な比較臨床試験は未だ行われていません．妊娠前半に行った非産科手術を検討した研究では，腹腔鏡下手術，開腹手術両群間で児の結果に差はなかったとしています[5]．一方，妊娠中の虫垂切除術についての後ろ向き研究で

表1　SAGESによる妊娠中の腹腔鏡下手術のガイドライン

1	実施時期	妊娠のいずれの時期においても安全に実施可能
2	術中体位	子宮の左方移動
3	気腹圧	10〜15 mmHg：視野を十分に確保
4	術中のCO_2モニター	カプノグラムのみ
5	血栓予防	間欠的空気圧迫法と早期離床
6	胎児心拍モニター	術前，術後に胎児心拍をチェック
7	陣痛抑制	子宮筋弛緩薬の予防的投与は不要 周術期に早産の徴候を認めた場合，積極的に使用
8	産婦人科医へのコンサルト	術前，術後に産婦人科医へコンサルト

（文献4より抜粋して引用）

は，腹腔鏡下手術は流早産のリスク因子の1つで（オッズ比2.31），「妊娠中の虫垂切除術では開腹手術が好ましい」としています[2]．このように，妊娠中の腹腔鏡下手術の有用性・安全性に関して，結論は得られていないのが現状です．

Q 二酸化炭素による気腹は，胎児へどのような影響を及ぼしますか？

A 腹腔鏡下手術で視野を得る方法は，二酸化炭素を用いた気腹式と釣り上げ式の2通りありますが，現在では二酸化炭素による気腹式が一般的です．気腹式では，母体の循環・呼吸系へ影響を及ぼします（**図1**）．

1．循環系への影響

気腹による腹腔内圧上昇に伴い静脈還流が阻害され，母体心拍出量は減少します．母体の心拍出量が減少すると，子宮胎盤血流も減少します．一方で，気腹中は疼痛などの交感神経系への刺激によって母体体血管抵抗，平均血圧は上昇します[6]．したがって，気腹中は母体血圧が維持されていても，心拍出量低下に伴い子宮胎盤血流が低下していると考えられるため，母体低血圧に対しては通常以上に積極的な治療が必要となります．

2．呼吸系への影響

妊娠中は機能的残気量の減少，酸素需要量の増加などにより低酸素に陥りやすい状態です．腹腔鏡下手術では，腹腔内圧の上昇や術中体位の影響により横隔膜挙上が助長され，母体低酸素のリスクが高まります．母体低酸素は胎児の低酸素につながるため，絶対に避けなければなりません．二酸化炭素を用いた気腹中，換気が不十分であると，母体の呼吸性アシドーシスをまねき子宮動脈が収縮します．その結果子宮胎盤血流が減少し，胎児の低酸素となります．一方で，過換気による母体の呼吸性アルカローシスは，ヘモグロビン酸素解離曲線の左方移動により酸素親和性を高め，酸素運搬能が低下し，胎児の低酸素につながります[1]．したがって気腹中は適切な人工呼吸管理を行い，母体の$PaCO_2$を正常値に保つことが重要です．

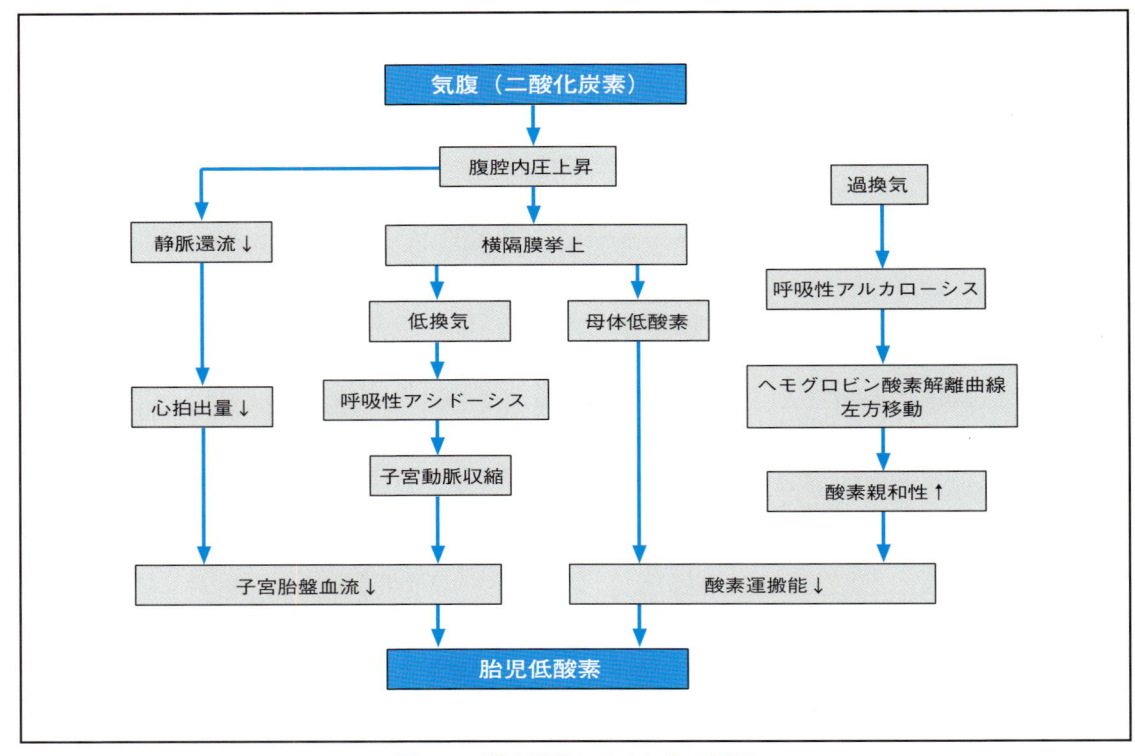

図1 二酸化炭素による気腹の影響

Q 妊娠中の腹腔鏡下手術では，気腹圧の上限はどのくらいですか？

A SAGESのガイドラインによれば，気腹圧 15 mmHg までは問題ないとされています[4]．しかし，ヒトにおいて気腹による胎児の安全性は証明されていませんから，術野の視野を十分に確保できる範囲で，最小限の圧とすることが望ましいと考えられます．体動，バッキングなどは急激な腹腔内圧上昇をまねくので，極力避けるべきです．そのためには十分な麻酔深度と筋弛緩が必要となります．

Q 妊娠中の腹腔鏡下手術では，何を指標に換気条件を設定すればよいですか？

A SAGESのガイドラインは，呼吸管理のための術中モニタリングは $ETCO_2$ のみで十分であるとしています[4]．しかし，ヒツジによる実験で二酸化炭素による気腹中，母体 $ETCO_2$ と母体 $PaCO_2$ の解離が増大し，$ETCO_2$ のみを指標とした呼吸管理では母体 $PaCO_2$ の正確な調整ができない可能性が示唆されています[8]．ヒトでは，妊娠中の腹腔鏡下胆嚢摘出術において，$ETCO_2$ に基づき適正に呼吸管理を行えば母体 $PaCO_2$ の調整は可能とした報告もあります[6]．ただし，これは術中体位が頭高位である術式についての報告であり，頭低位とする場合も同様に考えられるかは不明です．患者の体形，合併症や術中

体位など個々の症例に応じて，血液ガス分析（$PaCO_2$）による呼吸管理の適応を考えることが肝要です．妊娠中の$PaCO_2$の正常値は，妊娠12週から30〜35 mmHg程度と低く，この値は妊娠後期までほとんど変化しません[7]．そのため，$ETCO_2$を32 mmHg前後となるよう調節します．

Q 妊娠中の腹腔鏡下手術における周術期管理のポイントを教えてください

A 気管挿管による全身麻酔が原則です（表2）．術前の禁飲食が守られていても，フルストマックとして迅速導入にて気管挿管を行います．導入薬はチオペンタールかプロポフォールを使用します．導入時の筋弛緩薬はスキサメトニウムかロクロニウム，術中は非脱分極性筋弛緩薬を使用します．妊婦は挿管困難のリスクが高いので，万が一に備

表2 妊娠中の腹腔鏡下手術；周術期管理の要点

1．麻 酔		
麻酔方法	全身麻酔	硬膜外麻酔併用も可
気道確保の方法	気管挿管	挿管困難に備える
2．導 入		
導入方法	迅速導入	
導入薬	チオペンタール/プロポフォール	
筋弛緩薬（導入時）	スキサメトニウム/ロクロニウム	
3．維 持		
麻酔薬	揮発性吸入麻酔薬/静脈麻酔薬 亜酸化窒素は使用しない	
筋弛緩薬（術中）	非脱分極性筋弛緩薬	筋弛緩モニターを使用
鎮 痛	フェンタニル/レミフェンタニル	
	硬膜外麻酔併用も可	局所麻酔薬中毒に注意
筋弛緩薬の拮抗	ネオスチグミン・硫酸アトロピン	胎児心拍をモニタリングしながら緩徐投与
	スガマデクス	
4．術中管理		
昇圧薬	フェニレフリン/エフェドリン	低血圧は積極的に治療
呼吸管理	$ETCO_2$ 32 mmHgに調節	気腹開始時，終了時は細やかな調整が必要
	酸素濃度を通常より高めに設定	
気腹圧	上限15 mmHg	視野を確保できる最小限の圧に留める
胎児心拍モニタリング	手術室入室〜手術開始 手術終了〜手術室退室	妊娠週数が早い場合，術前と術後に超音波により確認
5．術後管理		
術後鎮痛	IV-PCA/硬膜外麻酔	
深部静脈血栓症予防	間欠的空気圧迫法，早期離床	
陣痛抑制	子宮筋弛緩薬の予防投与は不要 早産徴候を認めたら積極的に治療	

え準備を怠らないようにします．気腹圧を上げずに視野を得るため，術中は十分な筋弛緩が必要です．そのため，筋弛緩モニターを用いて調節します．術中の鎮痛として麻薬を使用する場合は，フェンタニルかレミフェンタニルを使用します．麻酔維持は揮発性吸入麻酔薬，静脈麻酔薬どちらでも使用可能です．麻酔の最終目標は，子宮胎盤血流を維持し，胎児への酸素供給を維持することです．母体の低血圧，低酸素は絶対に避けなければなりません．血圧が低下した際は積極的に昇圧します．昇圧薬はエフェドリン，ネオシネジンどちらでも使用できますが，ネオシネジンが好ましいかもしれません．また，妊婦は低酸素をきたしやすいため，通常より酸素濃度を高め（50％程度）に設定します．亜酸化窒素は術野で腸管の拡張をきたし，視野の妨げとなるため使用しません．

術中，術後鎮痛として硬膜外麻酔の併用も有用です．ただし，妊娠中は局所麻酔薬中毒のリスクが高いので十分注意します．非脱分極性筋弛緩薬の拮抗薬として，スガマデクスは安全に使用できます．コリンエステラーゼ阻害薬を用いて拮抗する場合は，胎児心拍をモニタリングしたうえで緩徐に投与します．妊娠 18〜20 週以降では仰臥位低血圧症候群の予防のため，術中体位により子宮左方移動とします．気腹圧の上限は 15 mmHg とされていますが，術野で視野を十分に確保できる最小限の圧とするよう努めます．術中はカプノグラムにより $ETCO_2$ を 32 mmHg に保つよう換気条件を調節します．挿管直後や，気腹開始・終了時は細やかな調節が必要です．術後の深部静脈血栓症予防として，術中から間欠式空気圧迫法を用います．術後鎮痛を十分にはかり，早期離床を目指します．胎児心拍は術前，術後にモニタリングします．子宮筋弛緩薬の予防投与は不要ですが，術後早産の徴候を認めた場合は積極的に治療します．

[文　献]

1) Van de Velde M：Nonobstetric surgery during pregnancy. In "Chestnut's Obstetric Anesthesia：Principles and Practice, 4th ed" ed. Chestnut DH. Mosby Elsevier, Philadelphia, pp337-358, 2009
2) McGory ML, Zingmond DS, Toillou A et al：Negative appendectomy in pregnant women is associated with a substantial risk of fetal loss. Am Coll Surg 205：534-540, 2007
3) Whitecar P, Turner S, Highby K：Adnexal masses in pregnancy：A review of 130 cases undergoing surgical management. Am J Obstet Gynecol 181：19-24, 1999
4) Guidelines Committee of Society of American Gastrointestinal and Endoscopic Surgeons, Yumi H：Guidelines for diagnosis, treatment, and use of laparoscopy for surgical problems during pregnancy. Surg Endosc 22：849-861, 2008
5) Reedy MB, Kallen B, Kuehl TJ：Laparoscopy during pregnancy：a study of five fetal outcome parameters with use of the Swedish Health Registry. Am J Obstet Gynecol 177：673-679, 1997
6) Bhavani-Shankar K, Steinbrook RA, Brooks DC：Arterial to end-tidal carbon dioxide pressure difference during laparoscopic surgery in pregnancy. Anesthesiology 93：370-373, 2000
7) Gaiser R：Physiologic changes of pregnancy. In "Chestnut's Obstetric Anesthesia：Principles and Practice, 4th ed" ed. Chestnut DH. Mosby Elsevier, Philadelphia, pp15-36, 2009
8) Cruz AM, Southerland LC, Duke T：Intraabdominal carbon dioxide insufflations in the pregnant ewe：uterine blood flow, intraamniotic pressure, and cardiopulmonary effects. Anesthesiology 85：1395-1402, 1996

V 妊娠中の手術

Q28 妊娠中のペインコントロール

回答：慶應義塾大学医学部 麻酔学教室　佐伯陽子（さいきようこ）

point
- 妊娠中の薬剤が及ぼす胎児への影響について理解する．
- 妊娠中に使用できる鎮痛薬の種類と，適切な使用方法を理解する．
- 妊娠と薬情報センター，妊娠と薬外来の存在を知る．

Q　妊娠中に服用する薬剤の影響について教えてください

A　妊娠中に薬を飲まなくても，先天異常の自然発生率は約2〜3％といわれています．これは確率的な問題で，全ての妊婦さんでリスクは同じです．先天異常の原因は，遺伝的要因と環境要因（妊娠中の風疹やトキソプラズマ感染，アルコール，タバコ，環境汚染など）からなり，ダウン症候群など染色体異常は，出産年齢が高くなるにつれ増加することが知られています．大部分の薬は，そのような先天異常の発生率を高めることはなく，薬が原因の先天異常は，全ての先天異常のうち約1％と推測されています．言いかえれば，先天異常の発生率を5倍にも10倍にも高めるような危険性があるのはごく一部の特殊薬だけであり，そのような薬は，あらかじめ使用期間中に妊娠しないように医師から注意されています．例えば，危険度の高い薬としては，乾癬治療薬のエトレチナート（チガソン®），C型肝炎治療薬のリバビリン（レベトール®），抗凝固薬のワルファリン（ワーファリン®），特殊なホルモン剤，放射性医薬品，抗てんかん薬，一部の抗がん剤や免疫抑制薬などがあり，これらを妊娠初期に大量に用いると先天異常の危険性が高まります．

胎児に先天異常をきたす作用を「催奇形性」，胎児の発育や機能に悪影響を及ぼす作用を「胎児毒性」といいます．これらについては，薬剤発売前に動物実験で厳重なチェックが行われますが，ヒトでの安全性を厳密に確かめることはなかなかできません．より万全を期すには，不必要な薬は飲まないのが最も安全です．

妊娠中に使用する薬の危険度は，薬そのものの「薬危険度」だけでは決まりません．いくつかの要因が関連し，最も重要なのが「使用時期」です．そのほか「使用期間」，「使用量」，「使用経路（内服，注射，外用）」，「併用薬」も関係します．これらを総合的に評価して，妊娠や胎児への影響度を判定することになります．妊娠中に薬を使用する場合は，これらの危険要因を減らすことで，より安全性が高まるわけです．

表1 FDA薬剤胎児危険度分類基準

カテゴリー	Interpretation	評価基準
A	Controlled studies show no risk ヒト対照試験で危険性が見いだされない	ヒトの妊娠初期3ヵ月間の対照試験で，胎児への危険性は証明されず，またその後の妊娠期間でも危険であるという証拠がないもの．
B	No evidence of risk in Humans ヒトでの危険性の証拠はない	動物生殖試験では胎仔への危険性は否定されているが，ヒト妊婦での対照試験は実施されていないもの．あるいは，動物生殖試験で有害な作用（または出生数の低下）が証明されているが，ヒトでの妊娠期3ヵ月の対照試験では実証されていない，またその後の妊娠期間でも危険であるという証拠はないもの．
C	Risk cannot be ruled out 危険性を否定することができない	動物生殖試験では胎仔に催奇形性，胎仔毒性，その他の有害作用があることが証明されており，ヒトでの対照試験が実施されていないもの．あるいは，ヒト，動物ともに試験は実施されていないもの．<u>注意が必要であるが投薬のベネフィットがリスクを上回る可能性はある</u>（ここに分類される薬剤は，潜在的な利益が胎児への潜在的危険性よりも大きい場合にのみ使用すること）．
D	Positive evidence of risk 危険性を示す確かな証拠がある	ヒトの胎児に明らかに危険であるという証拠があるが，<u>危険であっても，妊婦への使用による利益が容認されることもありうる</u>（例えば，生命が危険にさらされているとき，または重篤な疾病で安全な薬剤が使用できないとき，あるいは効果がないとき，その薬剤をどうしても使用する必要がある場合）．
X	Contraindicated in pregnancy 妊娠中は禁忌	動物またはヒトでの試験で胎児異常が証明されている場合，あるいはヒトでの使用経験上胎児への危険性の証拠がある場合，またはその両方の場合で，この薬剤を妊婦に使用することは，他のどんな利益よりも明らかに危険性のほうが大きいもの．<u>ここに分類される薬剤は，妊婦または妊娠する可能性のある婦人には禁忌である</u>．

1．薬剤危険度評価基準

妊娠中の薬の危険度を具体的に評価したものとして，薬の添付文書がまず挙げられます．これには「妊婦，産婦，授乳婦への投与」の項が設けられ，注意事項やその理由が記載されています．その他，アメリカ FDA（Food and Drug Administration；米国食品医薬品局）による「FDA 薬剤胎児危険度分類基準（FDA Pregnancy Category）」やオーストラリア医薬品評価委員会・先天性異常部会による「オーストラリア基準（Medicines in Pregnancy）」なども参考になります．これらの評価基準は，薬そのものの危険度とともに，治療上の有用性も考慮されています．つまり，医師が妊娠を承知しているうえでの処方判断基準なのです．妊娠に気づかず使用したケースなど，事後の対応を示すものではありません．

2．FDA 薬剤胎児危険度分類基準

FDA 薬剤胎児危険度分類基準は，胎児に対する薬の危険度を示す評価基準です．A，B，C，D，X の 5 段階のカテゴリーからなり，A の「ほぼ安全」から X の「絶対禁忌」まで危険度に順じた分類がされています．一部の薬は，妊娠時期や服用期間，あるいは服用量に

よって，別々に危険度が割り付けられます．治療上の有益性が考慮されている点，また処方に際しての評価基準であり，偶発的な服用などによる事後の対応を示すものではない点に留意する必要があります．

Q 妊娠初期・中期・末期における薬剤の影響の考え方を教えてください

A 薬剤の影響を最も考慮すべき時期は「妊娠初期」です．妊娠初期は，妊娠週数により「無影響期：受精前〜妊娠3週末（all or none：全か無かの法則）」，「絶対過敏期：妊娠4週〜7週末」，「相対・比較過敏期：妊娠8週〜15週末」に分けられ，特に絶対過敏期は先天異常の発生と関連する重要な期間です．妊娠中期以降は「潜在過敏期」と呼ばれ，胎児毒性が問題となります．妊娠末期（分娩間近）になるにつれ，胎児機能への影響は大きくなります．薬剤の種類により，また妊娠時期により「禁忌」となる薬剤があるので，確認が必要です．

表2 妊娠の経過と薬剤の影響

	妊娠初期（受精前〜15週末）				妊娠中期（16〜27週末）			妊娠末期（28週〜分娩）			
三半期 trimester	第1三半期				第2三半期			第3三半期			
妊娠月数	1	2	3	4	5	6	7	8	9	10	11
妊娠週数	0w0d〜3w6d	4w0d〜7w6d	8w0d〜11w6d	12w0d〜15w6d	16w0d〜19w6d	20w0d〜23w6d	24w0d〜27w6d	28w0d〜31w6d	32w0d〜35w6d	36w0d〜39w6d	40w0d〜43w6d
薬剤の影響	無影響期	絶対過敏期	相対過敏期 比較過敏期		潜在過敏期						
	all or none の法則	催奇形性が問題			胎児毒性が問題						
		影響大									影響大
説明	薬剤の影響が残らない時期	妊娠2ヵ月が最も問題になる．3〜4ヵ月では性分化への影響などがある．矢印左方向になるほど問題が起こりやすい．			胎児の臓器障害，（腎機能障害による）羊水量の減少，陣痛の抑制や促進，新生児期への薬剤の残留が問題になる．胎児への影響は，一般に分娩間近（矢印右方向）になるほど大きい．						

（文献2を参照して作成）

Q 妊娠中に使用できる鎮痛薬を教えてください

A 妊娠中の「痛み止め」として最も安全性が高い薬はアセトアミノフェン（カロナール®など，カテゴリーB）です．ジクロフェナク（ボルタレン®），ロキソプロフェン（ロキソニン®）などの非ステロイド系抗炎症薬（NSAIDs）の催奇形性については一定の結論が出ていませんが（成分によりカテゴリーB〜C，妊娠末期はカテゴリーD），流産のリスクを高めるという報告もあり，妊娠中の使用は控えたほうがよいでしょう．特に妊

表3 妊娠中の鎮痛薬

痛みの部位・種類	薬剤名・分類（商標名）	妊娠初期	妊娠中期	妊娠末期	胎児へのリスク
頭痛・体性痛全般	アセトアミノフェン（カロナール®・ピリナジン®など）	○	○	○	大量投与・連用をしなければ安全性が高い．妊娠中の解熱鎮痛薬として第一選択．
頭痛・片頭痛	漢方薬（呉茱萸湯・川芎茶調散など）	○	○	○	疫学的調査はないが，催奇形性や胎児毒性の報告はなく，妊娠中もしばしば使用される．
	NSAIDs（アスピリン®・ロキソニン®・ボルタレン®など）	×	△	×	着床障害・流産，胎児動脈管収縮・循環不全など
	トリプタン系薬剤（イミグラン®など）	△	△	△	催奇形性や胎児毒性は認められていないが，妊娠中の使用経験は不十分
	麦角アルカロイド（カフェルゴット®など）	×	×	×	子宮および血管の収縮作用，胎児死亡の報告あり
歯痛・咽頭痛	局所麻酔下の歯科治療	○	○	○	症状に応じて治療可能
	ポビドンヨード（イソジンガーグル®）	○	△	△	長期や広範囲の使用で胎児甲状腺機能低下
腰背部痛・四肢痛	パップ薬（MS冷シップ®など）	○	○	△	副作用報告なし
	外用NSAIDs（モーラステープ®・ボルタレンテープ®など）	△	△	×*	*胎児動脈管収縮を示唆する企業からの報告あり
内臓痛・術後疼痛	抗コリン薬（アトロピン®・ブスコパン®・ダグチル®など）	○	○	○	通常量であれば安全性が高い
	制酸薬（アルサルミン®・マーロックス®など）	○	○	○	消化管からの吸収が少なく安全
	H₂ブロッカー・PPI（ガスター®・タケプロン®など）	△	○	○	催奇形性や胎児毒性は認められていないが，妊娠初期の使用経験は不十分
	非麻薬性鎮痛薬（ペンタジン®・レペタン®など）	△	○	△	催奇形性は認められていないが，妊娠末期の使用で新生児呼吸抑制や離脱症状の可能性あり
	麻薬性鎮痛薬（コデイン・モルヒネ・フェンタニル・ペチロルファン®など）	○	○	△	同上 少量のコデインは比較的安全（習慣性に注意）
	硬膜外・くも膜下鎮痛法（局所麻酔薬・麻薬使用）	○	○	○	少量の薬剤で鎮痛効果が得られるので，胎児への影響は少ないが，母体の血圧低下に注意

○：非妊時と同様に使用できる　△：使用を控えるか，必要最小限の使用にとどめる　×：使用しない

（文献4：p98より）

娠末期には，胎児動脈管収縮・早期閉鎖による胎児循環不全・新生児肺高血圧症のリスク，胎児腎機能障害による羊水量減少をきたす可能性があり，NSAIDs使用は禁忌とされています．アセトアミノフェンの鎮痛効果はNSAIDsと比べて緩やかなため，効果が不十分な場合には，少量のリン酸コデイン（20 mg/回，1日3～4回）を併用して疼痛の緩和をはかることもあります．

硬膜外麻酔・脊髄くも膜下麻酔といった局所麻酔薬については，少量の薬剤で鎮痛効果を得られるので，胎児への影響は少なく，いずれの妊娠時期においても安全に使用することができます．ただし，母体の血圧低下と，

それに伴う子宮血流減少に注意する必要があります．

片頭痛についてですが，妊娠中（特に後期）にはホルモンバランスが安定し，約70％の妊婦が片頭痛から解放されるといわれています．予防的内服は原則行いません．妊娠中片頭痛の治療としては，まず非薬物療法（リラクゼーション，睡眠，患部のアイスパック）を行います．コーヒー・緑茶には抗片頭痛効果があるので，飲んでみると良いでしょう．効果がなければ，アセトアミノフェンを使用します．カフェルゴット®などのエルゴタミン製剤に直接的な催奇形性はないと考えられており，妊娠初期に気付かず数回頓服したとしても，それほど心配はいりません．しかし，エルゴタミンには子宮収縮作用・強力な血管収縮作用があるので，早産・胎児発育不良・胎児死亡の原因になります．したがって，妊娠中の内服は禁忌とされています．

その他，一般に使用される各種鎮痛薬と妊娠時期ごとの使用について表にまとめます．

Q 妊娠中の腰背部痛や四肢痛に対して，湿布薬を使用しても良いですか？

A 軽度の症状を含めれば，妊婦の過半数が妊娠中に腰背部や四肢の痛みを訴えます．これには妊娠中の体重増加に伴う脊椎・骨盤・下肢への負担増加や，妊娠子宮の増大に伴う重心の前方移動を支えるための腰椎前彎増強，妊娠性ホルモンによる骨盤靭帯の弛緩（仙腸関節・恥骨結合）などが関わっています．

一般に「シップ薬」と呼ばれる貼付薬は，正確には「パップ薬」といいます．その主成分はサリチル酸系の消炎鎮痛薬で，それに加えて清涼感をもたらすメンソールや温熱感をもたらす唐辛子エキスなどが配合されています（冷シップ・温シップ）．鎮痛効果はそれほど強くないですが，感触が良いので患者が希望することが多いです．胎児への悪影響は特に報告されていませんが，サリチル酸系薬剤は弱い胎児動脈管収縮作用を有するので，妊娠末期に大量に使用するべきではありません．

注意しなければならないのが，患者が「シップ薬」と呼ぶものの中に，モーラステープ®（ケトプロフェン経皮鎮痛消炎剤），ボルタレンテープ®などの非ステロイド系抗炎症外用薬（経皮吸収型NSAIDs）が含まれる場合があることです．これら外用薬は内服薬や坐薬と異なり，妊娠中の使用については「有益性が危険性を上回ると判断される場合にのみ投与」とされ「禁忌」とはなっていません．しかし，内服薬や坐薬と比べて血中濃度のピーク値は低いですが，貼付中には安定した血中濃度を保ち，大量に使用した場合には内服薬や坐薬に匹敵する吸収量となり，その一部は胎児へ移行します．実際，妊娠後期に8〜12枚/dayのモーラステープ®を常用していた妊婦から生まれた新生児に，動脈管早期閉鎖によると考えられる遷延性肺高血圧症，心不全が認められたという報告もあります．

患者から「シップを貼ってもいいですか？」と尋ねられたら，外用薬だからといって安易に使用せず，妊娠週数と症状をふまえて，適切と判断した場合にのみ慎重に処方するべきです．

Q 妊娠中の薬の使用について悩んだ場合，誰に相談すればよいですか？

A 厚生労働省の事業として，2005年10月，国立成育医療研究センター内に「妊娠と薬情報センター」が開設されました．その目的は，①妊娠中の薬剤使用について不安を抱える相談者の相談に応じること，②相談者の妊娠結果の調査を行い，新たなエビデンスを確立することです．

また，2012年11月現在，全国22ヵ所の病院に「妊娠と薬外来」が開設されています．

これら拠点病院のスタッフは，妊娠と薬情報センターでの研修を修了しており，国立成育医療研究センターと同様のカウンセリングを受けることが可能です．施設名，ホームページを記載しますので，参考にして下さい．

【妊娠と薬情報センター】
〒157-8535　東京都世田谷区大蔵2-10-1
国立成育医療研究センター内
TEL：03-5494-7845

表4　「妊娠と薬外来」での相談ができる病院（※2012年11月現在）

施設名	ホームページ
国立成育医療研究センター	http://www.ncchd.go.jp/kusuri/index.html
北海道大学病院	http://www.huhp.hokudai.ac.jp/
岩手医科大学附属病院	http://www.iwate-med.ac.jp/hospital/
仙台医療センター	http://www.snh.go.jp/
前橋赤十字病院	http://www.maebashi.jrc.or.jp/
筑波大学附属病院	http://www.s.hosp.tsukuba.ac.jp/
千葉大学医学部附属病院	http://www.ho.chiba-u.ac.jp/
埼玉医科大学病院	http://www.saitama-med.ac.jp/hospital/
横浜市立大学附属病院	http://www.fukuhp.yokohama-cu.ac.jp/
信州大学医学部附属病院	http://wwwhp.md.shinshu-u.ac.jp/
新潟大学医歯学総合病院	http://www.nuh.niigata-u.ac.jp/
金沢医療センター	http://www.kanazawa-hosp.jp/
長良医療センター	http://www.hosp.go.jp/~ngr/
名古屋第一赤十字病院	http://www.nagoya-1st.jrc.or.jp/
京都府立医科大学附属病院	http://www.h.kpu-m.ac.jp/
大阪府立母子保健総合医療センター	http://www.mch.pref.osaka.jp/
奈良県立医科大学附属病院	http://www.naramed-u.ac.jp/~hp/
神戸大学医学部附属病院	http://www.hosp.kobe-u.ac.jp/
広島大学病院	http://www.hiroshima-u.ac.jp/hosp
香川小児病院	http://www.hosp.go.jp/~kagawasy/
九州大学病院	http://www.hosp.kyushu-u.ac.jp/
鹿児島市立病院	http://www.kch.kagoshima.kagoshima.jp/

[文　　献]

1) 櫛田賢次, 林　昌洋 監修：妊娠・授乳とくすり Q & A. じほう, 2008
2) 佐藤孝道, 塩田恭子, 酒見智子：妊婦と薬物治療. 月刊薬事 48（2）, 2006
3) 日本医薬品集フォーラム：日本医薬品集：医療薬 2008 年版. じほう, 2007
4) 光田信明 編：ペリネイタルケア 2009 増刊. メディカ出版, 大阪, 2009
5) 柳沼　忞 訳：妊娠・授乳女性の薬ハンドブック第 3 版. メディカルサイエンスインターナショナル, 2008
6) American College of Obstetricians and Gynecologists. Patient Education Pamphlet AP 115；Easing back pain during pregnancy. Washington, DC, American College of Obstetricians and Gynecologists, 1997
7) Briggs GG et al：Drugs in Pregnancy and Lactation, 7th ed. Lippincott Williams & Wilkins, Philadelphia, 2005
8) Perinatology. com, Drugs in Pregnancy and Lactation（http://www.perinatology.com/）

VI 産褥期の麻酔

Q29 産後の生理学的，薬理学的変化

回答：医療財団法人足立病院 麻酔科 渡邉美貴

point

- 分娩から産褥期にかけて母体には様々な生理学的変化が生じ，産褥期にはその変化を把握し麻酔をする必要がある．
- 分娩中と同様，産後早期では胃内容物の排出時間は遅延する．分娩中にオピオイドの非経口投与を受けた妊婦は，その時間はさらに延長するため，分娩後の手術では誤嚥に注意する必要がある．
- 分娩後の卵管結紮術は硬膜外麻酔や脊髄くも膜下麻酔で行うことが望ましい．
- 揮発性麻酔薬には子宮弛緩作用があるため，分娩直後に揮発性麻酔薬を用いる場合には産後出血の危険性が高まることに注意する．
- 産後12〜36時間は揮発性麻酔薬のminimum alveolar concentration（MAC）は低下している．また，産褥期には筋弛緩薬の作用時間は延長する．

Q 産後の母体にはどのような変化が生じますか？

A

1．血行動態の変化

心拍出量は，分娩前に比べて分娩第1期の初めには10％，分娩第1期の後半では25％，分娩第2期では40％，分娩直後には75％以上増加します．これらの変化は，静脈還流量の増加に伴う一回拍出量の増加と交感神経系の活動の変化によるものです．分娩時には子宮収縮により300〜500 mLの血液が絨毛間腔から母体循環へ移動します（これをautotransfusionといいます）．分娩後の心拍出量は，妊娠子宮による大動静脈の圧迫の解除，下肢の静脈圧の減少，母体血管容量の減少により増加します．心拍出量は分娩後24時間で分娩前の値より低下し，分娩から12〜24週間後に妊娠前の状態へ回復します．心拍数は分娩直後に低下し，約2週間で妊娠前の状態へ回復しますが，その後数ヵ月は妊娠前よりやや低下した状態を維持します（図1）．

2．代謝・呼吸機能の変化

分時換気量は，分娩前に比べて分娩第1期で70〜140％，分娩第2期では120〜200％増加します．$PaCO_2$は10〜15 mmHgまで低下し，酸素消費量は，分娩第1期で40％，分娩第2期で75％増加します．これは分娩第2期に起こる過換気，子宮収縮，母体の娩出努力に起因するものです．

妊娠時に減少していた機能的残気量は，分娩後に増加しますが，分娩後1〜2週間は妊娠前に比べて低い値を示します．酸素消費量，一回換気量，分時換気量は少なくとも分娩後6〜8週間は高い値を維持します．肺胞二酸化炭素濃度や混合血二酸化炭素濃度は，分娩後

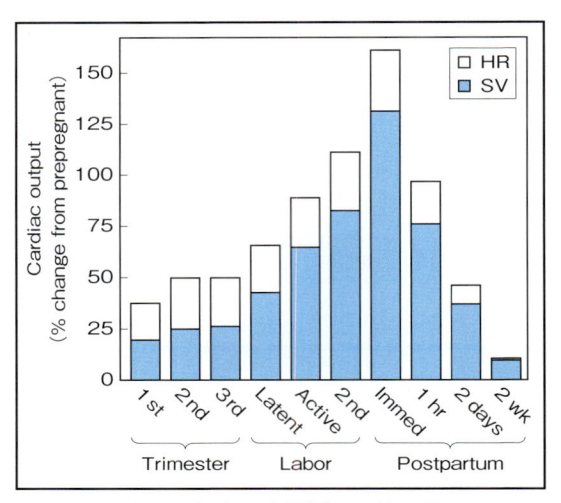

図1　妊娠中・分娩中・産褥期の心拍出量
妊娠中は第一期（〜16週），第二期（16〜28週）第三期（28週〜分娩）の最後に計測した値．分娩中は Latent phase, Active phase, 2nd stage の子宮収縮のない状態で計測した値．それぞれにおいて心拍数と一回拍出量を相対的に表示．（文献1：p17 より）

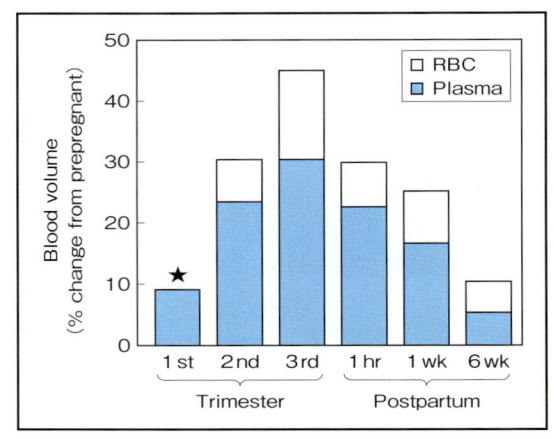

図2　妊娠時と産褥期の循環血液量
妊娠中は第一期（〜16週），第二期（16〜28週）第三期（28週〜分娩）の最後に計測した値．産褥期は経腟分娩後の値．赤血球の量（RBC）と血漿量（plasma）は実際のパーセンテージではなく，それぞれの時期の循環血液量の変化に伴い相対的な量を反映して表示．★は分娩第一期の最後に RBC が妊娠前の循環血液量より下回ったことを示す．（文献1：p22 より）

徐々に上昇しますが，分娩後 6〜8 週間は妊娠前に比べてやや低い値を示します．

3．血液・凝固機能の変化

通常の経腟分娩では，初期の産後出血は 600 mL 程度です．帝王切開術の出血量は，分娩後数時間を含めると，おおよそ 1000 mL とされます．帝王切開術では経腟分娩に比べて出血量が多いため，手術直後のヘマトクリット値は低下します．経腟分娩にしても帝王切開にしても，出血量は過小評価されることが多く，出血量が多くなればなるほど，実際の出血量と概算の出血量の食い違いが大きくなる傾向にあるので注意が必要です．

循環血液量は，分娩前に非妊娠時に比べて約 145％まで増加しますが，分娩後 1 週間で 125％まで減少し，その後 6〜9 週間かけて徐々に 110％にまで減少します（図2）．

ヘモグロビン濃度とヘマトクリット値は，分娩後 3 日間は低下しますが，その後 3 日間は血漿量の減少に伴い徐々に上昇し，分娩後 6 週間で妊娠前の状態へ回復します．

分娩開始から分娩後 1 日にかけて，抗線維素溶解活性の上昇に伴い，血小板数，フィブリノゲン，第Ⅷ因子，プラスミノゲンの濃度は急激に低下します．しかし，分娩後 3〜5 日では，フィブリノゲン濃度と血小板数は上昇するため血栓による合併症をひき起こしやすくなります．凝固系は分娩後 2 週間で妊娠前の状態へ回復します．

4．体液・体重の変化

妊娠中には細胞外液が大幅に増加します．産後利尿はこの状態を回復させる生理学的変化ともいえます．産後利尿は分娩後 2〜5 日に起こり，妊娠中に起きた血液増多症を改善させることになります．

分娩に伴い，胎児・胎盤の娩出，出血により体重は 5〜6 kg（胎児・胎盤 4 kg，羊水 1 kg）減少し，その後の利尿によりさらに 2〜3 kg 減少します．

5．消化管機能の変化

分娩中は胃の内容物の排出時間は遅延し，

胃酸分泌も抑制されています．産褥早期でも胃内容物の排出時間は遅く，分娩中にオピオイドの非経口投与を受けた妊婦では，その時間はさらに延長します．分娩後 18 時間で妊娠前の状態へ回復します[1,2]．

Q 産褥期に行われる手術はありますか？

A 永久的な避妊法として卵管結紮術を選択する女性もいます．卵管結紮術はどのような時期でも行うことはできます．しかし，合併症がなく，お産も問題なく経過した女性の場合，産褥期の早期であれば有利になる点がいくつかあります．産後数日は子宮底が臍近くにあるため，卵管へのアプローチが容易になる点．腹腔鏡下手術よりも，小切開不妊手術のほうが膀胱裂傷や血管損傷のような合併症の危険性が低い点．卵管結紮術のために改めて入院や手術をしなくてもよい点などです．

Q 卵管結紮術の麻酔方法はどのようなものがありますか？

A 局所麻酔，硬膜外麻酔，脊髄くも膜下麻酔，全身麻酔で行うことができます．それぞれの麻酔方法に利点，欠点がありますが，硬膜外麻酔や脊髄くも膜下麻酔で行うことが推奨されています．

Q 卵管結紮術の麻酔で気をつけなければならないことを教えてください

A The American Society of Anesthesiologists（ASA）の "Practice Guidelines for Obstetric Anesthesia" では以下の項目を挙げています[3]．

①産褥期の卵管結紮術では，術前 6〜8 時間の固形物の摂取は避ける．②誤嚥予防策を講じる．③手術の時期や麻酔方法の選択は個々の患者で行われるべきであり，それには麻酔科的危険因子（硬膜外麻酔および脊髄くも膜下麻酔にするか全身麻酔にするかの選択），産婦人科的危険因子（出血など），患者の希望などが考慮されるべきである．④産褥期に行われる多くの卵管結紮術では全身麻酔よりも硬膜外麻酔や脊髄くも膜下麻酔が望ましい．分娩中にオピオイドの投与を受けた患者は，胃の内容物排出時間が延長していることや分娩時鎮痛のために留置した硬膜外カテーテルを出産から長時間経過して用いる場合には麻酔がうまくいかない可能性が高くなることに注意するべきである．⑤分娩後の卵管結紮術が患者の退院前に行われる場合には，分娩室での患者のケアを妨げるような時期には行われるべきではない．

Q 卵管結紮術をする際の硬膜外麻酔・脊髄くも膜下麻酔について詳しく教えてください

A 硬膜外麻酔や脊髄くも膜下麻酔は分娩後の卵管結紮術には適しているといえます．いずれにしても気道閉塞，低換気，誤嚥などの危険性を軽減することができます．

また，卵管の露出や操作で生じる内臓痛を抑えるには，T4までの感覚遮断が必要となります．どちらの麻酔方法を選択するかは，患者の希望や麻酔科医の判断によります．

経産婦で産後に卵管結紮術を予定されている場合には，分娩時に硬膜外鎮痛法を用いるのも良い手段かもしれません．硬膜外麻酔を分娩後の卵管結紮術に用いることができるからです．しかし，オピオイドの非経口投与は胃の内容物排出時間を遅延させ，手術中の誤嚥の危険性が高くなるので避けなくてはなりません．患者の状態が落ち着いていれば，分娩直後に卵管結紮術を施行することもできます．まず，晶質液で輸液負荷を行い，硬膜外腔へ試験投与量の局所麻酔薬を投与してカテーテルの血管内迷入や脊髄くも膜下迷入がないことを確認し，適切なレベルまで麻酔域を拡げていきます．分娩から手術までの期間が10時間以上あいてしまう場合には，分娩時に挿入した硬膜外カテーテルでは硬膜外麻酔がうまくいかない可能性が高くなるため注意が必要です．

脊髄くも膜下麻酔は硬膜外麻酔よりもいくつか良い点があります．硬膜外麻酔では，多量の局所麻酔薬を使うため，局所麻酔薬の血管内誤注入や心毒性が現れる危険性が高くなります．また，硬膜外麻酔では局所麻酔薬の投与から実際手術を行うまでの時間が長くなります．脊髄くも膜下麻酔は，手技も簡便で，作用発現時間も早く，深麻酔と運動神経遮断が得られることが利点といえるでしょう．

分娩後の女性では脊髄くも膜下麻酔で低血圧になる頻度は妊婦に比べて低いとされています．分娩直後の子宮から母体への血液の移行により循環血液量が増えることや，大動静脈の圧迫が解除されるためです．

Q 産後の局所麻酔薬の必要量はどうなりますか？

A 妊娠中は，硬膜外麻酔・脊髄くも膜下麻酔の局所麻酔薬の必要量は減少します．しかし，分娩後8〜24時間経過した患者で，脊髄くも膜下麻酔を用いて卵管結紮術を施行する際に，帝王切開術の麻酔薬の必要量に比べてブピバカインが30％多く必要であったという報告があります[4]．詳しい理由は明らかではありませんが，胎盤娩出により血漿中，脳脊髄液中のプロゲステロン値が急激に低下することに関与しているのではないかといわれています．分娩後12〜36時間で局所麻酔薬の必要量は妊娠前の状態へ回復します．

Q 産褥期の全身麻酔で気をつけなければいけないことは何ですか？

A 1．気道管理
母体の誤嚥については，麻酔をする際の危険因子として考えておかなければなりません．しかし，産後の卵管結紮術における1年間の追跡調査においては，母体死亡例は報告されていません[5]．妊娠時には様々な要因が誤嚥の危険因子として挙げられますが，そのうちのいくつかが分娩により解除されるためと考えられています．

しかし，産褥期であっても全身麻酔をする際には絶飲食の期間と分娩中の非経口オピオイドの投与の有無について確認しておく必要があります．また，麻酔導入の際には輪状軟骨の圧迫をしながら迅速導入を行い，気管内

挿管をし，適切なモニター下で呼吸管理を行うべきです．

2．揮発性麻酔薬の子宮収縮への影響

揮発性麻酔薬には子宮弛緩作用があるため，分娩直後に揮発性麻酔薬を用いた場合には産後出血の危険性は高くなります．ハロセンやエンフルランでは，0.5 MAC を超えると子宮の生理学的収縮が阻害され，1.0 MAC に近づくとオキシトシンの反応も抑制されると報告されています[6]．経産婦は分娩後の子宮弛緩症の危険性が高いため，高濃度の揮発性麻酔薬の投与で分娩後に突然の出血をひき起こすことも考えられます．よって，産褥期には高濃度の揮発性麻酔薬の投与は避けるべきです．

3．揮発性麻酔薬の MAC

イソフルレンの分娩後の MAC については，分娩後 12 時間ではおおよそ 0.75%[7] 12 時間〜24 時間では 1.04%であり，72 時間後に妊娠前の状態へ回復するとされ[8]，妊娠中に低下した MAC は分娩後 12〜36 時間は低下したまま経過します．

4．筋弛緩薬作用

妊娠中には血漿中のコリンエステラーゼ活性が変化するため，産褥期にも脱分極性・非脱分極性筋弛緩薬の作用に変化が生じます．分娩第 1 期にコリンエステラーゼ活性が急激に低下し，分娩から分娩後 1 週間まで低下した状態が持続するため，妊娠前に比べてサクシニルコリンの必要量は減少し，回復時間も延長します．

非脱分極性筋弛緩薬の作用持続時間も延長します．ロクロニウムで約 25%[9]，ベクロニウムで 50%以上[10] 作用時間が延長します．

[文　献]

1) Gaiser R：Physiologic changes of pregnancy. In "Chestnut's Obstetric Anesthesia：Principles and Practice, 4th edition" ed. Chestnut DH. Mosly Elsevier, Phyladelphia, pp15-25, 2009
2) Gary CF：Chapter 30：The porperium. In "Williams Obsterics, 23rd edition" McGraw Hill, pp646-649, 2009
3) Practice Guidelines for Obstetric Anesthesia：An updated report by the American Society of Anesthesiologists Task Force on Obstetric Anesthesia. Anesthesiology 106（4）：843-863, 2007（April）
4) Abouleish EI：Postpartum tubal ligation requires more bupivacaine for spinal anesthesia than does cesarean section. Anesth Anal 65：897-900, 1986
5) Hawkins JL：Anesthesia-related maternal mortality. Clin Obstet Gynecol 46（3）：679-687, 2003
6) Marx GF, Kim YI, Lin CC et al：Postpartum uterine pressure under halothane or enflurane anesthesia. Obstet Gynecol 51：695-698, 1978
7) Zhou HH, Norman P, DeLima LGR：The minimum alveolar concentratioin of isoflluane in patients undergoing bilateral tubal ligation in the postpartum period. Anesthesiology 82：1364-1368, 1995
8) Chan MTV, Gin T：Postpartum changes in the minimum alveolar concentration of isoflurane. Anesthesiology 82：1360-1363, 1995
9) Puhringer FK, Spart HJ, Mitterschiffthaler G et al：Extended duration of action of rocuronium in postpartum patients. Anesth Analg 84：352-354, 1997
10) Hawkins JL, Adenwala J, Camp C et al：The effect of H2-receptor antagonist premedication on the duration of vecuronium-induced neuromuscular blockade in postpartum patients. Anesthesiology 71：175-177, 1989

VI 産褥期の麻酔

Q30 麻酔薬の母乳への移行

回答：横浜市立大学附属病院 麻酔科　伊奈川　岳(いながわ　がく)

☞ point

- ほとんどの薬剤は，投薬中でも授乳は可能である．
- 授乳中止により，多くの母乳の利点が失われることを十分に考慮する．
- 無痛分娩中の硬膜外へのフェンタニルの投与に関しては，母乳育児期間を短くするという報告がある．
- 添付文書の記載は十分な情報を提供していないことがあるので，他のガイドラインなどを参照する．

Q 授乳中の薬剤投与の原則を教えてください

A 投薬された薬剤は母乳中に移行しますがその量はわずかであり，ほとんどの薬剤が授乳中でも安全に使用できるといわれています．

授乳中の薬剤投与に関して，一般の方は強い関心をもっています．薬剤の添付文書にも，授乳中の安全性を保証する記載は見当たりません．医療者は乳児への影響を過大視するあまり，授乳を禁止することがあります．人工乳が手軽に使用できることも，授乳中止を促す要因となっています．しかしながら母乳には，乳児の栄養・免疫だけでなく，母児相互

表1　授乳と薬剤に関する要点

- 不必要な投薬は避ける．ハーブ，大量のビタミン剤，一般的でないサプリメントなど必要のないものは避ける．
- Relative Infant Dose（RID）が10％以下であれば，ほとんどの薬剤は安全である．大部分の薬剤のRIDは1％未満である．
- 新しい薬剤よりも，これまでに蓄積されたデータのある薬剤を選択する．
- 乳児のリスクを評価する．未熟児や新生児の場合にはより注意が必要である．一方，月齢の高い乳児に対しての注意はそれよりも少なくてよい．
- 出生後，最初の3～4日は母乳の量が少ないため，投薬を行っても乳児に影響を及ぼすことは一般的に少ない．
- 症状のあるうつ病や精神障害は治療が推奨される．これらの疾患への投薬の多くは安全である．
- 授乳中の母親にとって大部分の薬剤は安全である．人工乳の不利益はよく知られており，明らかにされている．
- ある種の薬剤，特に放射性物質を使用する場合には，授乳を数時間または数日中止する必要がある場合がある．ガイドラインを参照のこと．
- 半減期が短く，蛋白結合率が高く，経口生体内利用率が低く，高い分子量の薬剤を選択する．

の情緒形成を促し，また小児がんや生活習慣病のリスクを減らすなど，授乳後長期的にも影響を及ぼすことが知られています．母親に対しては産後の回復を早め，乳がん・卵巣がん・子宮体がんのリスクを軽減するなどの多くの利点をもつことが知られています．この母乳の利点は，最近米国小児科学会から出された「母乳と母乳育児に関する方針宣言」の中でもさらに強調されており，母乳育児が乳児栄養の標準であると位置付けられています[1]．授乳を中止すると母乳の分泌量は減少し，乳腺炎，乳管閉塞などが生じる可能性があります．また，母親は自分の投薬のために授乳中止となったという罪の意識を感じることになるかもしれません．また，人工乳を与えた場合，哺乳瓶のほうが吸いやすいため，乳児の中には再開の際に，直接乳房から飲むことが困難となるケースもあるようです．

表2　乳児への薬の移行を少なくする投与法

①必要最低量の薬剤を使用する
②短時間作用の薬を選択する
③授乳直後に薬を服用する．次回授乳までの時間を空ける
④母乳中の量が最少となる薬を選択する

　授乳中の薬剤投与は，母体の必要性と乳児の安全性を考慮し決定する必要があります．授乳中の薬剤投与に関してはHale[2]の原則が参考になります（表1）．投薬された薬剤は母乳中に移行しますが，その量はわずかであり，児への移行量は母体投与量の1％以下であると言われています．ほとんどの薬剤が授乳中でも安全に使用できるといわれています．そして投薬に際しては，乳児への薬の移行を少なくするように心がけます（表2）．母乳中に薬剤が移行するというだけでは，授乳禁止の理由にはなりません．

Q どのような薬剤が母乳中に移行しやすいですか？

A 分子量が小さく，塩基性，脂溶性で，蛋白結合率が低く，半減期の長い薬剤が母乳中に移行しやすいです（表3）．

1．分子量
　臨床使用の多くの薬剤の分子量は250～500程度です．一般的に200以下の分子量の薬剤では容易に母乳中に移行しますが，分子量の高い薬剤では移行しにくくなります．

2．イオン化
　基本的に，生体膜は非イオン化型の薬剤のみを通過させます．多くの薬剤は弱酸または弱塩基に属します．母体の血漿のpHは約7.4で，成乳は約6.8といわれています．そのため，弱塩基性のほうが母乳中に移行しやすくなります．

3．脂溶性
　生体膜は脂質であるため，水溶性の薬剤よ

表3　母乳中に移行しやすい薬剤の因子

・分子量　　：分子量200以下の薬剤
・イオン化　：非イオン化，弱塩基性薬剤
・脂溶性　　：脂溶性薬剤
・蛋白結合率：低い蛋白結合性
・半減期　　：長い半減期

りも脂質性の薬剤のほうが生体膜を通過しやすくなります．また，脂溶性の高い薬剤は母乳中の脂肪に容易に取り込まれます．

4．蛋白結合率
　血漿蛋白と結合した薬剤は，細胞膜を通過することができません．血漿蛋白に結合していない遊離型の薬剤のみが母乳中に移行します．そのため，蛋白結合性が低い薬剤の場合には母乳中に移行しやすくなります．

5．半減期
　長い半減期の薬剤は長期間母乳中に移行

し，乳児の体内に蓄積する量も増えます．一般に乳児の半減期のほうが成人よりも長いため，長い半減期の薬剤は乳児に蓄積しやすくなります．

Q 一般的に用いられる麻酔薬は母乳移行しますか？

A 一般的に使用される麻酔薬の母乳移行に関して，米国小児科学会（AAP）[3]，UNICEF/WHO[4]のガイドライン，Hale[2]，Briggs[5]の成書の記載をまとめます（表4）．ジアゼパムとミダゾラムは反復投与により児に対して影響があるといわれています．またアスピリンはアスピリン中毒の報告があり，影響がある可能性があります．新生児のサリチル酸塩排泄は遷延しており，アスピリンを含んだ製剤は可能なかぎり避けるべきです．他の薬剤は比較的安全に使用でき，麻酔から覚醒後の授乳は可能です[6]．未熟児や合併症を有する新生児の場合には，代謝が十分でなく，薬剤に対する感受性が高いことがあり注意が必要です．

1．吸入麻酔薬

a）亜酸化窒素
母乳移行に関する報告はありませんが，短い半減期のため児に与える影響はないと考えられます．AAPの評価では，授乳中の母親で使用可能．WHOの評価でも使用可能．

b）イソフルラン
母乳移行に関する報告はありませんが，母乳を介した児への影響は低いと考えられています．

c）セボフルラン
母乳を介した児への影響は非常に低いといわれています．

d）ハロセン
母乳中に移行するが，微量であるといわれています．AAPの評価では授乳中の母親で使用可能．WHOの評価でも使用可能．

2．静脈麻酔薬

a）プロポフォール
母乳中に移行するが，微量といわれており使用可能．

b）チオペンタール
AAPの評価では，授乳中の母親で使用可能．WHOの評価でも使用可能．

c）ケタミン
母乳移行に関する報告はない．WHOの評価では使用可能．

d）ジアゼパム
嗜眠と体重増加不良の報告がある．母乳中での蓄積の可能性があり，授乳中の使用は推奨されない．AAPでの評価は，児への影響は不明であるが懸念される薬剤．WHOは，単回投与であれば使用可能，頻回投与の場合，可能であれば避ける．

e）ミダゾラム
授乳中の使用は推奨されない．AAPでの評価は，児への影響は不明であるが懸念される薬剤．

3．麻　薬

a）モルヒネ
AAPの評価では授乳中の母親で使用可能であるが，長期使用の影響は不明．WHOは，単回投与であれば使用可能，頻回投与の場合，可能であれば避ける．

b）フェンタニル
通常使用量での母乳中の濃度は低く，生体利用率も低いため安全に使用できる．AAPの評価では，授乳中の母親で使用可能．

c）レミフェンタニル
母乳移行に関する報告はない．ラットでは

表4 授乳中における麻酔薬の評価

薬剤	AAP	WHO	Hale	Briggs	RID	M/P	半減期	分子量	pKa	添付文書記載
亜酸化窒素	—	使用可能	安全性中等度	使用可能	—	—	<3min	44	—	授乳婦への記載なし
セボフルラン	—	—	安全性中等度	おそらく使用可能	—	—	1.8～3.8h	200	—	授乳婦への記載なし
ハロセン	通常使用可能	使用可能	比較的安全	おそらく使用可能	—	—	—	197	—	授乳婦への記載なし
プロポフォール	—	—	比較的安全	おそらく使用可能	4.44	—	1～3day	178	11	投与する場合には授乳を避けさせる
チオペンタール	通常使用可能	使用可能	安全性中等度	—	2.5	0.3～0.4	3～8h	264	—	授乳婦への記載なし
ジアゼパム	不明、懸念される	頻回投与を避ける	安全性中等度	有害の可能性	8.2	0.2～2.7	43h	285	3.4	投与する場合には授乳を避けさせる
ミダゾラム	不明、懸念される	—	比較的安全	有害の可能性	0.63	0.15	2～5h	326	6.2	投与する場合には授乳を避けさせる
モルヒネ	通常使用可能	頻回投与を避ける	安全性中等度	おそらく使用可能	10.7	1.1～3.6	1.5～2h	285	8.1	投与する場合には授乳を避けさせる
フェンタニル	通常使用可能	—	比較的安全	—	3	—	2～4h	336	8.4	投与する場合には授乳を避けさせる
レミフェンタニル	—	—	安全性中等度	おそらく使用可能	—	—	10～20min	412	7.07	授乳婦への記載なし
リドカイン	通常使用可能	使用可能	比較的安全	おそらく使用可能	2.86	0.4	1.8h	234	7.9	授乳婦への記載なし
ブピバカイン	—	—	比較的安全	—	1.15	—	2.7h	288	8.1	授乳婦への記載なし
ロピバカイン	—	使用可能	比較的安全	おそらく使用可能	—	—	4.2h	328	8.07	授乳婦への記載なし
アスピリン	副作用あり、投与注意	長期投与を避ける	安全性中等度	有害の可能性	2.52～9.4	0.03～0.08	2.5～7h	180	—	投与する場合には授乳を避けさせる
アセトアミノフェン	通常使用可能	使用可能	最も安全	使用可能	6.41	0.91～1.42	2h	151	9.5	授乳婦への記載なし
ジクロフェナック	—	—	比較的安全	おそらく使用可能	1	—	1.1h	318	4	投与する場合には授乳を避けさせる
フルルビプロフェン	—	—	比較的安全	使用可能	—	0.008～0.013	3.8～5.7h	244	4.2	投与する場合には授乳を避けさせる
インドメタシン	使用可能	—	安全性中等度	おそらく使用可能	1.2	0.37	4.5h	357	4.5	投与中は授乳を中止させる

AAP：米国小児科学会、WHO：UNICEF/WHO、Hale：Hale TW、Briggs：Briggs GG、Freeman RK、Yaffe SJ：Drugs in Pregnancy and Lactation、RID：Relative infant dose、M/P：milk/plasma ratio
RID、M/P、半減期、分子量、pKaの値はHale TW：Medications and Mother's Milk：thirteen edition から引用した

母乳に移行する．分子量と高い脂溶性の性質から，ヒトでも移行すると考えられる．他のモルヒネ・フェンタニルの麻薬が，AAP の評価では授乳中の母親で使用可能と評価されていることと，短い半減期により，使用 2～3 時間後の児への影響は少ないと考えられている．

4．局所麻酔薬

a）リドカイン

AAP の評価では，授乳中の母親で使用可能．WHO の評価でも使用可能．

b）ブピバカイン

WHO の評価では使用可能．

5．筋弛緩薬

a）サクシニルコリン

母乳移行に関する報告はない．薬剤はすぐに不活性化されるため，活性型が母乳中に移行することはないと考えられる．

b）ベクロニウム

母乳移行に関する報告はないが，低い脂溶性とイオン化のために母乳移行は低いと考えられ，乳児への影響は少ないと考えられる．

c）パンクロニウム

母乳移行に関する報告はないが，イオン化しているため母乳移行は少ないと考えられる．また腸管からの吸収は低い．

d）ロクロニウム

母乳移行に関する報告はないが，イオン化しているため母乳移行は少ないと考えられる．

6．鎮痛薬

a）アスピリン

代謝性アシドーシスの報告あり，AAP の評価では，副作用があり投与は注意．WHO の評価では時々の使用は可能だが，頻回の使用はできれば避ける．

b）アセトアミノフェン

AAP の評価では授乳中の母親で使用可能．WHO の評価では使用可能．授乳中に安全に使用できる．

c）ジクロフェナック

授乳中での使用報告はないが，半減期の短さと毒性データから，授乳中投与の危険は少ないと言われている．

d）フルルビプロフェン

母乳中への移行はごく少量であり，使用可能．

e）インドメサシン

児の摂取量は母体投与量の 0.18％ であり，AAP の評価では授乳中の母親で使用可能．

Q 帝王切開後のモルヒネの静脈投与は母乳移行するのですか？

A 通常使用量のモルヒネの静脈投与における母乳移行は微量であり，授乳は差し支えないと報告されています[7]．

7 人の母親に対して全身麻酔の帝王切開後に iv PCA を行い，12～48 時間後に血漿と母乳の採取を行い，モルヒネ濃度を検討した研究があります．iv PCA の設定は，初期投与量 4 mg で Visual Analogue Scale が 3 未満になるまで 1 mg ずつ 10 分ごとに投与した後，ボーラス 1 mg，ロックアウト 10 分，最大投与量 20 mg/4h で行いました．モルヒネの使用量は，手術当日が 0.58 mg/kg，2 日目が 0.17 mg/kg でした．母乳のモルヒネとその活性代謝産物である morphine-6 glucuronide の濃度は，7 人中 3 人では検出濃度以下でありモルヒネの M/P 比は常に 1 未満であったと報告されています．結論として，通常使用量のモルヒネの iv PCA であれば，乳汁移行は微量であり，授乳をして差し支えないとしています．ただ，1 ヵ月以下の乳児の場合には

年長児に比較すると，モルヒネのクリアランスが低下しており，半減期が長いといわれているため，投与中は注意深い観察が必要です．

Q 帝王切開の際に硬膜外に投与した局所麻酔薬は母乳移行しますか？

A 通常使用量のリドカイン，ブピバカインは使用可能と評価されています．

硬膜外へのリドカイン，ブピバカイン投与した際の薬剤の母乳移行を検討した報告があります[8]．この研究での局所麻酔薬の平均使用量はリドカイン 183.3 mg，ブピバカイン 82.1 mg でした．その報告によるとリドカイン，ブピバカイン，ブピバカインの代謝産物である pipecolylxylidine は母乳移行するものの，通常使用量では母乳中の濃度は低く安全に使用できるとしています．リドカインは AAP の評価でも，WHO の評価でも使用可能との評価となっています．また，ブピバカインは WHO の評価では使用可能と評価されています．ロピバカインに関しては母乳移行に関するヒトのデータはありませんが，硬膜外投与後の血中濃度は非常に低く，乳児に及ぼす影響は少ないと考えられています．

Q 無痛分娩での硬膜外へのフェンタニルの使用は，母乳育児に影響を及ぼすのですか？

A 母乳育児期間を短くするという報告と母乳育児期間に影響しないという報告があります．

硬膜外へのフェンタニル投与が母乳育児に影響を及ぼすという報告があります．Beilin らは，母乳育児を行った経験のある妊婦を対象として，prospective, randomized, double-blind 研究を行っています．硬膜外フェンタニルの総投与量を 0 μg，中用量投与（150 μg 以下），高用量投与（150 μg 以上）の 3 群に分けた時の，母乳育児に関して検討を行いました．高用量投与群では分娩 6 週間後に母乳育児を中止している人が 17％であり，中用量投与群，コントロール群の 5％，2％に比べ，授乳中止の人の割合が有意に多かったと報告しています[9]．短期的に児に影響を及ぼすことはなかったのですが，適切な母乳育児行動が妨げられ，その結果として人工栄養になったと推測されます．本研究の限界として，①11％のデータ回収がされていないこと．②6週間後の母乳育児の評価法が十分でない可能性，③対象者の背景のバランスが取れていない可能性，④生理学的・薬理学的な機序が明確でない，などが挙げられています[10]．

一方，別の 1,054 人の未産婦を対象とした randomized study では，硬膜外への fentanyl の投与と母乳育児の開始・期間との関係はない，という結果が報告されています．この研究では，局所麻酔単独群，combined spinal epidural 群，low dose infusion 群に分けて combined spinal epidural 群，と low dose infusion 群には硬膜外への fentanyl 投与を行いました．さらに硬膜外麻酔を行わなかった妊婦も加え，分娩 12 ヵ月後の授乳の状況の解析を行っています．その結果，高齢と非白人が母乳育児の予測因子でしたが，硬膜外への fentanyl 投与の有無と母乳育児期間との関係は認められませんでした[11]．

無痛分娩で硬膜外麻酔を用いるのは一般的に行われています．特に最近では，オピオイドを加え局所麻酔薬の濃度を低く抑え，下肢の運動機能を保つ硬膜外麻酔がよく用いられ

ています．硬膜外へのフェンタニル投与が母乳育児に影響を及ぼすのかどうか，今後の研究に期待します．

Q 薬剤添付文書では「授乳中の婦人には，本剤投与中は授乳を避けさせる」と記載がありますが…

A 授乳中の薬剤投与に関しては，薬剤の母乳移行が問題ではなく，児に影響を及ぼすかどうかを考える必要があります．日本の薬剤添付文書の記載は十分な情報を提供していないこともあるため，他のガイドラインなどの情報を基に説明を行う必要があります．

わが国の医薬品の約 3/4 が添付文書中に，薬剤投与中は授乳を避けるとの記載があります．その理由の多くが，ヒト母乳中に移行するもしくは動物乳汁中に移行するため，となっています．授乳中の薬剤投与に関しては，薬剤の母乳移行が問題ではなく，児に影響を及ぼすかどうかを考える必要があります．米国小児科学会（AAP）[3]や UNICEF/WHO[4]などの国外のガイドラインでは，根拠となる論文を示したうえで，多くの薬剤は母乳に移行するが，乳児への影響は少ないため授乳可能としています．また，海外の薬剤と母乳に関する参考資料の中には，各薬剤の M/P 比，RID（relative infant dose）などの値を示したものもあり，薬剤投与の判断の材料としては適しています[2,5]．一方，日本の薬剤添付文書は，判断の基準となる指標などが示されておらず，十分な情報を提供しているとはいえません．

表5 妊婦・産婦・授乳婦への投与に関する表現方法

1．投与しないこと
2．投与しないことが望ましい
3．治療上の有益性が危険性を上回ると判断される場合にのみ投与すること
4．減量または休薬すること
5．大量投与を避けること
6．長期投与を避けること
7．本剤投与中は授乳を避けること
8．授乳を中止させること

また，日本の添付文書の記載もわかりやすい表現となってはいません．医薬品添付文書の中で，「治療上の有益性が危険性を上回ると判断される場合のみ投与すること」という記載が表現上で最も安全であることを示す記載内容です（表5）[12]．副作用など問題が生じた場合には，最終的な責任は処方した医師が責任を負うことになるため，現時点の臨床の現場では，薬剤投与が児に与える影響，授乳を止めることによって起こりうる不利益に関して，十分な説明を行った後に投薬を行う必要があります．日本の薬剤添付文書が，授乳婦と乳児の健康に対する重要な情報源となることが望まれます．

> **メモ**
>
> ● 母乳を介して薬剤が乳児に移行する程度の指標として M/P 比，RID（relative infant dose），EI（exposure index）があります．
>
> M/P（milk/plasma ratio）＝母乳中の薬剤濃度/母親の血漿中の薬剤濃度
> 　血液中から母乳中への移行のしやすさを表します．この値が高いことは，血中から母乳中に薬剤が移行しやすいことを示します．測定時期によって値は異なるため，その評価には注

意が必要です．M/P 比＜1 の場合は母乳への移行量が少なく，M/P 比＞1〜5 の場合は母乳移行量が比較的多いと判断されます．ただし，M/P 比はあくまで比であり，母体血漿薬物濃度，母乳中薬物濃度ともに高値の薬物の場合，相対的に低い値となるため注意が必要です．

RID（relative infant dose）＝乳児の薬剤摂取量（mg/kg/day）/母親の薬剤摂取量（mg/kg/day）

母親への投与量に対する乳児の摂取量の割合．低値であるほうが好ましく，10％以下であれば安全と考えられており，1％以下であればまず問題になりません．また，RID が高い薬物でも児の腎機能が正常であれば影響を及ぼさないこともあります．

EI（exposure index）＝1 日に飲む母乳量×(M/P ratio)/CL_I
CL_I＝児のクリアランス（mL/kg/min）

薬剤の影響をクリアランスも考慮に入れ，評価を行う指標です．M/P が高くても，クリアランスが高ければ，乳児への影響は少ないのですが，M/P が低くても，クリアランスが低ければ影響を及ぼすことがあります．算出にはクリアランスが必要です．10％以下であれば薬剤の影響は少ないと考えられます．

TOPICS

≪コデインと授乳≫

授乳中の母親が薬剤の代謝異常を伴う場合には，乳児の薬剤過量摂取が生じる可能性があります．

コデイン使用中の母親から授乳を受けた乳児が，モルヒネ過量摂取となり死亡したという報告がなされました[13]．コデインはシトクロム P-450 酵素のアイソフォームである CYP2D6 によりモルヒネに代謝され，鎮痛作用を示し，欧米では一般的に用いられています．CYP2D6 が通常の活性である場合には，母乳へのモルヒネ移行量はわずかであるのですが，CYP2D6 に変異のある ultra-rapid metabolizer の場合には，コデインからモルヒネへの変換が加速され，かつ変換される割合も増えるため血液中・母乳中のモルヒネ濃度が増加し，乳児のモルヒネ過量摂取が生じる可能性があります．この報告中の乳児の血中モルヒネ濃度は，通常のコデイン投与中の 30 倍以上で，遺伝子検査により母親は，ultra-rapid metabolizer と診断されています．ultra-rapid metabolizer の頻度は人種間で異なり，エチオピア人などでは 29％と報告されていますが，日本人では 1％以下といわれています．コデインは鎮咳薬としても用いられており，これまで授乳中でも安全に使用できるといわれていた薬剤です．多くの薬剤は授乳を中止する必要はないといわれていますが，母親が薬剤の代謝異常を伴う場合には，乳児の薬剤過量摂取が生じる可能性があります．薬剤投与中の授乳に際しては，乳児の注意深い観察が必要です．

[文　献]

1) American Academy of Pediatrics Section on Breastfeeding：Breastfeeding and the use of human milk. Pediatrics 129：827-841, 2012
2) Hale TW：Medications and Mothers' Milk, 15th edition. Hale Publishing, Amarillo, Texas, pp7-19, 2012
3) American Academy of Pediatrics Committee on Drugs：Transfer of drugs and other chemicals into human milk. Pediatrics 108：776-789, 2001
4) World Health Organization；UNICEF. Breastfeeding and maternal medication：Recommendation for drugs in the eleventh WHO model list of essential drugs. 2002
http://www.who.int/child_adolescent_health/documents/55732/en/index.html
5) Briggs GG, Freeman RK, Yaffe SJ：Drugs in Pregnancy and Lactation, 8th ed. Lippincott Williams & Wilkins, Philadelphia, 2008
6) Spigset O：Anaesthetic agents and excretion in breast milk. Acta Anaesthesiol Scand 38：94-103, 1994
7) Baka NE, Bayoumeu F, Boutroy MJ et al：Colostrum morphine concentrations during postcesarean intravenous patient-controlled analgesia. Anesth Analg 94：184-187, 2002
8) Ortega D, Viviand X, Lorec AM et al：Excretion of lidocaine and bupivacaine in breast milk following epidural anesthesia for cesarean delivery. Acta Anaesthesiol Scand 43：394-397, 1999
9) Beilin Y, Bodian CA, Weiser J et al：Effect of labor epidural analgesia with and without fentanyl on infant breast-feeding：a prospective, randomized, double-blind study. Anesthesiology 103：1211-1217, 2005
10) Halpern SH, Ioscovich A：Epidural analgesia and breast-feeding. Anesthesiology 103：1111-1112, 2005
11) Wilson MJ, Macarthur C, Cooper GM et al：Epidural analgesia and breastfeeding：a randomised controlled trial of epidural techniques with and without fentanyl and a non-epidural comparison group. Anaesthesia 65：145-153, 2009
12) 河田　興, 伊藤　進：母体への薬剤投与と母乳—添付文書の記載の問題点—. 周産期医学 32 増刊：591-595, 2002
13) Koren G, Cairns J, Chitayat D et al：Pharmacogenetics of morphine poisoning in a breastfed neonate of a codeine-prescribed mother. Lancet 368（9536）：704, 2006

VII 妊産婦救急

Q31 産褥出血の管理と麻酔

回答：浜松医科大学 集中治療部　谷口 美づき

point

- 産褥出血には，大量かつ急速に出血し，DIC に進行しやすいという特徴があるため，早急な判断と治療の開始が重要である．
- 「産科危機的出血への対応ガイドライン」および「危機的出血への対応ガイドライン」を参考に，出血に対する管理を行う．
- 区域麻酔による帝王切開中に産褥出血をきたした場合，全身麻酔への変更は迅速に判断すべきである．
- 気道浮腫をきたす前に！　患者が出血性ショックになる前に！

Q 産褥出血の特徴を教えてください

A

1．大量かつ急速な出血

子宮収縮が不十分な場合等には，胎盤剥離面から子宮－胎盤血流量と同様の流速（450〜600 mL/min）で出血し続ける可能性が

表1　DIC スコア

基礎疾患	点数	臨床症状	点数	検査項目	点数
1．常位胎盤早期剥離		1．急性腎不全		血清 FDP ≧100 μg/mL	1
子宮硬直・胎児死亡	5	無尿（＜5 mL/h）	4		
子宮硬直・胎児生存	4	乏尿（5〜20 mL/h）	3	血小板　≦10 万/μL	1
USG および CTG 所見	4	2．急性呼吸不全		フィブリノゲン ≦150 mg/dL	1
2．羊水塞栓症		人工換気 or 補助呼吸	4		
急性肺性心	4	酸素放流のみ	1	プロトロンビン時間 ≧15 秒	1
人工換気	3	3．重篤な臓器障害			
補助呼吸	2	心	4	赤沈　≦4 mm/15 分 または≦15 mm/時	1
酸素放流のみ	1	肝	4		
3．DIC 型産後出血		脳	4	出血時間　≧5 分	1
血液凝固性の低下	4	消化器	4	その他の 凝固線溶系異常	1
2,000 mL 以上出血	3	4．出血傾向			
1,000 mL 以上出血	1	肉眼的血尿や紫斑， 粘膜出血	4		
4．子癇発作	4				
5．その他	1	5．ショック症状	1		

［判定］　7 点以下：その時点で DIC とはいえない．
　　　　8〜12 点：DIC に進展する可能性が高い．
　　　　13 点以上：DIC としてよい．

（文献 1 を参照して作成）

あります.

2. 播種性血管内凝固症候群（DIC）を発症しやすい

産科 DIC は，胎盤や羊水に由来する組織因子の血中流入により突発的に発症し，急激に進行するので，主に診断名と臨床症状により点数化される産科 DIC スコア[1]（**表1**）を参考に，早期に治療を開始することが重要です.

Q 産科大量出血発生時には，どのように対応すべきですか？

A 産褥出血が予期可能なものには，前置胎盤および癒着胎盤・子宮弛緩症の一部が挙げられます．例えば，癒着胎盤は，帝王切開の既往に前置胎盤を合併すると，癒着胎盤の可能性が高くなり[2]，また帝王切開の既往回数が増すごとに，癒着胎盤の可能性が高まります[2,3]．したがって，このようなエピソードをもち，MRI や超音波診断等で癒着胎盤の可能性が高い症例では，癒着胎盤を予測した十分な出血対策（**表2**）を含む麻酔計画を立てなければなりません．

予期不可能な産褥出血には，常位胎盤早期剥離や弛緩出血・子宮内反症・子宮破裂・産道損傷・胎盤遺残・癒着胎盤・羊水塞栓症などがあります．出血を予期していなかったのですから，出血対策は不十分だと考えられます．特に産科病棟で発生した産褥出血の場合には，人材・物品不足だけでなく，麻酔科医にとって不慣れな場所，スタッフとのコミュニケーション困難といった問題も生じます．

表2 産科大量出血時対策・準備事項

□麻酔科チーム召集 　マンパワー確保	□昇圧薬の準備 　・エピネフリン
□放射線科紹介 　インターベンション	・ノルエピネフリン 　・バソプレッシン
□麻酔計画 　全身麻酔又は区域麻酔	・フェニレフリン 　・エフェドリン
□2 本以上の太い末梢ルートまたは CVC	□子宮収縮薬 　・オキシトシン
□動脈ライン	・メチルエルゴメトリン
□輸液デバイス 　急速輸注ポンプ，加圧バッグ	・プロスタグランジン F2α
□中央検査室や血液センターとの情報交換 　血液確保	□急速輸血による電解質異常の補正 □ICU 予約
□検査（電解質，Hb，血ガス）	□セルセーバー用意

表3 ショック指数―妊産婦用に改変―

ショック指数	0.5〜0.67	1	1.5	2
心拍数	60〜80	100	120	140
収縮期血圧	120	100	80	70
出血量	15%	15〜25%	25〜40%	>40%
（妊産婦）	<1,000 mL	1,000〜1,500 mL	1,500〜2,500 mL	>2,500 mL
輸液・輸血療法	乳酸リンゲル	人工膠質液	MAP	MAP，FFP
（治療目的）	出血量の 2〜3 倍		Hb：8，SBP：90 尿量 0.5 mL/kg/h	フィブリノゲン 150 mg/dL

（文献 5 を参照して作成）

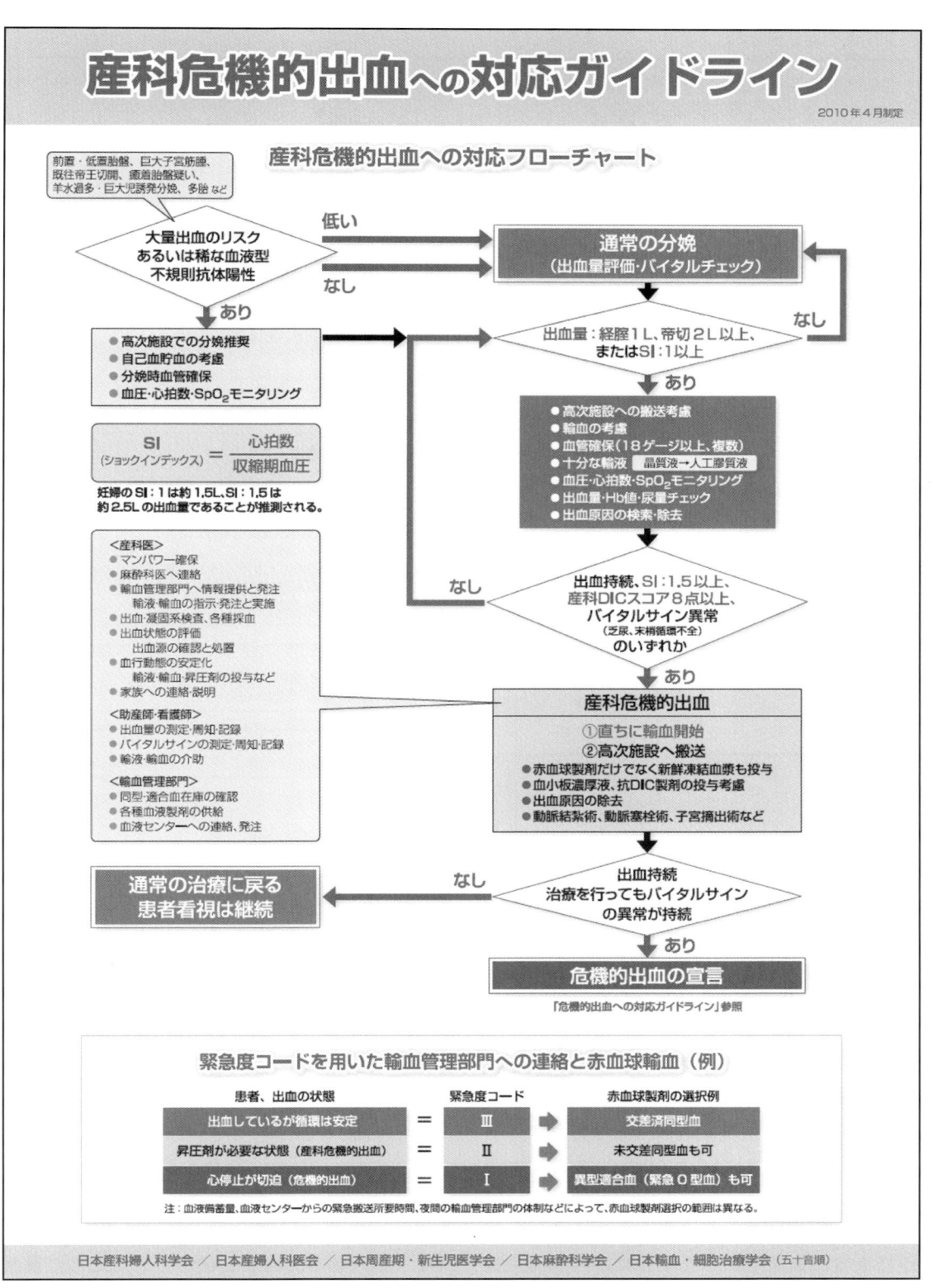

図1 産科危機的出血への対応ガイドライン (文献4より引用)

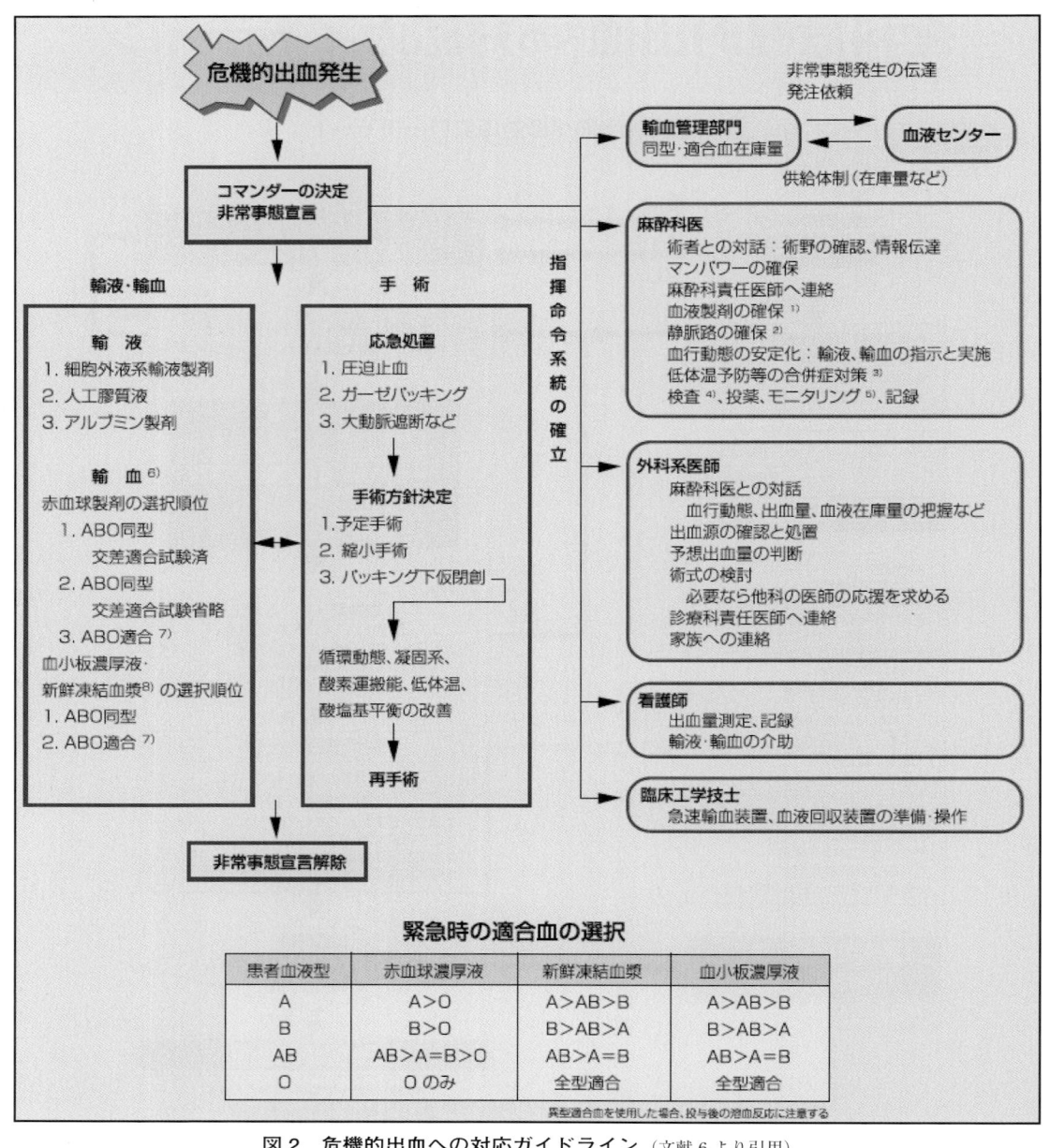

図2 危機的出血への対応ガイドライン (文献6より引用)

関連する診療科合同で産科出血対応マニュアルを作成し，各スタッフに周知しておくと良いでしょう．

予期の有無にかかわらず，コントロール困難な大量出血をきたした場合には，「産科危機的出血への対応ガイドライン」[4]内の産科危機的出血への対応フローチャート（図1）に従います．ショック指数[5]（表3）が1.5以上，産科DICスコア（表1）8点以上，バイタルサイン異常のいずれかが認められる症例では，産科危機的出血を宣言し，ただちに輸血（状況により異型輸血も躊躇せず実施）を開始

し，集中治療や子宮全摘術などの外科的治療のため，施設によっては高次施設への搬送を行います．もし，輸血や原因の除去，子宮全摘等の治療を行っても出血のコントロールが不可能であれば，「危機的出血への対応ガイドライン」[6]（図 2）に従います．また，産科大量出血に対する準備事項は，表 2 に示します．

Q 産褥出血に対する麻酔は，全例全身麻酔を選択すべきですか？

A 1．前置胎盤の麻酔

禁忌がなければ原則区域麻酔を選択します．全前置胎盤患者に対する，硬膜外麻酔と全身麻酔を比較した前向き研究では，術中血行動態，出血量，児の Apgar score は両者で差を認めず，硬膜外麻酔から全身麻酔へ変更した症例ありませんでした[7]．しかし，分娩前出血が増加し，産婦や児の状態が不安定な場合には，全身麻酔も考慮します．

2．予測されている癒着胎盤の麻酔

全身麻酔と区域麻酔のいずれを選択すべきかについては，未だ議論の余地があります．全身麻酔には，誤嚥性肺炎や気道確保困難，児の抑制等のリスクがありますが，区域麻酔では，大量出血時に血圧のコントロールが困難になる場合や，患者の変化（気道浮腫や鎮痛状態など），出血に伴う凝固異常による硬膜外血腫の可能性も考える必要があります．

カテーテルインターベンションの登場により，選択すべき麻酔方法が変わる可能性がありますが，現時点ではカテーテルインターベンションが無効で大量出血をきたす可能性を念頭におかなければなりません．そのような状況では，患者が血管内容量不足となる前，そして気道が浮腫状となる前の，全身麻酔への変更が必要です．しかし多くの場合，そのタイミングは，胎盤剥離に伴う大量出血と時間的に重なりますので，ハイリスク症例では最初から全身麻酔を選択したほうがよいかもしれません．

3．常位胎盤早期剥離の麻酔

出血多量で循環変動をきたし，凝固異常や胎児機能不全を認める場合には全身麻酔管理を選択します．一方，出血量少量で循環が維持されており，凝固能も正常，胎児機能不全を認めない軽症例では区域麻酔管理も可能です．しかし，術前評価をした時点では軽症であっても，急激に DIC が進行する場合や，胎盤がさらに剥離し胎児の状態が悪化する可能性もあり，区域麻酔を選択する際には，十分な注意が必要です．また，動物実験では，出血時の硬膜外麻酔は，母体低血圧，児の PaO_2, pH を悪化させ，出血時の母体心拍数も低下させており[8]，出血に対する代償機能を阻害する可能性が示唆されています．

4．緊急産科的子宮全摘の麻酔

止血目的の緊急産科的子宮全摘は，産科大量出血時の対応としてしばしば選択され，多くの場合全身麻酔で行われています．多施設調査によると 41,107 分娩中 46 例で子宮全摘（0.11％）が施行され，その多くが全身麻酔で管理[9]されています．陣痛を経験した患者は，陣痛発来時と分娩終了時で Mallampati 分類を比較すると，その Grade が上がり[10]挿管困難の可能性が増すため，気道評価は入念に行うべきです．挿管困難が予想される症例では，血行動態が安定しており，凝固能が正常であれば，区域麻酔を選択することも可能ですが，血行動態が不安定で凝固能異常を認めている症例では，意識下挿管による全身麻酔も考慮に入れます．

また，区域麻酔で帝王切開術を施行した後，弛緩出血等の産褥出血が生じ産科的子宮全摘が決定され，麻酔方法の変更を要する場合は，時間の経過とともに患者がショック状態を呈し，気道の浮腫が進行する可能性もあるため，その決断を早急に行わなければなりません．

Q 産科大量出血対策としてのカテーテルインターベンションについて教えてください

A 産褥出血をコントロールするために，外科的に子宮動脈を結紮することがありますが，側副血行路のため十分な止血効果が得られない場合があります．そこで，より中枢の内腸骨動脈や総腸骨動脈，大動脈等にバルーンカテーテルを挿入し，分娩後大量出血をコントロールすることが試みられています．MRI 画像等で癒着胎盤が強く疑われている症例のように，大量出血が予測される症例では，あらかじめバルーンカテーテルを挿入し帝王切開を開始する場合もあります．

では，どの動脈を閉塞させるべきなのでしょうか？　総腸骨動脈は内腸骨動脈よりも，カテーテル留置が容易，放射線被曝が少ない，外腸骨動脈や大腿動脈からの側副血行を遮断できるといった利点がありますが，より中枢側を遮断しますので虚血・再灌流障害，血栓症，下肢塞栓症のリスクは増します．大動脈バルーン閉塞では，さらに虚血再灌流障害の危険性が高まりますが，1 本のカテーテルで比較的簡単に止血可能という利点があります．予期せぬ産褥出血に対し一時的に大動脈バルーン閉塞を行い，その間に出血源を特定し止血できれば，止血目的の子宮全摘を回避できる可能性があります．

Q 産科大量出血にセルセーバーは使用できますか？

A 術野から回収した血液中には，胎児成分や羊水が含まれているため，セルセーバー血を返血した後に羊水塞栓症を発症するのでは？　と懸念されていましたが，産科出血に対しセルセーバーを使用した約 400 症例のレビューでは，重篤な合併症は認められていません[11]でした．

セルセーバーの洗浄過程でαフェトプロテインは正常値となり，白血球除去フィルターを併用することで白血球，血小板，胎児扁平上皮細胞，羊水は著減する[12]ことが知られています．ASA 産科麻酔ガイドラインでは，バンク血液が利用できない場合に，白血球除去フィルターを使用するならば，セルセーバーの使用を考慮しても良いとしています．Confidential Enquiry into Maternal and Child Health (CEMACH)，American Congress of Obstetricians and Gynecologist (ACOG)，The Obstetric Anaesthetists Association (OAA) も，産科出血に対し，白血球除去フィルターを使用したうえでのセルセーバーの使用を支持しています．

以前，日本では白血球除去フィルターの製造を中止しており入手困難でしたが，最近特定ユーザー向けに製造が再開されました．今後の供給状況によっては，産褥出血に対する使用も，検討されることでしょう．

Q 産科大量出血に対し，遺伝子組換え活性型第Ⅶ因子（rFⅦa）製剤は有効ですか？

A 高濃度のrFⅦaは，組織因子非依存性に活性化血小板膜上で直接X因子を活性化し，Xaを産生させます．その結果，局所に産生されるトロンビン（Ⅱa）生成速度は生理的条件よりも亢進し，血液凝固が促進されるため，コントロール困難な出血に対する使用が検討される場合があります．産科領域でも，通常治療による止血が困難な産科出血において，いわゆる「適応外」使用が行われており，多くの症例報告や症例集積研究が蓄積されています．分娩時の生命危機的大量出血においてrFⅦaが使用された31報の論文レビューでは，血液喪失量減少や輸血量減少が認められ，有効率は94.8%[13]と報告されています．

rFⅦaの止血効果は，新鮮凍結血漿や血小板輸血を代替するものではなく，最低限の血小板や第X因子，プロトロンビン，フィブリノゲンが必要です．血小板数は50,000/μL以上，フィブリノゲン濃度は100 mg/dL以上に維持することが推奨されています．

rFⅦa投与による血栓症には注意が必要ですが，前述のレビュー中には，rFⅦa投与後の血栓塞栓症の報告は認められていません[11]．

メモ

産科危機的出血への対応ガイドラインは，日本産科婦人科学会，日本産婦人科医会，日本周産期・新生児医学会，日本麻酔科学会，日本輸血・細胞治療学会により共同で提言されており，各学会HPにリンクされています．2010年4月にはポスター版が各施設へ配布されていますので，手術室内に貼付しておくと良いでしょう．
http://www.anesth.or.jp/dbps_data/_material_/localhost/100329guideline.pdf

---

［文　献］

1) 真木正博，寺尾俊彦，池ノ上克：産科DICスコア．産婦治療 50：119-124，1985
2) Clark SL, Koonings PP, Phelan JP：Placenta previa/accreta and prior Cesarean section. Obstet Gynecol 66：89-92, 1985
3) Miller DA, Chollet JA, Goodwin TM：Clinical risk factors for placenta previa-placenta accrete. Am J Obstet Gynecol 177：210-214, 1997
4) 日本産科婦人科学会，日本産婦人科医会，日本周産期・新生児医学会，日本麻酔科学会，日本輸血・細胞治療学会：産科危機的出血への対応ガイドライン．平成22年4月
http://www.anesth.or.jp/dbps_data/_material_/localhost/100327guideline.pdf
5) 田中利隆，西原沙織，竹田　省：輸血製剤の選択-産科出血の特徴と新鮮凍結血漿の重要性について-．周産期医学 38（7）：805-810, 2008
6) 日本麻酔科学会，日本輸血・細胞治療学会：危機的出血への対応ガイドライン．平成19年12月（改定版）
http://www.anesth.or.jp/dbps_data/_material_/localhost/kikitekiGL2.pdf
7) Hong JY, Jee YS, Yoon HJ et al：Comparison of general and epidural anesthesia in elective

Cesarean section for placenta previa totalis : maternal hemodynamics, blood loss and neonatal outcome. Int J Obstet Anesthe 12 : 12-16, 2003
8) Vincent RD, Chestnut DH, Sipes SL et al : Epidural anesthesia worsens uterine blood flow and fetal oxygenation during hemorrhage in gravid ewes. Anesthesiology 76 : 799-806, 1992
9) Chestnut DH, Dewan DM, Redick LF et al : Anesthetic management for obstetric hysterectomy : A multi-institutional study. Anesthesiology 70 : 607-610, 1989
10) Kodali BS, Chandrasekhar S, Bulich LN et al : Airway changes during labor and delivery. Anesthesiology 108 : 357-362, 2008
11) Allam J, Cox M, Yentis SM : Cell Salvage in obstetrics. Int J Obstet Anesth 17 : 37-45, 2008
12) Sullivan I, Faulds J, Ralph C : Contamination of salvaged maternal blood by amniotic and fetal red cells during elective Caesarean section. Br J Anaesth 101 : 225-229, 2008
13) Franchini M : The use of recombinant activated factor Ⅶ in life-threatening postpartum hemorrhage. Transfusion Alternative in Transfusion Med 9 : 1-7, 2007

VII 妊産婦救急

Q32. 羊水塞栓症

回答：浜松医科大学医学部
産婦人科家庭医療学講座　杉村　基（すぎむら　もとい）

point

- 術前に羊水塞栓症（Amniotic fluid embolism：AFE），DICが診断されていない状態での麻酔管理を求められる場合がある．
- 分娩前から帝王切開術中，直後にも呼吸循環不全が起こりうるため，多くは周術期に対応が必要となる．呼吸困難を伴わず，合併したDICによる子宮出血，出血傾向が先行する場合もある．
- ただちに危機的出血時の対応に準じ，コマンダーを決め要員をできるだけ多く集める必要がある．
- 過剰な輸液は消費性凝固障害をさらに増悪する希釈性凝固障害をひき起こすため，適切な新鮮凍結血漿量の投与と簡便な血清フィブリノゲン値測定による血中凝固因子量モニタリングを行う．
- 死亡例ではDICに対する治療開始が適切になされたかの判定にあたり，DICへの移行がいつ始まったのかの検証が重要となる．

Q 羊水塞栓症とは何ですか？

A 羊水塞栓症（Amniotic fluid embolism：AFE）[1]は，母体血中に何らかの理由で羊水が流入することで妊産婦死亡をひき起こすとされる主要疾患の一つです．ひとたび発症すると進行が急速であることから，予後が非常に不良な周産期疾患といわれてきました．分娩中・分娩後，間もない時点における突然の呼吸困難と血圧の低下を特徴とし，重篤なものはひき続き痙攣・呼吸停止・心停止に至ります．最近では重篤な呼吸循環不全を示さず，弛緩出血，DICによる子宮出血，出血傾向が初発症状となる場合もあり，救命例では組織学的に確認できない例が増加しており，こうした例を臨床的羊水塞栓症と定義するようになっています．先進国での発症頻度は100,000分娩に0.5〜1.7人と推測され，妊産婦死亡率は1970年代では86％，1990年前後では約60％程度とされていますが，新たな定義の提案，治療法の進歩などにより，北米ヨーロッパでは約20〜50％と報告されています．

リスク因子（オッズ比，95％CI）としては，母体年齢が35歳以上2.2（1.5〜2.1），帝王切開5.7（3.7〜8.7），前置胎盤30.4（15.4〜60.1），常位胎盤早期剥離8.0（4.0〜15.9），子癇29.1（7.1〜119.3），胎児機能不全1.5（1.0〜2.2）などが挙げられています[4]．破水後の分娩時子宮底圧出法や子宮頸管裂傷部からの羊水流

入を含め，帝王切開，前置胎盤，常位胎盤早期剥離では子宮下部静脈叢からの羊水流入を疑う症例もあり，分娩中の胎児心拍モニタリング所見の悪化（胎児機能不全）が先行することがあります．

Q 羊水塞栓症の病因病態生理を教えてください

A AFE 発症の病因機序については，現在でも十分解明がなされてはいません．古典的には羊水成分が母体血中に流入することによってひき起こされる『肺毛細血管の閉塞による肺高血圧症と呼吸障害』が原因といわれています．分娩中または分娩直後に，何らかの原因によって羊水中の胎児成分（胎便・毳毛・胎脂など）と液性成分（胎便中のプロテアーゼ・組織トロンボプラスチン［組織因子＋リン脂質のミセル体］など）が母体血中に流入することによって発症するとされますが，肺血管の閉塞は明確に証明されているわけではありません．流入した羊水成分のうち，胎児成分が肺内の小血管に機械的閉塞を起こすのと同時に，液性成分のケミカルメディエーター（ヒスタミン，ブラディキニン，エンドセリンなど）が，①肺血管の攣縮，②血小板・白血球・補体の活性化，③血管内皮障害，④血管内凝固などを起こすと考えられます．この①～④の機序によって肺高血圧症，急性肺性心となり，それにひき続いて，左心不全，ショック，播種性血管内凝固症候群（DIC），多臓器不全などを起こします（早期，急性期反応）．DIC については過凝固，過線溶が推測されてきましたが，現在では出血は消費性凝固障害が原因とされています．組織トロンボプラスチン［組織因子＋リン脂質のミセル体］を構成する組織因子は第Ⅶ因子の受容体で，細胞膜上での組織因子依存性凝固反応を促進します．

急性期に救命できた場合でも，好中球からエラスターゼ，活性酸素，ロイコトリエンなどの産生・放出が起こると急性呼吸窮迫症候群（acute respiratory distress syndrome：ARDS）を発症し予後不良となります（数日後，亜急性期反応）．過去の剖検例においては肺の組織学的検討もされており，発症早期死亡例では肺胞構築は保たれており好中球の浸潤は軽度～中等度で，死亡原因は肺胞循環不全による突然死と考えられ，アナフィラキシーショックである可能性も示唆されています．一方，発症数日後死亡例では肺胞構築は破壊されており好中球の浸潤は強度で，死亡原因は高サイトカイン血症に続発するARDS や多臓器不全症候群（MODS：multiple organ dysfunctional syndrome）を起こしたためと考えられます[3]．

Q 羊水塞栓症の診断はどのようにしますか？

A 典型的な臨床症状は，分娩中・分娩後，間もない時点における突然の呼吸困難と血圧の低下を特徴とし，重篤なものはひき続き痙攣・呼吸停止・心停止に至ります．呼吸障害は軽度のものから重篤なものまでみられますが，AFE の重症度は心拍出量の低下，ショック，DIC，多臓器不全などの程度によって決まります．分娩前から帝王切開術中，直後にも起こりうるため，多くは周術期に対応が必要となります．また，呼吸困難を伴わず，

表1 羊水塞栓症の定義

【臨床的羊水塞栓症】 救命例，非剖検例
①妊娠中または分娩後 12 時間以内に発症した場合
②下記に示した症状・疾患（1 つまたはそれ以上でも可）に対して集中的な医学治療が行われた場合
　A）心停止
　B）分娩後 2 時間以内の原因不明の大量出血（1,500 mL 以上）
　C）播種性血管内凝固症候群
　D）呼吸不全
③観察された所見や症状が他の疾患で説明できない場合
　　　　　　　　　　　　　　（Benson MD：Arch Fam Med 1993 より改変）

【確定羊水塞栓症】 剖検例
　組織学的に剖検組織内に胎児成分を確認した症例

合併した DIC による子宮出血が初発症状の場合もあるため，分娩後の出血が多い場合，臨床的 AFE を疑い早期の DIC 診断，治療が必要となることもあります[2]．周術期では呼吸不全・原因不明の大量出血，血圧低下などの症状，経過および，**表 1**[2]に基づき臨床的 AFE として取り扱います．臨床的 AFE と診断した場合にはただちに抗ショック，抗 DIC 療法に移行する必要があります．DIC の診断は産科 DIC スコアを参考にします[5]．周術期，緊急時の DIC 診断の最も簡便な補助検査としては血清フィブリノゲン値の測定が有用です．死亡例では DIC に対する治療開始が適切になされたかの判定に，DIC への移行がいつ始まったのかの検証が重要となります．

生存中なら，スワンガンツカテーテルによって採取した肺動脈血塗抹標本で羊水成分を証明するか，不幸にして死亡した場合には，死後の剖検での肺組織中に羊水や胎児成分（胎児扁平上皮・胎脂・毳毛など）を証明することで確定 AFE の診断がなされます．染色法としては，ムチンに対する抗体である sialyl TN（STN）抗体を用いたものやアルシアンブルー染色がより感度が良いとされています[6]．

2003 年 8 月より日本産婦人科医会の委託事業として，浜松医大産婦人科学教室において血清検査事業が開始され（電話：053-435-2309，FAX：053-435-2308，浜松医大ホームページ：http://www2.hama-med.ac.jp/w1b/obgy）血清学的項目を同教室で測定しています．現在までのところ，単独での有効な指標は見つかっていませんが，治療時の大量輸液輸血などが検査測定値を変動させている可能性があります．胎便・羊水中に多く含まれる物質である Zn-CPⅠ（亜鉛コプロポルフィリンⅠ）と STN を測定して，補助的診断法としています[7]．

呼吸循環系の症候が主である場合，緊急時鑑別診断としては肺血栓塞栓症（VTE：venous thromboembolism）がありますが，CT，MRI，肺シンチグラフィーなどを用いて診断します．呼吸循環を含めた全身状態によっては超音波断層法による心機能の評価も行う必要があります．VTE ではヘパリン用量調節による治療的抗凝固療法や t-PA による抗線溶療法下でない限り，基本的に出血傾向は起こしません．

Q 周術期発症の羊水塞栓症での対応のポイントは何ですか？

A AFE は救急疾患であるため治療の基本は救急の ABC であり，その治療の中心は呼吸循環管理，抗ショック，抗DIC 対策です[8]．周術期でもただちに危機的出血時の対応に準じ，コマンダーを決め要員をできるだけ集める必要がります．

帝王切開術中での原因不明の酸素化不良や循環動態の悪化時では，鑑別として挙げる必要があります．呼吸困難が強く，重症の場合は気管内挿管のうえ，マスク＆バッグによる換気を行います．本症が疑われた場合，ただちにヘパリン 5,000〜10,000 単位を静脈注入し，可能であればアンチトロンビン製剤を 1,500〜3,000 単位投与します．ヘパリンもア

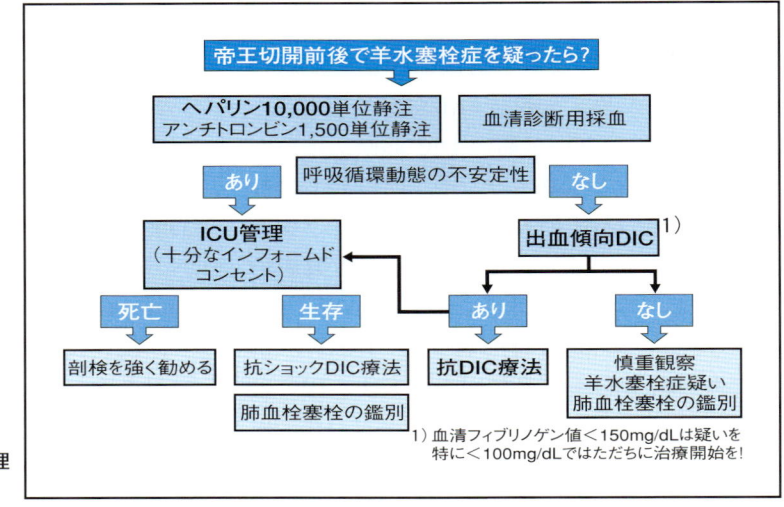

図1 羊水塞栓症疑い例での管理フローチャート

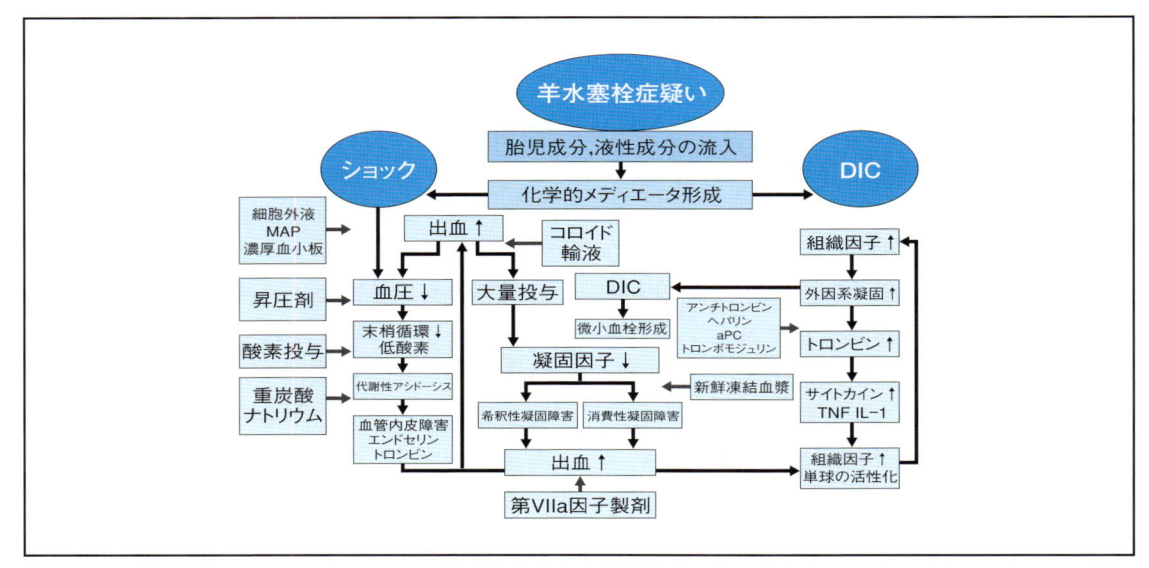

図2 羊水塞栓症の病態と治療の作用点

ンチトロンビンもこの量の投与で経過を増悪させることはありません．ただし，AFEでは急激に高線溶状態となる場合も多く，高線溶低アンチトロンビン血症でのヘパリン単独投与は出血傾向を増悪させる可能性があるため，行うべきでありません．

疑った場合と診断後の対処について，**図1**に示します．疑った場合，血清診断用の血清採血を行い遮光して4C°保存します．呼吸循環動態が不安定と判断されたらICU管理が必要となります．重篤な羊水塞栓症を疑った場合，家族への連絡をただちに行い，予後を含め十分なインフォームドコンセントを行います．

最近では適切な抗ショック抗DIC療法の有無が死亡例でも問われる傾向にあるため，**図2**の病態を理解したうえで治療にあたる必要があります[9,10]．術中の過剰な輸液は消費性凝固障害をさらに増悪する希釈性凝固障害をひき起こすため，簡便な血清フィブリノゲン値測定によるモニタリングが有用です．輸液による循環維持をはかるとともに，十分なFFPとアンチトロンビン製剤を投与し[11]，希釈性凝固障害を回避する必要がります．新たなトロンビン産生をアンチトロンビン製剤により止め，消費された凝固因子をFFPにより補充することが重要です．

出血傾向が起こるフィブリノゲン値は約100 mg/dL以下とされますが[12]，フィブリノゲン値を100 mg/dL以上上昇させるためには循環血漿量が5Lの場合5gに相当するフィブリノゲンが必要となります．400 mL採血由来のFFPで概ね0.8～1g程度のフィブリノゲンを含んでいると考えられます．

[文　献]

1) Steiner PE, Lushbaugh CC：Maternal pulmonary embolism by amniotic fluid as cause of obstetric shock and unexpected deaths in obstetrics. JAMA 117：1245-1254, 1941
2) Benson MD：Nonfatal amniotic fluid embolism. Three possible cases and a new clinical definition. Arch Fam Med 2（9）：989-994, 1993
3) 大井豪一，金山尚裕：X．羊水塞栓症，15 産科ショックとその対策．"周産期の出血と血栓症その基礎と臨床"金原出版, pp247-259, 2004
4) Abenhaim HA, Azoulay L, Kramer MS et al：Incidence and risk factors of amniotic fluid embolisms：a population-based stuy on 3 million births in the United States. Am J Obstet Gynecol 199（49）：e1-8, 2008
5) 真木正博，寺尾俊彦，池ノ上 克：産科DICスコア．産婦治療 50：119-124，1985
6) Kobayashi H, Ohi H, Terao T：A simple, non invasive, sensitive method for diagnosis of amniotic fluid embolism by monoclonal antibody TKH-2 that recognizes NeuAcα2-6GalNac. Am J Obstet Gynecol 168：848-853, 1993
7) Kanayama N, Yamazaki T et al：Determining zinc coproporphyrin in maternal plasma-A new method for diagnosing amniotic fluid embolism. Clin Chem 38：526-529, 1992
8) 木村　聡，杉村　基，金山尚裕：【母体救急】母体救急 対応の実際 羊水塞栓症への対応．臨床婦人科産科 61：730-733，2007
9) 杉村　基：産科ショック 産科DIC．"臨床エビデンス産科学"佐藤和雄，藤本征一郎 編．メジカルビュー社, pp203-219, 2006
10) 杉村　基：「周産期の出血」徹底攻略 産科DICの管理．周産期医学 38：793-798, 2008
11) 真木正博：産科的DICに対するアンチトロンビンⅢ濃縮製剤の治療効果．日本産婦新生児血液 4：37-49，1994
12) Pritchard JA：Fetal death in utero. Obstet Gynecol 14：573, 1959

VII 妊産婦救急

Q33 肺血栓塞栓と抗凝固療法

回答：愛染橋病院 麻酔科 福光一夫

point

- 妊娠中は血液凝固亢進の状態にあり，妊娠子宮による静脈血の停滞傾向および分娩時の血管内皮障害などにより静脈血栓塞栓症をきたしやすい．特に帝王切開でその頻度が高い．
- 妊産婦は日本産科婦人科学会・日本産婦人科医会による「産婦人科診療ガイドライン産科編 2011」に準拠した血栓予防が行われている（表1）．
- 帝王切開時に間欠的空気圧迫法を行う場合は，問診，触診を行って下肢の静脈血栓塞栓症のないことを確認する．
- 未分画ヘパリン投与の際は HIT（heparin-induced thrombocytopenia）に注意する．

Q 妊産婦で肺血栓塞栓症が多い理由を教えてください

A 妊産婦は静脈血栓の誘因である Virchow の3徴に一致した条件を満たしています．①血液凝固能亢進：エストロゲンによるトロンビン産生亢進など血液凝固能亢進，妊娠に伴う遊離型プロテインSの低下，妊娠産褥期におけるプロテインCに対する感受性の低下など，②血流の停滞：妊娠子宮による腸骨静脈・下大静脈の圧迫，安静臥床など，③血管内皮障害：分娩や帝王切開に伴う骨盤内の血管内皮障害などが挙げられます．そのため，非妊時に比べて4～6倍静脈血栓塞栓症（venous thromboembolism：VTE）をきたしやすいとされています[1]．

妊産婦の肺血栓塞栓症（pulmonary thromboembolism：PTE）の発症件数について，日本産科婦人科・新生児血液学会が1991～2000年の分娩を集計した結果からは，経腟分娩 348,702件で9件（0.003％），帝王切開 87,382件で50件（0.06％）のPTEが認められました．発症頻度で比較すると帝王切開は経腟分娩に比べて約22倍であり，オッズ比は14.27と非常にリスクが高く，帝王切開自体も明らかな危険因子と位置づけられます[2]．

メモ

- **静脈血栓塞栓症（venous thromboembolism：VTE）**
  VTEは肺血栓塞栓症（pulmonary thromboembolism：PTE）と深部静脈血栓症（deep vein thrombosis：DVT）を併せた疾患概念．

Q 妊産婦の VTE 予防はどのように行われているのですか？

A ほとんどの妊産婦は，日本産科婦人科学会・日本産婦人科医会による「産婦人科診療ガイドライン産科編 2011」に準拠した VTE 予防策が行われていると考えるのが妥当と思われます（**表1**）．実際の治療に際しては画一的な処置は不可能で，患者の合併疾患や診療体制に応じた主治医の判断が優先されることになります．周術期には，個々の症例について産科主治医と麻酔科担当医が密接に連携して処置内容を確認する必要があります．そのためにも，施設ごとのプロトコールの作成が推奨されています．

表1に，産婦人科診療ガイドライン産科編 2011 に記載されている産科領域での静脈血栓症予防ガイドラインを示します．血栓予防目的で妊娠中から未分画ヘパリンを投与していて経腟分娩を行う場合は，陣痛発来後にいったんヘパリンを中止して，分娩後止血を確認したらできるだけ早くヘパリン投与を再開することになっています[3]．予定帝王切開で脊椎穿刺による麻酔を行う場合，未分画ヘパリンの休薬時間は**表2**のごとく記載されています．

表2 予定帝王切開で脊椎穿刺による麻酔を行う場合の未分画ヘパリン休薬時間（文献3より引用）

1. 低用量未分画ヘパリン投与から 4 時間以上あけてから刺入操作を行う．
2. 未分画ヘパリン投与開始は刺入操作から 1 時間以上あける．
3. カテーテル抜去は低用量未分画ヘパリン投与から 2〜4 時間後に行う．

表1 産科領域での静脈血栓症予防ガイドライン[*1]（文献3より引用）

リスクレベル	疾患等	予防法
低リスク	正常分娩	早期離床および積極的運動
中リスク	帝王切開（高リスク以外）	弾性ストッキングあるいは間欠的空気圧迫法[*2]
高リスク	高度肥満妊婦の帝王切開 最高リスク妊婦[*3]の経腟分娩	間欠的空気圧迫法[*2]あるいは低用量未分画ヘパリン
最高リスク	最高リスク妊婦[*3]の帝王切開	低用量未分画ヘパリンと間欠的空気圧迫法[*2]の併用あるいは低用量未分画ヘパリンと弾性ストッキングの併用

*1）切迫早産に伴う長期臥床例などについては，リスクレベルを上げて判定するか否かは施設の判断に任せられている．
*2）間欠的空気圧迫法：静脈血栓症が業に存在している場合には禁忌とされるので，装着前に下肢の視診・触診を行い，異常がないことを確認する．
*3）最高リスク妊婦：静脈血栓症既往妊婦と血栓性素因のある妊婦（先天性素因としてアンチトロンビン欠損症，プロテイン C 欠損症，プロテイン S 欠損症など，後天性素因として抗リン脂質抗体症候群）．

Q 予防策のガイドラインが変更されるのでしょうか？

A 抗凝固療法は新知見や新技術が次々と開発されています．American College of Chest Physicians（ACCP）のガイドラインは 2012 年に 9 版まで改訂されています．妊産婦に対しても，低分子ヘパリン，Xa 阻害薬や新規経口抗凝固薬などの有益性投与が勧められるようになってきました．2009 年から開始された産科医療保障制度は事例検討の基準に「産婦人科診療ガイドライン産科編」が準用されています．このガイドラインは 3 年ごとの改訂を目指しており，2011 年版の発行とともに 2008 年版の内容は失効すると明記されているので注意が必要です．

Q 未分画ヘパリンと低分子ヘパリンの違いを教えてください

A 低分子ヘパリンは未分画ヘパリンにくらべて凝固因子 Xa 阻害の選択性が高く，トロンビンの阻害作用が少ないので出血性副作用が少ないといわれています（図1)[4]．低分子ヘパリンは出血以外にも，アレルギー反応，ヘパリン起因性血小板減少症（heparin-induced thrombocytopenia：HIT），骨粗しょう症などの副作用が少ないとされます[1]．低分子ヘパリンは作用時間が長く，抗血栓作用薬として個人差が少なく安定した効果が期待でき，血栓予防のための低用量投与時には Xa 活性値などのモニタリングも不要だとされています[1]．ただ，分娩時や帝王切開などの周術期に備える場合には，低分子ヘパリンは未分画ヘパリンに比べて作用時間が長い点で注意が必要です．

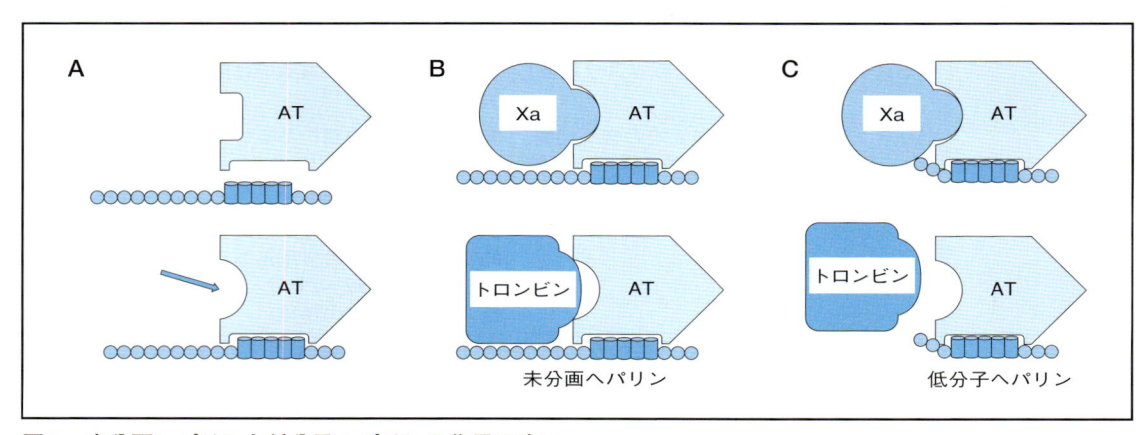

図1　未分画ヘパリンと低分子ヘパリンの作用の違い
A：アンチトロンビン（antithrombin：AT）は，ヘパリンの結合によって立体構造の一部変化をきたして Xa やトロンビンなどの凝固因子に対する阻害作用が強くなる．
B：未分画ヘパリンのうち糖鎖の長いヘパリンが結合した AT は Xa およびトロンビンに対する阻害作用を示す．
C：糖鎖の短い低分子ヘパリンが結合した AT はトロンビン結合による阻害作用が少ない．そのため低分子ヘパリンは抗 Xa 活性に比べて，抗トロンビン活性が弱いとされている．AT 結合部位の 5 つの糖鎖のみを化学合成した製剤がフォンダパリヌクス[4]．

> **メモ**
>
> ●添付文書には妊娠中の低分子ヘパリン投与が禁忌とされていますが…
>
> 　2002年に，エノキサパリンの製造社により胎児奇形および出血副作用をきたすとして，妊婦での使用警告がアナウンスされました．その後，米国産科婦人科学会（The American College of Obstetricians and Gynecologists：ACOG）は，これらの危険性は少なく因果関係も認められないと結論し，エノキサパリンもダルテパリンも妊婦に対して安全に使用できると表明しています[1]．本邦では低分子ヘパリンの妊婦への投与は禁忌とされていました．しかしやっと2009年からエノキサパリンが投与可能となりました．他にXa阻害薬のフォンダパリヌクスも妊婦への有益性投与が認められています[3]．

Q ヘパリン起因性血小板減少症をきたしたら，どうすればよいのですか？

A ヘパリン起因性血小板減少症（heparin-induced thrombocytopenia：HIT）には，軽症のtype Ⅰと重症のtype Ⅱの2種類に分類されます．Type Ⅰは未分画ヘパリン投与開始から1～2日の早期に発症するが，症状は軽微で投与を継続しても予後良好です．Type Ⅱは血小板第4因子とヘパリン複合体に対してIgG抗体を生じる免疫反応で，投与開始5～14日後に発症します．重症例では血小板が減少をきたす一方で，血小板自体は活性化しているために重篤な動静脈血栓を誘発します[5]．HIT type Ⅱは注意が必要ですので，未分画ヘパリン投与開始後5～7日後には血小板数をチェックすることが勧められています[3]．発症すればただちにヘパリンを中止し，代替の抗凝固薬を投与する必要があります．非妊娠時には選択的抗トロンビン薬のアルガトロバンを使用しますが，胎盤を通過して胎児毒性があるため妊婦には使用できません．硫酸ヘパリノイドのダナパロイドが安全に使用できるとされていますが，本邦では妊婦への使用は原則禁忌です．合成Xa阻害薬のフォンダパリヌクスはHIT抗体との交叉性がなく代替薬の可能性があるので，他に選択するものがない場合の候補になり得ます[1,2,5]．

Q 妊婦のDVTには特徴があるのですか？

A 骨盤腔内で右腸骨動脈が左腸骨静脈と交差しているため，妊娠子宮による圧迫で左側の腸骨および大腿静脈の静脈停滞が生じやすいと推察されています．実際，帝王切開時に生じる血栓のほとんどは左下肢に認められます．また，妊婦においては肺血栓塞栓の原因となった塞栓子がしばしば腸骨静脈から由来しています[1]．Rogerらは，中等度以上のリスクがある症例に対して帝王切開後にMR静脈造影検査を実施したところ，なんと45％以上の症例で骨盤内静脈に血栓を認めたと報告しています[6]．超音波画像診断を用いれば下肢の静脈血栓を高い精度で否定することができますが，妊婦の場合は骨盤内に血栓が存在する可能性も高いので，下肢のDVTが否定できても注意が必要です[1]．術前にDVTの発症を見逃して帝王切開を行った場合は，術中にPTEが発症して最悪の事態

肺血栓塞栓と抗凝固療法

をまねく可能性もあります．そのため，肥満妊婦やハイリスク妊婦の長期臥床例などの帝王切開前には術前のVTEの評価が非常に重要と思われます．パルスオキシメーターによる動脈血酸素飽和度測定もルーチンに行っておくべきでしょう．ガイドラインにも記載されているように，DVTを合併している場合は間欠的空気圧迫法が禁忌とされています[3]．DVTの存在する状態で間欠的空気圧迫法を行えば，血栓を遊離させてPTEを発症する危険性があります．

Q もしPTE発症を疑えばどうすればよいのでしょう？

A 突然発症の呼吸困難，胸痛，動悸，頻呼吸，失神などを認めた場合はPTEの発症を疑う必要があります．帝王切開の術中でも区域麻酔で意識が明瞭なことが多く，もともと呼吸循環器系の安定な患者が急変するため，発症時の患者の訴えは早期診断の大きな手がかりとなります．ショックをきたした症例で頸静脈が著明に怒張していれば広汎型PTEの可能性が高いと思われます．

急性PTEは致死性の疾患で，急性心筋梗塞より死亡率が高いといわれています．発症後早期に診断して，治療を開始する必要があります．ショックあるいは心停止をきたした症例で心エコー上右心負荷を認める場合は心肺蘇生（心肺蘇生の項を参照）を行いつつ，可能であれば経皮的心肺補助装置を装着します．循環虚脱のない場合は経胸壁心エコー，血液ガス測定，胸部X線撮影，12誘導心電図などのスクリーニング検査を行い，さらにはCT，MRIなどの画像診断を進めていきます[7]．

[文　献]
1) Cunningham FG, Leveno KJ, Bloom SL et al：Thromboembolic disorders. In "Williams Obstetrics, 23rd ed". McGraw-Hill, New York, pp1013-1033, 2010
2) 小林隆夫：帝王切開と肺血栓塞栓症．産科と婦人科 73：197-204，2007
3) 日本産婦人科学会，日本産科婦人科医会：CQ004 妊婦肺血栓塞栓症／深部静脈血栓症のハイリスク群の抽出と予防は？"産婦人科診療ガイドライン産科編2011"．杏林舎，pp12-15, 2011
4) 小嶋哲人：抗凝固薬の歴史とXa阻害薬の開発目的を探る．"Xa阻害薬のすべて"池田康夫，坂田洋一，丸山征郎 編．先端医学社，pp68-75, 2007
5) 宮田茂樹：ヘパリン起因性血小板減少症（HIT）の現況とXa阻害薬の位置づけを探る．"Xa阻害薬のすべて"池田康夫，坂田洋一，丸山征郎 編．先端医学社，pp166-174, 2007
6) Rodger MA, Avruch LI, Howley HE et al：Pelvic magnetic resonance venography reveals high rate of pelvic vein thrombosis after cesarean section. Am J Obstet Gynecol 194：436-437, 2006
7) 肺血栓塞栓症および深部静脈血栓症の診断・治療・予防に関するガイドライン（2009年改訂版）．
http://www.j-circ.or.jp/guideline/pdf/JCS2009_andoh_h.pdf

VII 妊産婦救急

Q34 産科 DIC

回答：日本医科大学 産婦人科　石川 源（いしかわ げん）

point

- 産科 DIC の特徴は，著しい消費性凝固障害と線溶亢進である．
- 検査値としては，フィブリノゲン値の減少，FDP，D-dimer の増加が著明に認められる．血小板も消費によって減少するが，意外に低下しないものも多く認められる．また，アンチトロンビン（AT-Ⅲ）が減少する．
- 全身管理・原因除去とともに治療として最も重要なのが，消費された凝固因子補充としての新鮮凍結血漿（FFP）投与，AT-Ⅲ製剤投与，次いで，血小板投与や抗 DIC 薬（メシル酸ガベキサートやメシル酸ナファモスタット）となる．
- ヘパリン投与は，アンチトロンビンの存在下でのみ有効であり，産科 DIC では AT-Ⅲ が減少しているので，その使用に注意を要する．
- 常位胎盤早期剥離，分娩後出血（PPH）などの妊娠・分娩異常を伴っていることがほとんどで，病態把握と原因除去に麻酔科医も積極的に関わるべきである．また，妊娠高血圧症候群や，羊水塞栓症などの重症病態，致死的病態を背景に発症していることがあり，母児双方の救命を要することもあり，迅速で集学的な対応が望まれる．

Q 産科 DIC の特徴は何でしょうか？

A 産科 DIC の特徴は，著しい消費性凝固障害と線溶亢進です．後述するように，多くの場合，特発性に発症するのではなく，産科的な背景や合併症をもって発症することがほとんどです．

Q 産科 DIC 発症の背景には何がありますか？

A 常位胎盤早期剥離や分娩後出血（PPH：Postpartum Hemorrhage）などの妊娠・分娩異常を伴っていることがほとんどです．病態把握と治療に麻酔科医も積極的に関わるべきです．また，妊娠高血圧症候群や，羊水塞栓症などの重症病態，致死的病態を背景に発症していることがあり，母児双方の救命を要することもあり，迅速で集学的な対応が望まれます．

産科出血は我が国の母体死亡原因の上位を占めており，全分娩の約半数が中小施設で行われている現実のもと，産科 DIC に対する迅速的確な対応が重要です．

Q 産科 DIC の診断の要点は何ですか？

A 検査値としては，フィブリノゲン値の減少，FDP，D-dimer の増加が著明に認められます．血小板も消費によって減少しますが，意外に低下しないものも多く認められます．また，アンチトロンビン（AT-Ⅲ）が減少します．産科 DIC スコア（表1）が広く用いられ，産科危機的出血ガイドライン（TOPICS 参照）でも備考として用いられています．原著では，8〜12 点を「DIC に伸展する可能性が高い」としていますが，現在では，8 点以上で臨床的には産科 DIC として扱い，検査値が出揃うなどの確診を待たないことが通例です．常位胎盤早期剥離（基礎疾患 4 点）で，出血傾向を認めれば（臨床症状 4 点），産科 DIC と判断すべきです．とくに，胎児死亡に至る常位胎盤早期剥離（基礎疾患 5 点）でショック症状をきたすような場合（臨床症状 3 点以上）では，その時点で産科 DIC と判断して迅速な対応に努めることが，その後の母体予後にも影響します（ケーススタディ参照）．

表1 産科 DIC スコア (文献 3 より引用)

Ⅰ．基礎疾患	点数	Ⅱ．臨床症状	点数	Ⅲ．検査項目	点数
a．常位胎盤早期剥離		a．急性腎不全		・血清 FDP≧10 μg/mL	〔1〕
・子宮硬直，児死亡	〔5〕	・無尿（≦5 mL/h）	〔4〕	・血小板数 ≦10×$10^4/\mu L$	〔1〕
・子宮硬直，児生存	〔4〕	・欠乏（5＜〜≦20 mL/h）	〔3〕	・フィブリノーゲン ≦150 mg/dL	〔1〕
・超音波断層所見および CTG 所見による早剥の診断	〔4〕	b．急性呼吸不全（羊水塞栓症を除く）		・プロトロンビン時間（PT）≧15 秒（≦50％）またはヘパプラスチンテスト ≦50％	〔1〕
b．羊水塞栓症		・人工換気または時々の補助呼吸	〔4〕		
・急性肺性心	〔4〕	・酸素放流のみ	〔1〕		
・人工換気	〔3〕	c．心・肝・脳・消化管などに重篤な障害がある時はそれぞれ 4 点を加える		・赤沈≦4 mm/15 min または≦15 mm/h	〔1〕
・補助呼吸	〔2〕			・出血時間≧5 min	〔1〕
・酸素放流のみ	〔1〕	・心（ラ音または泡沫性の喀痰など）	〔4〕	・その他の凝固・線溶・キニン系因子（例，ATⅢ≦18 mg/dL または≦60％ プレカリクレイン，α_2-PI，プラスミノーゲンその他の凝固因子≦50％）	〔1〕
c．DIC 型後産期出血		・肝（可視黄疸など）	〔4〕		
・子宮から出血した血液または採血血液が低凝固性の場合	〔4〕	・脳（意識障害および痙攣など）	〔4〕		
・2,000 mL 以上の出血（出血開始から 24 時間以内）	〔3〕	・消化管（壊死性腸炎など）	〔4〕		
・1,000 mL 以上 2,000 mL 未満の出血（出血開始から 24 時間以内）	〔1〕	d．出血傾向			
		・肉眼的血尿およびメレナ，紫斑，皮膚粘膜，歯肉，注射部位などからの出血	〔4〕		
d．子癇	〔4〕	e．ショック症状			
・子癇発作	〔1〕	・脈拍≧100/min	〔1〕		
e．その他の基礎疾患		・血圧≦90 mmHg（収縮期）または 40％以上の低下	〔1〕		
		・冷汗	〔1〕		
		・蒼白	〔1〕		

産科 DIC の判定　7 点以下：その時点では DIC とはいえない．
　　　　　　　　8 点〜12 点：DIC に進展する可能性が高い．
　　　　　　　　13 点以上：DIC としてよい．
　　　　　　　　（注：DIC と確診するためには，13 点中 2 点，またはそれ以上の検査成績スコアが含まれる必要がある．）

Q 産科 DIC に対する治療の要点は何ですか？

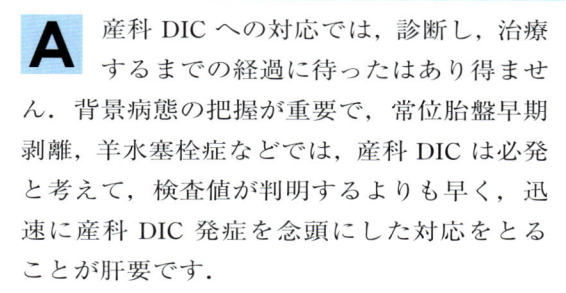

A 産科 DIC への対応では，診断し，治療するまでの経過に待ったはあり得ません．背景病態の把握が重要で，常位胎盤早期剥離，羊水塞栓症などでは，産科 DIC は必発と考えて，検査値が判明するよりも早く，迅速に産科 DIC 発症を念頭にした対応をとることが肝要です．

全身管理・原因除去とともに，治療としてもっとも重要なのが，消費された凝固因子補充としての新鮮凍結血漿（FFP）投与，AT-Ⅲ製剤投与，次いで，血小板投与や抗 DIC 薬（メシル酸ガベキサートやメシル酸ナファモスタット）となります．

治療・原因除去のため，緊急帝王切開，緊急子宮全摘，緊急 IVR（子宮動脈塞栓術）などを行うことがあり，出血傾向とショック状態のなか，高度な全身管理が求められます．

Q 産科 DIC におけるヘパリン投与について教えてください

A 産科 DIC では，ヘパリン投与について，その使用に注意を要します．ヘパリンは，アンチトロンビンの存在下でのみ有効であり，産科 DIC では AT-Ⅲ が減少しているので，ヘパリン投与を慎重にするべきという考え方です．

Q 産科 DIC における ATⅢ製剤投与について教えてください

A 産科 DIC では，多くの場合トロンビン産生によってアンチトロンビンが大量消費されています．アンチトロンビン補充（ATⅢ製剤）によりトロンビン産生を抑制できるため，ヘパリン投与よりもアンチトロンビン補充（ATⅢ製剤）が優先されるといえます．

Q 産科 DIC における第Ⅶ因子製剤や，トロンボモジュリン製剤の投与について教えてください

A 産科 DIC においても，リコンビナント第Ⅶ因子製剤（ノボセブン®）投与の可能性が考慮されます．「産婦人科診療ガイドライン―産科編 2011」によれば，十分量のフィブリノゲンと血小板を補充したうえで投与し，重篤な血栓症が副作用として危惧されるためトラネキサム酸の併用はしないこととされています．リコンビナントトロンボモジュリン製剤（リコモジュリン®）投与については症例報告が散見されています．現時点で従来の治療法に取って代わるものではないと考えますが，今後，有力な治療ツールになる可能性があります．

Q 産科 DIC のケーススタディを示してください

A 症例は，30 歳 1 回経妊 1 回経産．特記すべき既往歴なし．妊娠初期より近医において定期妊婦健康診査を行い特記すべき異常を認めなかった．妊娠 40 週 0 日午前

0時頃,下痢,嘔吐,腹痛を訴え,近医を緊急受診.近医診察所見でショック状態(収縮期血圧 70 mmHg),子宮内胎児死亡を認め,当科に緊急搬送依頼となった.性器出血や胎盤後血腫などの常位胎盤早期剥離診断につながる情報はなかったが,臨床状態から常位胎盤早期剥離または羊水塞栓を想定し,救命救急センター初療室で初期診療することとして救急搬送を受け入れた.搬送収容時,血圧は触診で 60 mmHg.意識声明,顔面蒼白,腹痛を認めた.性器出血を少量認めた.経腹超音波検査により胎盤後血腫を認め,常位胎盤早期剥離と診断.両側上肢に末梢静脈ラインが確保され,レベル 1 により RCC 血 6 単位を急速加温輸血(所要時間 15 分).晶質液 500 mL 投与とともに血圧は 120/62 mmHg に回復した.全身状態が維持されたことより,ただちに中央手術室に移動し,死児娩出と常位胎盤早期剥離根治,母体救命目的に全身麻酔のもと緊急帝王切開術施行となった(搬送収容〜手術室移床:35 分).

1. 手 術

臨床診断は,発症後 3 時間経過した完全胎盤剥離と思われ,手術に際しては進行した DIC を想定した慎重な手術を行った.電気メスを用い,止血操作を加えながら開腹操作を行った.開腹所見としては腹腔内に腹水を中等度認めた.子宮は外見上 Couvelair 徴候を示し,うっ血著明で,腫大・緊満・硬直していた.通常の帝王切開手技と異なり,子宮に直接電気メスを用いて凝固操作も兼ねた子宮下節横切開を行い死児娩出した.子宮内は血性羊水を呈し血腫で満ちており,胎盤は全剥離状態だった.胎盤ならびに血腫を除去した後,子宮収縮剤投与(オキシトシン点滴とプロスタグランジン $F_2\alpha$ 子宮局注)によって子宮が収縮傾向を示したため子宮温存が可能と考え,子宮切開創を縫合修復.通常の帝王切開では考えられないごくわずかな子宮への擦過創からも止血不良の oozing が多数認められ,縫合止血操作を数多く行い,一定の止血を得た.Couvelair 徴候を示した子宮外見は子宮前面を除き改善を示し,とくに両側附属器と子宮後面の色調が良好であり,卵巣動脈領域からの血流が良好に保たれていることが想定された.腹腔内にドレーン留置.閉腹にあたり子宮圧迫止血が不可欠と判断.膀胱子宮窩腹膜上にヨードホルムガーゼ 5 m を充填.さらに子宮内にも 2.5 m 充填した.術中の術野止血困難からは深刻な DIC が生じていることが予想され,執刀時より FFP 解凍を要請.結果として術中輸血 RCC 6 単位,FFP 10 単位行った(表 2).術中総出血は腹水込みで 1740 mL.手術時間は 2 時間 25 分だった.

2. 術 後

産科病棟帰室後も輸血を続け,手術当日帰室後輸血量は RCC 8 単位,FFP 10 単位.PC 20 単位.術後 1 日目では FFP 2 単位.AT Ⅲ 3000 単位/day,メシル酸ナファモスタット 20 mg/day を術当日より 3 日間投与した.術後 2 日目に腹腔内・子宮内充填ガーゼを抜去.術後 3 日目ドレーン抜去.術後経過順調で術後 8 日目に退院した(表 2).半年余りを経て感染症無し.月経再開しており,シーハン症候群発症を認めず,特記すべき後遺症なく回復しており,現在第二子妊娠に向けて定期的に外来通院している.

3. 症例まとめ

常位胎盤早期剥離では,その剥離面と臨床症状から Page 分類により分類されることが一般的で,軽症から重症まで種々の症状を示します.本症例のように,教科書的な記載とは異なり,性器出血を呈するものの少量だったり,典型的な腹痛や腹部板状硬を呈さず,子宮内での大量出血を外見や理学所見で予想し難い症例もあるため注意が必要です.子宮

表2　症例　血液検査値と輸血経過

		搬送収容時	手術直後	帰室後輸血後	術後2日目	術後8日目（退院）
WBC	/μL	12300	9800	14840	13340	5920
RBC×10⁴	/μL	204	251	296	294	335
Hb	g/dL	7.1	7.4	8.9	8.8	9.9
Plt×10⁴	/μL	11.7	4.5	12.3	14.8	37.9
PT	INR	1.20	1.27	1.02	1.06	0.92
aPTT	秒	47.8	41.1	34.4	35.7	35.5
FDP	μg/mL	473	98.1	32.4	12.1	6.6
D-Dimer	μg/mL	—	33.8	11.1	—	5.2
Fibrinogen	mg/dL	<40	68	350	536	344

輸血量
搬送収容～手術開始　　RCC6単位
術中　　　　　　　　　RCC6単位　FFP10単位
術当日帰室後　　　　　RCC8単位　FFP10単位　PC20単位
術後2日目　　　　　　RCC2単位

脱落膜から剥離した胎盤母胎面より胎盤後血腫が形成され，重症例では子宮内に多量の出血・血腫を形成してショックに陥ります．発症からの時間経過と重症度に伴いDICを呈します．また，Couvelaire徴候を示したうっ血子宮では正常な子宮組織の回復は困難と判断されることもしばしばで，子宮が弛緩したまま回復し難い例も認められ，DICも重篤になっていることがあるため，弛緩出血の恐れを抱きながら子宮温存とするか，深刻なDICのもとで子宮摘出に移行するか，術者に重大な決断が求められるところでもあります．重症例では母体死亡率は1～2％で周産期死亡率は30～50％といわれます．本症例では，搬送依頼を受けた時点で確定診断はされていないものの常位胎盤早期剥離を疑い，あらかじめ血液型を聴取し，搬送前に輸血血液を準備して救命救急センターで受け入れることとし，麻酔科と中央手術室に緊急手術患者が来院することを連絡したうえで搬送を応需しています．搬送収容後は救急科医と共同して初期治療を行いました．レベル1によりただちに急速輸血を行い，出血性ショックから回復したことを確認して手術室に移床し，輸血準備血の到着とFFPの解凍開始を確認のうえで全身麻酔導入されて手術開始しています．DICの重篤度を示す血液検査値については，血液採取後数十分の時間差をもって得ることになるため，結果を確認してからの対応（FFP解凍開始など）では後手後手となることが懸念されます．本症例では，臨床経過（胎児死亡に至るPage分類重症と想定された常位胎盤早期剥離）の深刻さや経過時間，血小板値や術野の止血困難所見等に基づき，検体検査（血液凝固・線溶系検査の結果）を見ずに対応しています．結果として，腹腔内に5mに及ぶガーゼ充填と子宮内2.5mガーゼ充填という古典的な圧迫止血法をとりつつ子宮温存のうちに病棟帰室し，術前から術後にわたり重症DICに対する全身管理を行って，後遺症なく退院に至りました．残念ながら満期を迎えた胎児は亡くなりましたが，母体救命し子宮温存できたために次の妊娠に希望をつなぐことができたことは，主治医として喜びとするところです．

まとめ

産科 DIC について，自験例を交えて概説しました．医学・医療技術の進歩とともに母体死亡は減少していますが，よりよい予後のためには，産科医のみならず，麻酔科医や救急医の参加を得た，迅速な対応や集学的治療が不可欠といえるでしょう．凝固・線溶系の採血検査データやレベル 1 システムなど機器の充実は有力な救命ツールとなり得ますが，それを用いるのは治療に向かって勇気をもつ医師たちの判断によるものです．五感を働かせた患者病態把握のための生きたセンサーが働いてこそ，より良い予後が得られるものといえるでしょう．その中で麻酔科医が果たす役割は大変重要であるといえます．

産科危機的出血への対応ガイドラインや ALSO の周知・普及を経て，さらに精度の高い救命治療が行われるよう願ってやみません．

TOPICS

≪「産科危機的出血への対応ガイドライン」について≫

日本麻酔科学会，日本輸血・細胞治療学会，日本産科婦人科学会，日本産婦人科医会，日本周産期新生児医学会の 5 学会が協同して，2010 年 4 月に，「産科危機的出血への対応ガイドライン」を示しました．同ガイドラインでは，基礎疾患（常位胎盤早期剥離，妊娠高血圧症候群，子癇，羊水塞栓，癒着胎盤など）をもつ産科出血では中等量の出血でも容易に DIC を併発し，この点を考慮した産科 DIC スコアは有用としています．また，輸液と赤血球輸血のみの対応では希釈性の凝固因子低下となり，DIC に伴う出血傾向を助長するため注意が必要としています．ショックインデックス（SI：心拍数/収縮期血圧）に応じた対応指針を示しており，分娩経過中に SI が 1 となった時点で一次施設では高次施設への搬送も考慮することとし，各種対応にもかかわらず，SI が 1.5 以上，産科 DIC スコアが 8 点以上となれば「産科危機的出血」としてただちに輸血を開始する．また，一次施設であれば，高次施設への搬送が望ましいとしています（p357 参照）．各医療施設で，本ガイドラインをもとに担当診療科が協議して，施設の医療レベルに応じた具体的な対応マニュアルを整備して実際に対応可能なようにしておくことが望まれます．

≪ALSO（Advanced Life Support in Obstetrics）について≫

ALSO は，周産期救急に効果的に対処できる知識や能力を発展・維持するための教育コースです．分娩後大出血（PPH）への対応もプログラムに含まれており，日本ではこれまでに 1600 名以上がプロバイダーコースを受講して来ました．産婦人科医，助産師のほか，プライマリケア医，救急医，初期研修医も多く受講しています．我が国では NPO 法人周産期医療支援機構が運営し権利を有しています．

[文　　献]

1) 小林隆夫：産科 DIC 対策．産科と婦人科 76：1101-1106，2009
2) 杉村　基：産科 DIC の管理 「周産期の出血」徹底攻略．周産期医学 38：793-798，2008
3) 真木正博，寺尾俊彦，池ノ上　克：産科 DIC スコア．産婦治療 50：119，1985
4) 石川　源：産科出血との戦い．麻酔 59：347-356，2010
5) 日本産科婦人科学会，日本産婦人科医会，日本周産期・新生児医学会，日本麻酔科学会，日本輸血・細胞治療学会：産科危機的出血への対応ガイドライン
　http://www.anesth.or.jp/dbps_data/_material_/localhost/100327guideline.pdf
　http://www.anesth.or.jp/dbps_data/_material_/localhost/100329guideline.pdf

Ⅶ 妊産婦救急

Q35 アナフィラキシー

回答：帝京大学医学部 麻酔科 坂本英俊（さかもとひでとし）

☞ point

- 母体と胎児の2つの命を扱うことを念頭に，高濃度酸素投与，左側臥位（子宮左方転位），持続的胎児心拍モニタリングを行い，アナフィラキシー治療に準じて，まず母体の状態を安定させる．
- アナフィラキシーの症状は様々であるが，呼吸器障害と循環器障害が最も重篤であり，直接的な死因となる．
- 気道閉塞や難治性低血圧など生命に関わる状態であれば，子宮胎盤血流を低下させても，アドレナリン投与を行うべきである．
- 万一に備えて，緊急帝王切開ができる準備を常にしておく．
- 症状の再発に注意して，入院管理とし，母児のモニタリングをして，少なくとも24時間は経過観察を行うようにする．

Q アナフィラキシーとは，どのような病態で起こるのですか？

A アナフィラキシーは，血中や組織中の肥満細胞および好塩基球上の高親和性IgE受容体と結合したIgE抗体にアレルゲンが結合することにより，肥満細胞，好塩基球よりヒスタミン，トリプターゼ，プロスタグランジン，ロイコトリエン，血小板活性化因子，サイトカイン等の化学伝達物質が放出されます．そして全身性に平滑筋収縮，血管透過性亢進，腺分泌亢進などをきたし，アレルギー反応が出現します．

アナフィラキシーは，狭義にはIgE抗体が関与した即時型Ⅰ型アレルギー反応ですが，アナフィラキシーと同様の臨床症状を示すもののIgE抗体の関与や免疫学的な機序を証明しにくい病態も多いです．このような反応を"アナフィラキシー様反応"と呼びますが，最近ではこれらも全て含めて，広義のアナフィラキシーと扱うことが多いです．よって，感作されていなくても初回投与でアナフィラキシーが起こることがあります．

メモ

- **Anaphylaxis**

　Anaphylaxisとは，1902年にPortierとRichetにより提唱された概念であり，ギリシャ語で"*Ana*"（against：反対）"*Phylax*"（protection：防御）を組合せて命名されました．

Q アナフィラキシーの症状には，どのようなものがありますか？

A アナフィラキシーの主な標的器官は，循環器，呼吸器，消化器，皮膚，中枢神経といった器官です．主な症状を**表1**に挙げます．気道閉塞とともに循環器障害が最も重篤な症状であり，死亡に至ることもあります．重症で経過の速い場合は，最初から意識障害に陥ることもあります．通常，原因物質曝露から30分以内に症状は出現しますが，ときに1時間以上経ってから現れることもあります．稀に症状が24時間以上越えて持続する遷延性のものもあります．アナフィラキシーの死因としては，難治性低血圧が第一の原因で，上気道閉塞による窒息が第二の原因です[1]．

表1　アナフィラキシーの症状

呼吸器	鼻汁，嗄声，頻呼吸，気道狭窄音（stridor），喘息症状，呼吸困難
循環器	頻脈，血圧低下，不整脈，心筋虚血
消化器	悪心・嘔吐，下痢，腹痛，血便
皮　膚	瘙痒感，発汗，紅斑，じんま疹，血管浮腫，眼球結膜充血
中枢神経	意識消失，昏睡，痙攣
その他	子宮の激しい痛み，胎児ジストレス，早産

Q アナフィラキシーの原因として，どのようなものがありますか？

A アナフィラキシーの原因として，食物，薬物，虫，ラテックス，が4大原因といわれています．代表的なものを**表2**にまとめました．ラテックスアレルギーは，手袋などのゴム製品との接触により，接触じんま疹などを起こしますが，皮膚や粘膜からの抗原侵入によってアナフィラキシーをきたすこともあります．ラテックスアレルギーのハイリスク群として，アトピー性皮膚炎患者，医療従事者，頻回手術患者，1歳以下で手術を受けた患者，フルーツアレルギー患者，二分脊椎患者が知られています．また，最近注目されているアナフィラキシーとして，食物アレルギーにより発作の準備に入り，運動が刺激となって肥満細胞からヒスタミン遊離して，発症する食物依存性運動誘発アナフィラキシー（food dependenta exercise induced anaphylaxis）があり，認知度の向上に伴って報告症例数が増加してきています．初回発作は予防できませんが，原因食品摂取後2時間は運動を避けることによって再発を予防できます[2]．

表2　アナフィラキシーの原因物質

食　物	卵，乳製品，小麦，甲殻類，ピーナッツ，蕎麦，果実など
薬　物	抗生剤（特にペニシリン系，βラクタム系），NSAIDs，造影剤など
虫	ハチ類，アリ類，ムカデ類，クモ類など
ラテックス	手袋などゴム製品

> **メモ**
>
> ●アナフィラキシーの頻度
> 　重症なアナフィラキシーの頻度は，年間あたり1〜3人/1万人であり，アナフィラキシーショックによる死亡のリスクは，年間およそ1〜3人/10万人と推定されています[3]．重症なアナフィラキシーの頻度が最近増加していると感じるのは私だけでしょうか？

Q 妊婦のアナフィラキシーはどのように治療したらよいですか？

A 治療の要点は，気道確保，輸液，昇圧薬といった，成人のアナフィラキシー治療に準じますが，母体と胎児の2つの命を扱うことを念頭に，対応する必要があります．妊婦のアナフィラキシーでは，さらに，①高濃度酸素投与，②左側臥位（子宮左方転位），③持続的胎児心拍モニタリング，を行う必要があります．

妊娠20週を超えると，子宮によって下大静脈が圧迫され，心臓への静脈灌流が阻害され，母体の低血圧と子宮血流を増悪させます．対処法としては，用手的に子宮を左方に引っ張るか，右側殿部の下に枕を入れることで，子宮による下大静脈の圧迫が解除されます．胎児心拍モニタリングは，母体低血圧や低酸素により胎児の状態が悪化していないか評価するために必要です．

妊婦のアナフィラキシーで重要なことは，子宮胎盤血流の維持と，分娩の時期および方法です．これまでの妊婦での重症アナフィラキシーでは，胎児死亡や神経学的ダメージを残したという報告があり，母体より胎児の予後のほうが悪い傾向があります．母体が治療に反応しない場合には，帝王切開で児を娩出することによって，子宮が空になり，下半身からの静脈灌流が改善し，母体の血行動態が回復する可能性も忘れてはいけません．アナフィラキシーショックの治療が効を奏して，無事胎児を経腟分娩した報告もあれば，母体が治療後安定したにもかかわらず，胎児機能不全で緊急帝王切開となり胎児に後遺症が残った報告もあります．アナフィラキシーの妊婦が来院した場合には，救急医，産婦人科医，麻酔科医，新生児科医を招集するとともに，いつでも帝王切開ができるように準備をしておくことが重要です．妊婦のアナフィラキシー治療のアルゴリズムを **図1** にまとめました．

アナフィラキシーショックの治療の流れを以下に説明していきます．心電図，血圧計，経皮的酸素飽和度モニター（SpO_2）を装着し，気道，呼吸，循環（airway, breathing, circulation，すなわちABC）を評価していきます．体位は左半側臥位（子宮左方転位）とし，太い静脈路を確保します．また，マスクより高流量100%酸素投与（8～12 L/min）を行います．

1．A＆B：気道・呼吸の評価
■気道開通の確認

この時点で，気道浮腫による気道狭窄，チアノーゼ，SpO_2＜92%等がみられた場合には，アドレナリンを投与し，気管挿管を躊躇してはならない．ただし，技術的に挿管が困難な場合が多いため，専門医等の熟練した医師による挿管が望まれる．

　a）アドレナリン 0.3～0.5 mg 筋注（筋肉量の豊富な大腿外側）5～15分ごと
　b）気管挿管または輪状甲状膜切開

専門医等の熟練した医師が，通常より細めのチューブ（内径6.0 mm前後）で行います．安易な鎮静薬や筋弛緩薬の投与により，患者の自発呼吸を奪ってしまい，急速に低酸素血症に陥る可能性があります．誤嚥のリスクが高いため，挿管時輪状軟骨圧迫を行います．挿管が不可能な場合には，外科的気道確保（輪状甲状膜切開）をします．

　c）気管支拡張薬：$β_2$刺激薬の吸入

サルブタモール 200 μg（サルタノールインヘラー®，1吸入100 μg）の吸入

2．C：循環の評価
　a）晶質液の急速投与（1～4 L）

低血圧の原因は，全身血管の拡張，および血管透過性の亢進による血漿の血管外漏出に

```
                    ┌─────────────────────┐
                    │  アナフィラキシーの症状  │
                    └──────────┬──────────┘
                               ▼
        ┌─────────────────────────────────────────────┐
        │     マスクによる高流量酸素投与              │
        │           静脈路確保                        │
        │      左半側臥位（子宮左方転位）             │
        │ 心電図，血圧計，経皮的酸素飽和度モニター（SpO₂）│
        │         胎児心拍数モニター                  │
        │  救急科，産婦人科，麻酔科，新生児科に連絡   │
        └─────────────────────┬───────────────────────┘
                              ▼
                    ┌─────────────────┐
                    │  気道・呼吸の評価  │
                    └─────────────────┘
       気道狭窄・チアノーゼ              気道開通
                │                           │
                ▼                           ▼
    ┌───────────────────────┐                │
    │ 熟練医による気道確保  │   気道開通     │
    │ ・気管挿管または輪状  ├──────────────▶ ┌──────────┐
    │   甲状膜切開          │                │ 循環の評価 │
    │ ・アドレナリン        │                └──────────┘
    │   0.3〜0.5mg 筋注     │
    │ ・β₂刺激薬吸入        │
    └───────────────────────┘
```

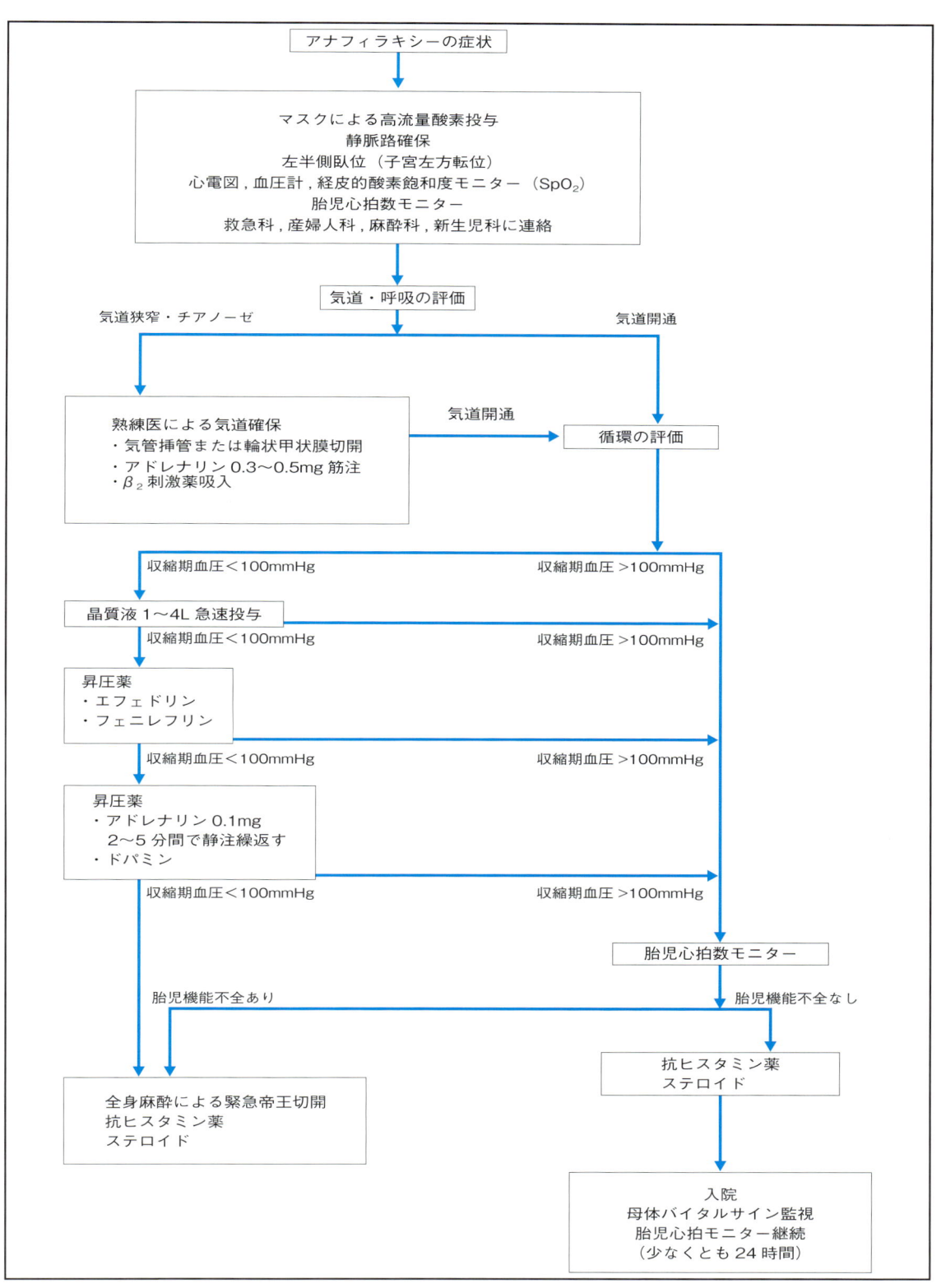

図1 アナフィラキシーアルゴリズム

(循環評価後の分岐)

収縮期血圧<100mmHg → 晶質液 1〜4L 急速投与
収縮期血圧>100mmHg → (次段階へ)

収縮期血圧<100mmHg → 昇圧薬
・エフェドリン
・フェニレフリン
収縮期血圧>100mmHg → (次段階へ)

収縮期血圧<100mmHg → 昇圧薬
・アドレナリン 0.1mg
  2〜5分間で静注繰返す
・ドパミン
収縮期血圧>100mmHg → (次段階へ)

収縮期血圧<100mmHg → 全身麻酔による緊急帝王切開
　　　　　　　　　　　抗ヒスタミン薬
　　　　　　　　　　　ステロイド

収縮期血圧>100mmHg → 胎児心拍数モニター
　胎児機能不全あり → 全身麻酔による緊急帝王切開，抗ヒスタミン薬，ステロイド
　胎児機能不全なし → 抗ヒスタミン薬，ステロイド → 入院，母体バイタルサイン監視，胎児心拍モニター継続（少なくとも24時間）

伴う循環血液量減少です．膠質液の使用を支持するエビデンスはなく，膠質液自体がアナフィラキシーの原因となりうるため，推奨はされていません．

b）昇圧薬投与

最初は，子宮胎盤血流を減らさないエフェドリンやフェニレフリンを使用し，反応しなければ，アドレナリンやドパミンを使用します．

- エフェドリン　4～8 mg を反復投与
- フェニレフリン　0.1～0.2 mg を反復投与
- アドレナリン　0.1 mg を 5 分かけてゆっくり投与
- ドパミン　3～5 μg/kg/min から開始し，反応をみて増量

3．ABC の治療を行ったうえでの，補助的治療

a）抗ヒスタミン薬（H_1 ブロッカー，H_2 ブロッカー）

抗ヒスタミン薬の使用を指示するエビデンスは弱いが，ヒスタミン誘導性症状を抑えるのに，H_1 ブロッカー，H_2 ブロッカーの両者を投与したほうが，効果があるとの報告もあり，多くのガイドラインに従うのが良いと思われます[4]．

- H_1 ブロッカー　マレイン酸クロルフェニラミン（ポララミン注® 5～10 mg）
- H_2 ブロッカー　タガメット® 300 mg またはザンタック® 50 mg

b）副腎皮質ステロイド

副腎皮質ステロイドは投与後 4～6 時間は作用発現がみられないので，アナフィラキシーショックの急性期治療には効果がありません．二相性ショックや難治性ショックには効果が期待できる可能性があるため，将来的な効果を期待して投与するのは意味があります．

- メチルプレドニゾロン（ソルメドロール®）40～125 mg 点滴静注
  以降　1～2 mg/kg/day を 6 時間ごとに点滴静注

4．入院措置

症状消失後再発する二相性のものがあるので，少なくとも 24 時間は入院させて監視する必要があります[5]．

メモ

●妊婦と添付文書

教科書や海外の文献を見ると，H_1 ブロッカーとして，ジフェンヒドラミン（ベナスミン®，レスミン®）やヒドロキシジン（アタラックス P®）を挙げているものもありますが，国内の添付文書を見る限り，催奇形性や胎児移行の問題で事実上妊婦に対して禁忌となっています．国内で添付文書上，妊婦への投与が条件付で許可されているのは，マレイン酸クロルフェニラミン（ポララミン注®）のみとなっています．不幸な転帰をたどった際に，添付文書に反した使用法は責任を問われる可能性があり，十分な注意が必要です．

Q 妊婦にアドレナリンを投与すると子宮胎盤血流は減少すると聞いたのですが，使用してもいいのですか？

A アドレナリンはアナフィラキシーの治療の第一選択薬ですが，妊婦のアナフィラキシーでのアドレナリンの使用については，現時点では賛否両論となっています．

アドレナリンはα受容体を刺激して，血管を収縮させ，全身血管抵抗の上昇と血圧の上昇をもたらします．また，β受容体を刺激することで，心筋収縮力を増強させ，ブロンコスパズムを改善するだけでなく，肥満細胞や好塩基球からのメディエーターの放出を抑制します．したがって，妊婦のアナフィラキシーにも同様にアドレナリンを使用するのは理にかなっています．しかしながら，子宮動脈には自動調節能がないので，子宮胎盤血流は母体の平均動脈圧に比例し，そこに子宮血管収縮が生じると，胎児低酸素をひき起こす可能性があります．一方で，低血圧の母体に対してアドレナリンを投与した際に，子宮胎盤の血管よりも多臓器の血管をより収縮させることによる全身血管抵抗の上昇が，結果として子宮胎盤血流と心拍出量の増加をもたらしているという意見もあります．事実，アドレナリンの持続静注をしながら，母体および胎児とも無事管理し得たという報告もあります[6]．気道閉塞を疑うような症例では，積極的にアドレナリンを使用したほうが良いと考えます．

他の血管作動薬として，アドレナリンより子宮胎盤の血管の収縮が弱いエフェドリンやフェニレフリンの使用を推奨する意見もあります．帝王切開時の脊椎麻酔の低血圧の治療に頻繁に使用されていて使用経験も豊富であり，妊婦のアナフィラキシーによる低血圧治療の第一選択となります．ただ，治療抵抗性の場合には，アドレナリンを使用すべきであると考えます．

ドパミンも子宮胎盤血流を減少させる可能性がありますので，胎児心拍を評価しながら使用すべきです．

[文　献]

1) 芝本利重：アナフィラキシーショックの病態：生理学．"アナフィラキシーショック"光畑裕正 編．克誠堂出版，pp21-38，2008
2) 須甲松伸：食物依存性運動誘発アナフィラキシー．日本内科学会雑誌 93：2144-2148，2004
3) Chaudhuri K, Gonzales J, Jesurun CA et al：Anaphylactic shock in pregnancy：a case study and review of the literature. Int J Obstet Anesth 17：350-357, 2008
4) 光畑裕正：治療．"アナフィラキシーショック"光畑裕正 編．克誠堂出版，pp141-160，2008
5) Lieberman P：Biphasic anaphylactic reactions. Ann Allergy Asthma Immunol 95：217-226, 2005
6) Gei AF, Pacheco LD, Vanhook JW et al：The use of a continuous infusion of epinephrine for anaphylactic shock during labor. Obstet Gynecol 102：1332-1335, 2003

VII 妊産婦救急

Q36 妊婦における心停止時の心肺蘇生法

回答：北里大学病院総合周産期母子医療センター
　　　産科麻酔部門　加藤里絵（かとうりえ）

point

- まず子宮左方転位を行う．
- 胸骨圧迫の部位は胸骨中央よりやや頭側である．
- 気管挿管を早めに行う．
- 除細動や薬剤投与の方法は一般成人と同様である．
- 死戦期帝王切開術を行うべきかの判断が必要である．

Q 妊婦の心肺蘇生についてのガイドラインはありますか？

A 妊婦についても，ACLS（advanced cardiovascular life support）やBLS（basic life support）のような国際標準に基づいた蘇生法があります．アメリカ心臓協会（AHA）[1]およびヨーロッパ蘇生協議会（ERC）[2]のガイドラインには，特殊な状況の心停止の一つとして「妊娠関連の心停止」という項が設けられています．またイギリスでは"Managing Obstetric Emergencies and Trauma（MOET）"（http：//www.alsg.org/en/?q=en/moet），という産科救急を学ぶための講義と実技のコースが開催され，その中にも心肺蘇生が取り上げられ，テキストブック[3]もあります．アメリカではプライマリーケア医や産科研修医向けに"Advanced Life Support in Obstetrics（ALSO）"というプログラムが開発され，日本にも導入されています（http：//www.oppic.net/item.php?pn=also_japan.php）．

Q 妊婦の心肺蘇生をする時にまずすべきことは何ですか？

A

1．子宮左方転位

妊娠20週以降の妊婦では，心停止に限らず循環動態が不安定だったり状態の悪い時には，まず子宮左方転位を行ってください[1,2]．仰臥位では妊娠によって大きくなった子宮が下大静脈や大動脈を圧迫して，静脈還流量と心拍出量を減少させるからです．妊娠後期の妊婦の約10％は仰臥位になると仰臥位低血圧症候群を起こすといわれ，妊娠38～40週の妊婦が仰臥位から側臥位になると心拍出量は約25％増えるという報告もあります[4]．用手法，または妊婦さんの右腰部や右半身全体にバスタオルや毛布を巻いたようなものをあてがうなどして，妊婦の身体を15～30°傾けてください（図1）．

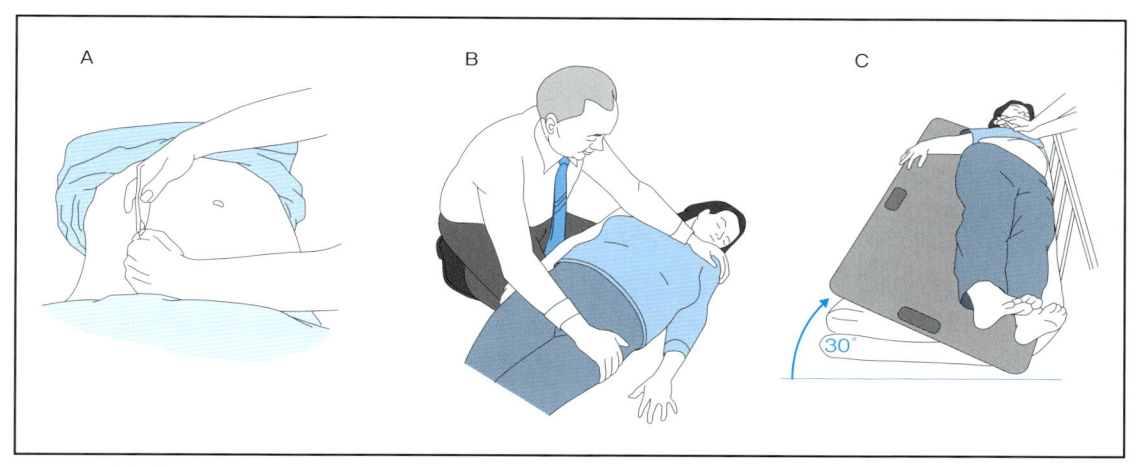

図1 子宮左方転位の方法
(A, C：文献1より引用)
(B：Harnett M, Tsen LC：Cardiovascular disease. In"Chestnut's Obstetric Anesthesia, 4th ed"eds. Chestnut DH, Polley LS, Tsen LC et al. Mosby Elsevier, Philadelphia, pp881-912, 2009 より引用)

2. 妊娠週数の把握

妊娠週数によって心肺蘇生の手順が変わってくるため，蘇生処置をしながらおおよその妊娠週数の把握をしてください．妊娠歴の情報がない場合には，子宮底が臍部まで達していれば20週，臍上3〜4 cmならば24〜25週，剣状突起までなら36週というのが，おおよその目安になります．

Q 胎児に対しては，まず何をすればよいですか？

A 胎児へ酸素を供給するには，母体の動脈血を酸素化し，その血液を子宮から胎盤に送る以外に方法はありません．したがって，母体蘇生を迅速に始めることが胎児の蘇生を始めることにもなります．妊婦の心肺蘇生は，母体と胎児の2つの命を救うことを目指すものです[1]．

Q 胸骨圧迫はどのように行うのですか？

A 胸骨圧迫の方法は一般成人とほとんど同じですが，いくつか注意点があります．まず，圧迫する部位が異なることに注意してください．妊婦では，大きくなった子宮に横隔膜が押し上げられ，胸腔や心臓も頭側に偏移しています．そのため一般成人より頭側，つまり胸骨の中央よりやや頭側寄りが，妊婦における胸骨圧迫の部位です[1]（図2）．また妊婦では胸郭のコンプライアンスが低下していることや，子宮左方転位のために胸部が傾いていて胸骨圧迫の力が逃げやすい[5]ことを考慮すると，十分に深い（5 cm以上）胸骨圧迫をするためには強い圧迫を心がけるべきと考えられます．

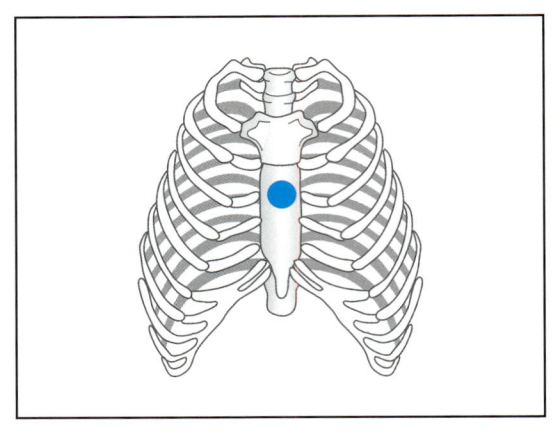

図2　胸骨圧迫の位置
（Einav S, Matot I, Berkenstadt H et al：A survey of labour ward clinicians' knowledge of maternal cardiac arrest and resuscitation. Int J Obstet Anesth 17：238-242, 2008 より引用）

Q 妊婦の人工呼吸で注意すべき点は何ですか？[6]

A

1．気管挿管

妊娠中は，大きな子宮のために胃が圧迫されて内圧が上昇し，下部食道括約筋の働きが弱くなっているため，胃内容物が逆流しやすく誤嚥の危険性が高いといわれています．さらに胃内容pHが下がっているので誤嚥した際の肺炎も重篤になりやすいと考えられます．また妊娠中にはエストロゲンや循環血液量の増加により舌や上気道粘膜の浮腫が進むため，マスク換気が難しいこともあるでしょう．したがって，妊婦では蘇生処置の早い段階で気管挿管を行うべきですし，気管挿管をせずに人工呼吸をする間は持続的な輪状軟骨圧迫が必要です．妊産婦においては非妊娠成人より挿管困難率が高いと報告されているので注意が必要です．径の小さめの気管挿管チューブを選択するのも良いでしょう[2]．また妊婦では乳腺組織が発達するために，成人用の喉頭鏡ハンドルでは喉頭鏡ブレードを口腔内に挿入しようとする際にハンドルが胸部にぶつかり，扱いにくいこともあります．あらかじめ小児用の短いハンドルを準備しておくのも良いでしょう．

2．酸素化

妊娠子宮により横隔膜が押し上げられるため妊婦の機能的残気量は減少しています．また妊娠中には酸素消費量が増加します．したがって，換気量が減った時や無呼吸になった時には，一般成人よりも早く低酸素血症に陥るので注意してください．

Q 妊婦に除細動をかけてもよいのでしょうか？

A

除細動の適応や方法は一般成人と同じです．適応があれば躊躇なく除細動を行ってください．除細動による胎児への悪影響は報告されていません．ただし2枚のパッドを，子宮を挟むような位置に置かないように注意してください．また放電前には胎児心拍数モニター装置を外すことを忘れないでください．これはモニターがアースとして働く危険性を考慮してのことです[1]．

Q 蘇生に用いてはいけない薬剤はありますか？

A エピネフリン，バソプレッシン，ドパミンにはいずれも子宮動脈の収縮作用があります．しかし母体の循環が回復しなければ胎児が助かる見込みはなく，母体の心拍再開や循環動態安定化のためには薬剤も必要です．蘇生に用いる薬剤の種類や用量は，成人 ACLS と同様です[1]．

Q 妊婦の心停止の原因には，どのようなものがありますか？

A 一般成人の心停止の原因に加えて，妊婦に特有の疾患や，妊娠中に陥りやすい病態などがあります．AHA や ERC のガイドラインでは，救命可能な心停止の原因として，心疾患，高マグネシウム血症，妊娠高血圧症候群および子癇，肺血栓塞栓症，羊水塞栓症，麻酔合併症，産科出血が挙げられています[1,2]．日本における 2010 年から 2011 年にかけての約 1 年間の妊産婦死亡の原因は図3に示す通りで，産科出血，羊水塞栓症が多くなっています[7]．

1．出　血

産科出血の原因疾患には消費性の凝固障害が急速に進行するものが含まれます．羊水塞栓症と常位胎盤早期剥離がその代表的な疾患です．図3の産科危機的出血で死亡した妊婦の中には，羊水塞栓症が 8 例，常位胎盤早期剥離が 4 例含まれています[7]．羊水塞栓症には循環虚脱や低酸素症，意識障害を呈さず，産後の非凝固性出血で発症するタイプ（子宮型または DIC 先行型）があることがわかってきました．これまで DIC 型後産期出血と診断されていた症例の中には，この子宮型羊水塞栓症が隠れていたようです[8]．

非凝固性の出血があれば検査結果を待たずに凝固因子の補充を始めてください．また大量出血に対処中にはフィブリノゲン値を含めた凝固系の検査値の監視をし，凝固能を保ってください．

2．心肺虚脱型羊水塞栓症

子宮型羊水塞栓症に対して，循環虚脱や低酸素症・意識障害を発症するものを，心肺虚脱型または古典型の羊水塞栓症と呼びます．心肺虚脱型羊水塞栓症は循環・呼吸状態が急速に悪化します．確定診断の難しい疾患ですが，鑑別診断を進めながら呼吸・循環を保つように対症療法を行ってください．また消費性凝固障害による大量出血に備えてください[9]．

3．肺血栓塞栓症

妊婦は凝固亢進状態にあり深部静脈血栓ができやすくなっています．

4．脳出血

もやもや病や動静脈奇形を原因とするものもありますが，脳血管の器質的病変をもたない妊婦においても脳出血が起こります．特に

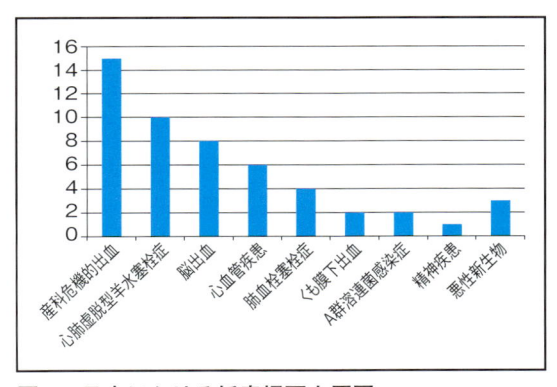

図3　日本における妊産婦死亡原因
2010～2011 年にかけての約 1 年間の症例のまとめ
（文献 7 より作成）

注意が必要なのが妊娠高血圧症候群で，予後不良の脳出血を起こすことが知られています[10]．

5．高マグネシウム血症

硫酸マグネシウムは子癇や妊娠高血圧症候群に対して投与される薬剤です．特に子癇症例で用量が多い場合や腎機能低下症例では，高マグネシウム血症をきたしやすくなります．治療にはグルコン酸カルシウム（1g）を投与します．

Q 母体の心肺蘇生処置として帝王切開術を行うことがあると聞きました

A 妊娠20週以降の妊婦において，適切な心肺蘇生を行ってもすぐに心拍が再開しない場合には，ただちに緊急帝王切開を行うことが母体蘇生処置の一部と考えられています[1,2,11]．この心停止の際に行われる帝王切開は死戦期帝王切開術または peri-mortem cesarean section とよばれています．帝王切開術を行うことで，大きな子宮による大血管圧迫を減らし心拍出量を得やすくなると考えられ，Katzらの死戦期帝王切開術38例のレビューでは，救命の可能性があった母体20例のうち14例で死戦期帝王切開術による児娩出後に血行動態が改善したと報告しています（**表1**）[11]．胸部圧迫による心拍出量は自己心拍による拍出量の30％といわれており，適切な心肺蘇生が行われていても胎児にとっては十分な酸素が供給されません．したがって，胎児救命の意味でも帝王切開術は有効です．

表1 母体心停止から死戦期帝王切開術までの時間と母体循環動態の改善

母体心停止から児娩出までの時間（分）	心拍再開または循環動態改善（例）	変化なし（例）
0〜5	5	2
6〜10	3	—
11〜15	1	—
>15	4	5
不明	1	1
合計	12	8

（文献11より翻訳引用．改善例の合計数は14の誤りと考えられる．）

Q 死戦期帝王切開術はいつ行えばよいのですか？

A AHAやERCのガイドラインでは，適切な心肺蘇生処置を4分行っても自己心拍が得られない場合には死戦期帝王切開術を開始し，5分以内に児の娩出を目指すべきと述べられていますが，実際に5分で児を娩出することは難しいのが現状です．心停止後15分までに死戦期帝王切開術を施行した症例の中にも母体の生存例があるため，5分を超えても帝王切開術をすることが良いと考えられています[1,2]．

また，5分以内の娩出を目指すのであれば，心停止となり蘇生を開始した時点で，死戦期帝王切開術をするかどうかの判断をし，手術の準備を進めることが必要です．

Q 妊婦の心停止症例においては，必ず帝王切開術を行うのですか？

A すべての心停止妊婦に対して死戦期帝王切開術の適応になるわけではなく，妊娠20週ぐらい以前は手術をしても循環動態改善の見込みが小さいため，適応にはなりません．一方20週以降ならば，たとえ胎児の心拍がなくとも母体救命のため帝王切

開術を行うべきです．ただし，死戦期帝王切開術は術後の母児の管理も考慮すると，人的・物質的な環境が整っていなければ行うことができません．AHA や ERC のガイドラインにも，死戦期帝王切開術を行うには事前の備えが大切であることが強調されています[1,2]．各施設において，産科医，新生児/小児科医，救急科医，集中治療科医，助産師，看護師らを交えて，死戦期帝王切開術を行うことは可能か，可能ならばどこで，どのような手順を踏めば迅速に手術ができるかなどについて検討しておくことが必要です．シミュレーションも有用と考えられます[12]．

Q Post-mortem cesarean section とは何ですか？

A 死戦期帝王切開術（peri-mortem cesarean section）は母体または母児両者の救命を目指して行われる緊急帝王切開術です．それに対して post-mortem cesarean section は母体の救命は見込めないものの，児の救命のために行われる緊急帝王切開術です．post-mortem cesarean section は母体蘇生処置には含まれませんが，母体心停止の現場で行われることは多いと考えられます．イギリスで 2006〜2008 年に妊産婦死亡（不慮・偶発原因を含む）が 311 例あり，そのうち 40 例で peri- または post-mortem cesarean section が施行されました．在胎週数別の児の生存率は表 2 に示す通りです[13]．ERC ガイドラインでは，在胎週数 23 週以前の児は，母体心停止時の帝王切開術による救命は見込みにくいと記されています[2]．

表 2 peri- および post-mortem cesarean section における児の在胎週数別生存率（イギリス，2006〜2008 年）

妊娠週数（週）	生産		死産または新生児死亡		合計	
	n	%	n	%	n	%
20〜23	0	0	0	0	0	100
24〜27	0	0	1	100	1	100
28〜31	1	14	6	86	7	100
32〜35	4	27	11	73	15	100
36≦	7	47	8	53	15	100
合計	12	32	26	68	38	100

（文献 12 より翻訳引用）

［文　献］

1) Vanden Hoek TL, Morrison LJ, Shuster M et al：Part 12：cardiac arrest in special situations：2010 American Heart Association Guidelines for Cardiopulmonary Resuscitation and Emergency Cardiovascular Care. Circulation 122：S829-861, 2010

2) Soar J, Perkins GD, Abbas G et al：European Resuscitation Council Guidelines for Resuscitation 2010 Section 8. Cardiac arrest in special circumstances：Electrolyte abnormalities, poisoning, drowning, accidental hypothermia, hyperthermia, asthma, anaphylaxis, cardiac surgery, trauma, pregnancy, electrocution. Resuscitation 81：1400-1433, 2010

3) Cardiopulmonary Resuscitation in the Nonpregnant and Pregnant Woman, Managing Obstetric Emergencies and Trauma. eds. Grady K, Howell C, Cox C. RCOG Press, London, pp 21-29, 2007

4) Ueland K, Novy MJ, Peterson EN et al：Maternal cardiovascular dynamics. Ⅳ. The influence of gestational age on the maternal cardiovascular response to posture and exercise. Am J Obstet

Gynecol 104：856-864, 1969
5) Atta E, Gardner M：Cardiopulmonary resuscitation in pregnancy. Obstet Gynecol Clin North Am 34：585-597, 2007
6) Vasdev GM, Harrison BA, Keegan MT et al：Management of the difficult and failed airway in obstetric anesthesia. J Anesth 22：38-48, 2008
7) 妊産婦死亡症例検討評価委員会, 日本産婦人科医会：母体安全への提言 2011. 2012
8) Kanayama N, Inori J, Ishibashi-Ueda H et al：Maternal death analysis from the Japanese autopsy registry for recent 16 years：significance of amniotic fluid embolism. J Obstet Gynaecol Res 37：58-63, 2011
9) Gist RS, Stafford IP, Leibowitz AB et al：Amniotic fluid embolism. Anesth Analg 108：1599-1602, 2009
10) 妊産婦死亡症例検討評価委員会, 日本産婦人科医会：母体安全への提言 2010. 2011
11) Katz V, Balderston K, DeFreest M：Perimortem cesarean delivery：were our assumptions correct? Am J Obstet Gynecol 192：1916-1921, 2005
12) Lipman SS, Daniels KI, Carvalho B et al：Deficits in the provision of cardiopulmonary resuscitation during simulated obstetric crises. Am J Obstet Gynecol 203：179 e1-5, 2010
13) Centre for Maternal and Child Enquiries (CMACE). Saving Mothers' Lives：reviewing maternal deaths to make motherhood safer：2006-08. The Eighth Report on Confidential Enquiries into Maternal Deaths in the United Kingdom. BJOG 118 (suppl 1)：1-203, 2011

VII 妊産婦救急

Q37 病的肥満

回答：Wake Forest University Baptist Medical Center Anesthesiology　大瀧千代

point

- 肥満の妊婦は常にハイリスク状態であり，麻酔が関与する母体の死亡の重要なリスクである．肥満に慣れていない日本の麻酔科医は，肥満妊婦への対応を熟知しておく必要がある．
- 肥満と妊娠の組合せは，呼吸機能においては妊娠自体が肥満に対して一部に良い影響を与えるが，心血管機能に関しては，心血管機能により重いストレスを与える．
- 全身麻酔を回避するために，肥満妊婦に早期の段階に無痛分娩を開始し，その区域麻酔のカテーテルを帝王切開時に使用する．
- 無痛分娩の区域麻酔法の選択として硬膜外ブロック，持続的髄膜腔ブロックは適切な選択である．
- 肥満妊婦における区域麻酔においては，体重あたりの麻酔薬の投与量の減量が必要である．
- 全身麻酔が回避できない場合，麻酔科医は，誤嚥，挿管困難，死亡のリスクについて十分に認識したうえで，導入方法，挿管方法を選択しなければならない．

Q 肥満が妊娠に与える影響とは？

A 通常の妊婦と比較して，肥満妊婦は不妊の罹患率が高く，早期に流産になる率も高くなり，神経管閉鎖障害のような先天異常の率も高くなります[1,2]．妊娠以前からの高血圧や糖尿病の合併とは独立して，肥満妊婦は，高血圧，妊娠中毒症，妊娠糖尿病，過期妊娠，尿路感染，巨大児および肩甲難産，過期妊娠，分娩時間の延長，緊急分娩，帝王切開率の上昇，産褥出血，分娩後心筋症，新生児外傷，集中室入室の増加，病院滞在日数の増加，医療費の増加など，様々な合併症をひき起こします[3〜6]．

肥満は，麻酔が関与する母体の死亡の重要なリスクでもあります．The Confidential Enquiry into Maternal and Child Health（CEMACH）による報告では，2000〜2002年における母体の死亡の30%は肥満を伴っており，2003〜2005年においては母体死亡の50%は肥満を伴っていたとされています[7,8]．肥満妊婦の麻酔管理は，産科麻酔において非常にリスクが高く，重要な課題であることを認識しなければなりません．

Q 肥満の定義とは？

A 肥満の定義には体格指数：BMI が一般に使用されています．BMI は体重（kg）／身長（m）の二乗で定義されます．BMI で 18.5 未満が低体重，18.5〜25.0 未満が標準，25.0〜30.0 未満が過体重，30.0〜35.0 未満を Class Ⅰ の肥満，35.0〜40.0 未満を Class Ⅱ の肥満，40 以上が Class Ⅲ の極端な肥満とされています[9]．WHO は BMI 30 以上の Class Ⅲ 肥満をさらに BMI 35.0，もしくは 40.0 以上を morbid obesity 病的肥満，BMI 45.0 もしくは 50 以上を super obese と分類しています[10]．

Q 妊娠肥満が起こす生理的変化とは？

A 肥満と妊娠はどちらも生理的な変化を起こし，その変化はよく似ています．最も重要な変化は気道，呼吸，心臓血管系の変化であり，妊娠と肥満が起こす生理的変化は相加的に作用し，顕著に機能変化と生理的許容量を減少させ，麻酔と産科的リスクの両者を上昇させます．

Q 気道に与える影響は？

A 妊娠中の浮腫による気道の解剖学的変化，妊娠による乳房の増大，脂肪の気道への付着により，肥満の患者は妊娠により，より挿管困難となります．妊娠だけの要因によっても，Mallampati 分類は上昇し，妊娠により通常の外科手術と比較して約 8 倍挿管困難率が上昇するとされています[11]．Rahman と Jenkins らによると，BMI が 35 kg/m² 以上の肥満では 15.5％の割合で挿管ができなかったとあります[12]．他いくつかの報告では，高度肥満妊婦において挿管困難の割合は 33％に達するともあります[13,14]．

Q 呼吸機能に与える影響は？

A 妊娠は酸素化と換気の両方に変化を与えます．子宮の増大に伴い呼気予備量（ERV），残気量（RV）機能的残気量（FRC）が有意に減少し，肥満によっても体重の増加と胸壁のコンプライアンスの減少により ERV と FRC が有意に減少します．増大した子宮による横隔膜の頭位側への移動により，肥満と妊娠の合併では有意な FRC の減少が起こりクロージングキャパシティは FRC を超えてしまい，気道閉塞が起こります[15〜17]．

肥満患者が妊娠した場合，特に FRC を含めた呼吸機能が一部改善します[18]．ホルモンの変化が気道内圧を減少させ，プロスタグランジンの平滑筋弛緩作用により，肥満における呼吸機能に与える影響を改善させます[19]．Dempsey らは体重の増加が酸素消費の増加および CO_2 産生と一直線上に増加することを証明しており[20]，このような変化により肥満妊婦は全身麻酔導入時に短時間で急激に低酸素が起こりやすくなります．酸素の十分な前投与は大変重要で，怠ることはできません．

Q 心肺機能に与える影響は？

A 妊娠自体が心血管機能を生理的に大きく変化させます．肥満は心血管機能，血管内皮，血管機能に大きな変化を与えます．肥満と妊娠の組合せは，呼吸機能においては妊娠自体が肥満に対して一部に良い影響を与えますが，心血管機能に関してはそのような利点はなく，妊娠と肥満の組合せは心血管機能にストレスを与える方向にしか作用しません[21,22]．妊娠は心拍出量を上昇させ，さらに100g脂肪が増加するにつき心拍出量は最高 50 mL/min 上昇します[23]．妊娠における循環血液量の増加は妊婦が肥満であれば，さらに増加することがわかっています．非肥満妊婦の場合，妊娠に伴い後負荷は著しく減少しますが，妊娠に肥満が加わると，肥満に伴う血管抵抗の上昇のため，妊娠に伴う後負荷の減少は著しく障害されます[24]．容量負荷は左心肥大をひき起こし，ひき続き心筋は圧負荷の増加に抵抗し伸長し，心臓の収縮期不全が起こります．肥満患者の妊娠前の高血圧は妊娠によりいっそう悪化し，妊娠における心拍出量上昇のためにより心拍は増加し，拡張期不全が起こります．肺血流は心拍出量の上昇に伴って上昇し，肺高血圧，右心不全がひき起こされます．これらの現象は仰臥位，気道閉塞，睡眠時無呼吸症候群，低酸素によってさらに悪化します．

Q 肥満妊婦において麻酔薬は増量しなければならないでしょうか？

A 肥満患者は除脂肪体重と脂肪組織の両方が増加していますが，脂肪組織の増加の割合がより大きく[22]，脂肪組織は血流が少なく心拍出量の5%にすぎません．内臓は心拍出量の73%，除脂肪組織は22%を必要とします[23]．体内の血液量は体重に比例して増加するため，肥満患者では心拍出量が増加し，内臓はよく循環されている状態です[24,25]．この事実は麻酔薬の薬理作用に影響します．肥満患者における麻酔薬の薬理作用に関する研究はあまり存在していません．血清コリンエステラーゼの活性の上昇と細胞外液の増加による薬物分布容積の拡大から，肥満患者ではサクシニルコリン必要量が増えるとされています[26,27]．帝王切開で肥満妊婦に使用する場合，1.0〜1.5 mg/kg 最大 200 mg で投与すればよいでしょう．非脱分極性筋簡約弛緩薬については親水性薬剤であり，導入時においてあまり影響はありませんが，効果が遷延するため注意が必要です．肥満患者においては標準体重（IBW*）から投与量を決定すればよいとあります[28]．一般的に肥満がMACに影響を与えるという報告はありません．導入薬についてはサイオペンタール，プロポフォールで導入する場合，測定体重（TBW）から計算して導入量を決定すればよいとされています[28]．プロポフォールの薬理作用は肥満によって比較的影響されません．肥満患者でよく使用されているレミフェンタニールについては，IBWに基づいて導入すればよいとあります[28,29]．

  *IBW＝男性；49.9 kg＋0.89 kg/cm,
　　　　女性；45.4 kg＋0.89 kg/cm
　　　　身長 152.4 cm 以上

Q 肥満妊婦に無痛分娩を行ってよいのでしょうか？

A 答えは，肥満妊婦こそ区域麻酔による無痛分娩を行うべきです．

区域麻酔の分娩痛に対する有効性は証明されており，さらに肥満妊婦では有効な除痛が母体の呼吸機能を改善させ，区域麻酔がもたらす交感神経ブロックが，交感神経の心血管作用にもたらす影響を軽減し，特に肥満妊婦において区域麻酔から受ける恩恵は大きいとされています[30,31]．

帝王切開になる確立は肥満患者で有意に上昇します．前述のように，妊娠自体によるさらに肥満による挿管困難，誤嚥の危険性から全身麻酔はできるかぎり回避しなければなりません．肥満妊婦に早期の段階で区域麻酔に使用できるカテーテルを挿入することにより，緊急帝王切開に備え，全身麻酔を回避することが可能です．これらの理由から，正常妊婦より肥満妊婦に対して積極的に無痛分娩を薦めるべきです．

Q 無痛分娩にどのような区域麻酔を選択すればよいのでしょうか？

A 答えは，硬膜外麻酔もしくは持続的髄膜腔ブロックです．

脊髄くも膜下硬膜外併用麻酔（CSE）を行うと，脊髄くも膜下麻酔により硬膜外カテーテルの判定がマスクされてしまい，帝王切開が必要になった際にカテーテルからの硬膜外麻酔が効いていないという事態が起こる可能性があるため，肥満患者に対しては硬膜外麻酔を第一選択とすべきです．肥満妊婦の場合，硬膜外カテーテル留置の際，抵抗消失法で硬膜外腔と皮下脂肪と硬膜外腔を鑑別することは非常に困難です．困難な硬膜外カテーテル留置を時間をかけて挑むより，持続的髄膜腔ブロックが適切な選択です．硬膜外カテーテル留置法のように一定の確率で不完全麻酔が生じてしまうことは，持続的髄膜腔ブロックでは起こりません．取り扱いにさえ注意すれば，非常に有効な区域麻酔法です．麻酔薬の投与例を表に示します（表1）．帝王切開に変更した場合，脊髄くも膜下麻酔と同量の麻酔薬をカテーテルから注入します．無痛分娩目的で硬膜外カテーテル留置を試みて硬膜穿刺になってしまった場合も，再穿刺はせずそのままカテーテルを髄膜腔に留置し，持続的髄腔内ブロックを行うことが適切であると思われます．注意点は，持続的髄膜腔ブロックということを知らず，硬膜外カテーテルとして，局所麻酔薬を硬膜外標準量で注入してしまった場合，全脊髄麻酔が起こり，母子ともに非常に重篤な状態に陥る危険性があります．スタッフ間での申し送りが非常に重要です．

表1 持続的髄内腔ブロック 麻酔薬の処方内容

- 初回投与：0.25％ブピバカイン 1 mL＋フェンタニル 10～25 μg 髄腔内投与
- 持続投与：0.0625％ブピバカイン＋フェンタニル 2 μg/mL＋1.25 μg/mL エピネフリンを 1～2 mL/h の速度で髄腔内持続投与
- 追加投与：0.25％ブピバカイン 2 mL
- 帝王切開に変更した場合，脊髄くも膜下麻酔と同量の麻酔薬をカテーテルから注入．

Q 区域麻酔の麻酔薬一回注入量は体重の増加に伴って増量が必要でしょうか？

A 答えは「体重あたりの投与量の減量が必要」です．
硬膜外腔周囲の脂肪組織の増加，大動静脈圧迫による硬膜外腔内の静脈うっ血により，同じ局所麻酔量でも肥満患者ではより所麻酔局所麻酔薬の分布が増大し，より低血圧と呼吸機能障害が起こりやすくなります．体重に比例させて局所麻酔薬を投入せず，区域麻酔においては体重あたりの麻酔薬の投与量の減量が必要です[30,31]．

Q 予定帝王切開における麻酔管理は？

A 非肥満妊婦の場合，予定帝王切開における区域麻酔方法としては脊髄くも膜下麻酔が一般的です．肥満妊婦の場合，前述のように区域麻酔においては体重あたりの麻酔薬の投与量の減量が必要であり[30,31]，脊髄くも膜下麻酔では，麻酔薬の投与量がより予測しにくくなります．加えて，脂肪組織による要因や巨大児の合併などから手術時間の延長が常に予想されます．これらのことから，分娩痛に対しては脊髄くも膜下硬膜外併用麻酔（CSE）の使用は議論の余地がありますが，帝王切開に対してはCSEの使用がより有効であると思われます．

Q なぜ帝王切開における麻酔管理に全身麻酔がいけないのですか？

A Hawkisnsらによれば，1985～1990年における帝王切開中の全身麻酔による死亡率は局所麻酔に比較して16.7倍であり，挿管困難，誤嚥が依然母体の死亡原因の一位を占めています[32]．加えて肥満自体が母体の死亡率を増加させるという幾つかの研究結果が存在します[7,8]．前述のように肥満と妊娠の組合せは，挿管困難のリスクを有意に上昇させます．全身麻酔，挿管困難を回避するために，早期の区域麻酔カテーテルの挿入が必要です．早期の区域麻酔カテーテルの挿入を実現させるためには，産科医，助産婦，麻酔科医のコミニュケーションが最も大切です．

Q 全身麻酔が回避できない場合はどうすればよいのでしょうか？　挿管困難への対応方法は？

A サクシニルコリンによる迅速導入は帝王切開における基本中の基本です．誤嚥に対する前投与として，クエン酸ナトリウム，ヒスタミンH_2受容体拮抗薬，メトクロプラミドの肥満妊婦への使用は基本であり，また十分な酸素投与を導入前に行うことが非常に重要です．毛布などを肩の下などに使用して咽頭，喉頭，気管の軸を一直線上に一致させる，仰臥位低血圧症候群予防のために左側傾斜体位とるなど，導入前の体位は非常に重要です．

肥満における挿管困難の発生は骨格の違いからくるものではなく，脂肪組織の付着，軟組織の変化によるものであり，挿管の際，毛布などを肩の下などに使用して咽頭，喉頭，気管の軸を一直線上に一致させる，短いハン

ドルの喉頭鏡を用いる，挿管に切り替えることのできるラリンジアルマスク，気管支ファイバー，などを備えた挿管困難カートを常備しておき，挿管困難に備える，最も慣れた挿管方法を用いることが重要です．肥満患者においてのラリンジアルマスクの有用性を報告されています[33]．しかしながら妊婦はフルストマックであり，ラリンジアルマスクでの気道確保では誤嚥の危険性は100％回避できません．挿管にすぐに切り替えることのできる挿管用ラリンジアルマスク・ファストラック，胃管を挿入できるラリンジアルマスク・プロシール等を使用すべきです．ビデオ喉頭鏡の肥満患者における有効性は証明されています[34]．産科麻酔，迅速導入におけるビデオ喉頭鏡での研究はありませんが，操作上迅速導入に使用しても問題はないと思われます．帝王切開が超緊急ではなく挿管に時間がとれ，病的肥満の妊婦でマスク困難，挿管困難が予想される場合には，十分な酸素吸入と4％キシロカインネフライザーもしくは上気道神経ブロックを行い，自発呼吸を維持し awake fibroptic intubation を選択することが最も適切でありましょう．

メモ

●肥満妊婦の麻酔管理成功のポイント

　日本では無痛分娩の普及が遅れているため，緊急の帝王切開を想定して事前に区域麻酔のカテーテルを入れることに様々な障害があります．しかし，カテーテルを分娩の早い段階で入れることにより，リスクの高い帝王切開を受身で待つ受動的な麻酔管理から，麻酔科医がコントロールする麻酔管理に切り替えることが可能となります．アメリカの臨床現場では，患者に "Don't worry. Everything is under control." と声をかけますが，まさに Under control に置くために早い段階での肥満患者への対応が，成功の重要ポイントであると思われます．

[文　献]

1) Ray A, Hildreth A, Esen UI：Morbid obesity and intra-partum care. J Obstet Gynaecol 28：301-304, 2008
2) Dixit A, Girling JC：Obesity and pregnancy. J Obstet Gynaecol 28：14-23, 2008
3) Usha Kiran TS, Hemmadi S, Bethel J et al：Outcome of pregnancy in a woman with an increase body mass index. BJOG 112：768-772, 2005
4) Burt J：Worth the weight pregnancy after gastric bypass surgery. Adv Nurse Pract 13：45-47, 2005
5) Galtier-Dereure G, Montpeyroux F, Boulot P et al：Weight excess before pregnancy：complications and cost. Int J Obes Relat Metab Disord 19：443-448, 1995
6) Sapathy HK, Fleming A, Frey D et al：Maternal obesity and pregnancy. Postgrad Med 120：E01-E09, 2008
7) Lewis G：The Confidential Enquiry into Maternal and Child Health (CEMACH). Why mothers die 2000-2002. The sixth report of Confidential Enquiry into Maternal Death in the United Kingdom. RCOG, London, 2004
8) Lewis G：The Confidential Enquiry into Maternal and Child Health (CEMACH). Saving

mother's lives : reviewing maternal deaths to make motherhood safer : 2003-2005. The seventh report on Confidential Enquiries into Maternal Deaths in the United Kingdom. CEMACH, London, 2007

9) WHO. Obesity : preventing and managing the global epidemic. Report of a WHO Consultation. WHO Technical Report Series 894. World Health Organization 9, Geneva, 2000

10) Sturm R : "Increases in morbid obesity in the USA : 2000-2005". Public Health 121 : 492-496

11) Pilkington S, Carli F, Dakin MJ et al : Increase in mallampati score during pregnancy. Br J Anaesth 74 : 638-642, 1995

12) Rahman K, Jenkins JG : Failed tracheal intubation in obtetrics : no more frequent but still badly managed. Anaesthesia 60 : 168-171, 2005

13) D'Angelo R, Dewan DD : Obesity. In "Obstetric Anaesthesia : Principles and Practice, 3rd ed" ed. Chestnut DH. Elsevier Mosby, Philadelphia, pp893-903, 2004

14) Hood DD, Dewan DM : Anesthetic and obstetric outcome in morbidly obese parturients. Anesthesiology 79 : 1210-1218, 1993

15) Fox GS : Anaesthesia for intestinal short circuiting in the morbidly obese with reference to the pathophysiology of gross obesity. Can Anaesth Soc J 22 : 307-315, 1975

16) Patel J : Anaesthesia for LSCS in a morbidly obese patient. Anaesth Intensive Care 27 : 216-219, 1999

17) Gautam PL, Kathuria S, Kaul TK : Infiltration block for caesarean section in a morbidly obese parturient. Acta Anaesthesiol Scan 43 : 580-581, 1999

18) Eng M, Butler J, Bonica JJ : Respiratory function in pregnant obese women. Am J Obstet Gynecol 123 : 241-245, 1975

19) Unterborn J : Pulmonary function testing in obesity, pregnancy and extremes of body habitus. Clin Chest Med 22 : 759-767, 2001

20) Dempsey JA, Reddan W, Rankin J et al : Alveoalr arterial gas exchange during muscle work in obesity. J Appl Physiol 21 : 1807-1814, 1996

21) Soens MA, Birnbach DJ, Ranasinghe JS et al : Obstetric anaesthesia for the obese and morbidly obese patient : an ounce of prevention is worth more than a pound of treatment : review article. Acta Anaesthesiol Scand 52 : 6-19, 2008

22) Cheymol G : Effects of obesity on pharmacokinetics implications for drug therapy. Clin Pharmacokinet 39 : 215-231, 2000

23) Rowland M, Tozer TN : Clinical Pharmacokinetics : Concepts and Applications 3rd edition. Williams & Wilkins, Baltimore, pp137-155, 1995

24) Reisin E, Tuck ML : Obesity-associated hypertension : hypothesized link between etiology and selection of therapy. Blood Press Monit 4 (suppl 1) : S23-26, 1999

25) Messerli FH, Christie B, DeCarvalho JG : Obesity and essential hypertension. Hemodynamics, intravascular volume, sodium excretion, and plasma renin activity. Arch Intern Med 141 : 81-85, 1981

26) Viby-Mogensen J : Correlation of succinylcholine duration of action with plasma cholinesterase activity in subjects with the genotypically normal enzyme. Anesthesiology 53 : 517-520, 1980

27) Bentley JB, Borel JD, Vaughan RW et al : Weight, pseudocholinesterase activity, and succinylcholine requirement. Anesthesiology 57 : 48-49, 1982

28) Casati A, Putzu M : Anesthesia in the obese patient : pharmacokinetic considerations. J Clin Anesth 17 : 134-145, 2005

29) Egan TD, Huizinga B, Gupta SK et al : Remifentanil pharmacokinetics in obese versus lean patients. Anesthesiology 89 : 562-573, 1998

30) Passannante AN, Rock P : Anesthetic management of patients with obesity and sleep apnea. Anesthesiol Clin N Am 23 : 479-491, 2005
31) Panni MK, Columb MO : Obese parturients have lower epidural local anaesthetic requirements for analgesia in labour. Br J Anaesth 96 : 106-110, 2006
32) Hawkins JL : Anaesthesia-related maternal mortality. Clin Obstet Gynecol 46 : 679-687, 2003
33) Combes X, Sauvat S, Leroux B et al : Intubating laryngeal mask airway in morbidly obese and lean patients : a comparative study. Anesthesiology 102 : 1106-1109, 2005
34) Maassen R, Lee R, Hermans B et al : A comparison of three videolaryngoscopes : the Macintosh laryngoscope blade reduces, but does not replace, routine stylet use for intubation in morbidly obese patients. Anesth Analg 109 : 1560-1565, 2009

VII 妊産婦救急

Q38 心疾患合併妊婦

回答：横浜市立大学付属病院 麻酔科　三浦倫一，後藤隆久

point

心疾患合併妊婦に関わっていく場合のポイントは，
- その妊娠が危険なものかどうかを評価する．
- 通常の妊娠における妊婦の特徴を理解する．
- 合併する心疾患の特徴を理解する．
- そのような妊婦をどのように管理していくかを理解する．

などが挙げられます．

Q 心疾患を合併した妊娠は危険なのですか？　そうであれば，危険因子や予測因子などはあるのですか？

A 合併する心疾患の割合は，70～80%が先天性，20%程度が後天性，数%が不整脈によるものといわれています．先天性心疾患を合併する妊婦の妊娠における死亡率は1%未満ですが，通常の合併症のない妊娠における妊婦の死亡率10万人に対して2～11人と比べると高率です．妊娠前からの心イベント，または不整脈，NYHA＞Ⅱ，またはチアノーゼ，左心系の閉塞や収縮力低下などの合併症があると，妊婦の死亡や合併症の危険性が上昇するといわれています．生まれてくる児の合併症に関しては，妊婦の低心機能，チアノーゼ，左心系の閉塞，妊婦の喫煙歴，複数回の妊娠歴，抗凝固薬の投与などが関与しているといわれています[1]．例えばEizenmenger syndrome や primary pulmonary hypertension（以下，PPH）のような心疾患合併の場合の死亡率は30～50%と非常に高くなってきます[2,3]．妊娠中から妊娠後数週間における合併症についても，Fontan術後の妊娠では，その39%に流産が生じています．また，チアノーゼ性心疾患合併の妊娠の37%が早産だといわれています[3]．このように，心疾患合併妊娠には危険が伴っています．それらの患者と関わっていく場合には，その患者の特徴を知っておかなくてはなりません．

Q 一般的な妊娠の循環器系に関する特徴を教えてください

A 心疾患を合併した妊婦の妊娠中に罹患する主な合併症は，肺水腫，不整脈，脳卒中といった循環器系のものです[1,4]．それらの原因となるような循環系の変化が妊娠中には生じます．妊娠特有の循環血液量，血管外液量，心拍出量，血圧あるいは末梢血管抵

抗，心拍数などの変化がそれです．循環血液量は妊娠後数週から徐々に増え始め，妊娠第3期にはピークに達し，分娩後数週間までその上昇は続きます．妊娠後期には血管外液量も増加します．心拍出量は，一回心拍出量と心拍数の両方が増えるため妊娠中期には非妊娠時の30〜40％増加します．さらに分娩時には，子宮収縮からと痛みによる反応からとでさらに上昇します．血圧あるいは末梢血管抵抗の変化は心拍数のそれとは正反対です．心拍数が妊娠中期には非妊娠時の10 beats/minほど上昇するのに対し，血圧または末梢血管抵抗は同じ時期に低下しはじめ，妊娠第3期に入ってから徐々にわずかに上昇してきます．血管抵抗の非常に低い胎盤の存在が，血圧や末梢血管抵抗の低下の原因の一つです．以上のような循環器系の変化が妊娠中には生じ，分娩時にはそれぞれがまた大きく変化することがあります．血栓症の危険性も妊娠中から妊娠後数週間にわたって高いといわれています．これらの循環変動に対し，自身の心機能がうまく反応できなかった場合に，様々な合併症が生じていくと考えられています[5,6]．

Q すべての心疾患が一応に危険なのでしょうか？ 疾患によって異なるのであれば，具体的にその疾患と妊娠との関係を教えてください

A 上記の妊娠特有の循環変動は心疾患にどのような影響をもたらすのでしょうか．合併している心疾患によってどのように考えたらいいのでしょうか．非チアノーゼ性心疾患，チアノーゼ性心疾患，その他の特殊な疾患に分けてみましょう[6]．非チアノーゼ性心疾患には，左右シャント，左室流出路狭窄，肺動脈狭窄，修正大血管転位などを伴うものが含まれます．後天性の心疾患では，リウマチによる僧帽弁狭窄症や出産前後の原因不明の心筋症などがあります．チアノーゼ性心疾患は，ファロー四徴症，大血管転位症などです．その他の特殊な疾患には，PPHや二次性のpulmonary hypertensionを含むpulmonary vascular obstructive disease（肺血管閉塞性疾患：以下，PVOD），Eisenmenger syndrome，Fontan循環やMarfan syndromeなどがあります[7,8]．各疾患と妊娠による循環動態の変化を考えてみましょう．

左右シャントを伴う疾患として心房中隔欠損症（以下，ASD）や心室中隔欠損症（以下，VSD）を妊婦が合併していた場合，通常問題なく出産することができます．妊娠中は末梢血管抵抗が低下することで，右室の容量負荷・圧負荷が軽減されている状態です．ただし，シャント量が多く，不整脈や心不全，肺高血圧を伴っている場合は症状の悪化する可能性があります．心房中隔を通して空気塞栓が全身に及ぶ可能性もあります[9]．

左室流出路狭窄を伴う疾患は，大動脈狭窄症や大動脈縮窄症などです．それらの疾患を合併した妊娠は，妊婦の死亡率は0〜10％，児の死亡率は4％など報告されているように，通常よりも危険です[7]．全身に血流を送り出す部分に制限があるため，心拍出が増加しにくくなっています．狭窄部の手前の左心室，左心房は内圧が上昇し心筋は厚く肥大しており，心不全や心筋虚血を起こしやすくなっています．肥大した心臓は前負荷低下によって容易に低心拍出，低血圧を生じます[6]．その結果，胎盤に十分な血液が届かずに子宮内発育遅延や未熟児出産の発生が多くなります．大動脈縮窄症の場合は，低循環流の下半身に反して，脳血管は常に高血圧に曝されているため，脳血管合併症の可能性が高いです．妊娠は薦められません．妊娠前に症状がない

比較的軽度の場合や外科的に修復されている場合は，問題なく妊娠可能です[9]．後天性の大動脈狭窄も考え方は同じです．

肺動脈狭窄症を合併した場合は，非妊娠時には症状がなくても妊娠に伴って症状が強くなってくることが予想されます．妊娠に伴う前負荷の増加が右心不全や上室性不整脈を起こすからです．外科的に修復した後の妊娠が薦められます．妊娠中でもバルンによる修復術（balloon valvuloplasty）が可能です[6]．

僧帽弁狭窄症を合併している場合，妊娠以前は症状がなくても，妊娠後期における循環血液量増加時に，心房細動や心不全などの症状を起こすことがあります．最近の報告では，心不全や不整脈などの合併症はありますが，死亡例はないようです．僧帽弁閉鎖不全や大動脈弁閉鎖不全などは，妊娠中十分は観察を行っていけば妊娠は可能といわれています．

出産前1ヵ月くらいから後5ヵ月くらいにかけての原因不明の心筋症を合併する場合があります．心室の拡張と収縮力低下が特徴です．たいていの場合は妊娠以前の心機能に戻りますが，次の妊娠の予測は現在のところ不明です．

ファロー四徴症などのチアノーゼ性心疾患合併妊娠においては，外科的修復がされていなくてチアノーゼが続いている場合には，妊娠は危険なものとなります．妊娠によって末梢血管抵抗が低下した場合や循環血流量が増加した場合，右左シャントが増え，チアノーゼの増悪や低酸素を招きます．妊婦の死亡を含む心イベント発生率や未熟児出産，低出生体重児の割合が上昇します．妊娠以前に外科的治療によってチアノーゼのない状態になっていれば妊娠は可能です．シャントの残存，右室流出路狭窄，不整脈などの心合併症がある場合には，危険を伴ってくることがあります[6,9]．

チアノーゼを伴った大血管転位症を合併した妊婦の多くは，現在のところ心房位で血流転換を行う手術（Mustard procedure や Senning procedure）を受けています．遠隔期の合併症として全身へ血流を送り出している解剖学的右室の機能不全，上室性不整脈，洞機能不全などがある場合は，妊娠は危険なものとなることがありますが，それらがない場合には妊娠は可能と考えられています．この疾患に対し，妊娠前に大動脈と肺動脈を入れ替える手術（arterial switch procedure）いわゆる Jatene procedure を受けている場合の妊娠については，まだ報告は少ないようです．この場合は，全身に血流を送り出す心室は元来の解剖学的左室ですが，術後は右室流出路〜肺動脈狭窄や大動脈狭窄が合併症として考えられます[6]．

特殊な疾患として，PVOD や Eisenmenger syndrome を合併している妊娠は非常に危険です．妊婦と新生児の死亡率はそれぞれ30〜50％，13％との報告があります．妊娠は薦められません．肺血管抵抗が高く，肺血流の増加が望めず，すでに右左シャントになっている状態です．妊娠による末梢血管抵抗低下が，右左シャントを増やし妊婦の低酸素を悪化させます[5〜7]．

Fontan 循環での妊娠はどうでしょうか．1971年に三尖弁閉鎖症の児に行われたのがはじめての Fontan procedure でした．この循環の特徴は，肺血流を増加する余力がないことです．循環血液量が増えても，肺を通過させて全身に血流を供給する心房心室に血液を送ることができません．したがって，心拍出量の増加も多くは望めません．Fontan 手術後10年での合併症は多いです．半数以上に上室性不整脈や心不全が起きます．血栓症や蛋白漏出性胃腸症は10〜30％に生じます．Fontan 循環での妊娠では，約半数に34週以

前の出生や低出生体重児がみられます．Fontan循環は，低心拍出あるいは，心拍出量の増加があまり望めない状態であるため，子宮や胎盤へ十分な血流が確保されにくいと考えられています．その他の心合併症がなければ，経腟分娩が可能です．心合併症がある場合は帝王切開を選択することが多いようです．血栓症予防のために内服している抗凝固薬の存在は，帝王切開の麻酔を決定するためには，忘れてはならないものです[6,8,10]．

Marfan syndromeの妊娠では，妊娠前から妊娠中にかけて上行大動脈径が40 mm以下で，拡大傾向になければ妊娠は可能といわれています．40 mm以上の大きさの場合，大動脈解離や破裂を起こす可能性が大きく，妊娠は危険です．薦められません．妊娠中は定期的な検査による大動脈径の観察と，βブロッカーなどの薬剤による血圧コントロールが必要です[5,7]．

Q 心疾患合併の妊婦に関わる場合，見逃してはならないポイントはありますか？

A 心疾患合併妊娠では，心機能不全，不整脈，血栓症，血栓症予防や治療のための抗凝固薬による副作用などが問題となります．これらを合併した妊婦を管理していく必要があります．心機能不全，とくにNYHA Ⅲ度やⅣ度の場合は入院が必要です[6]．入院安静をして心機能の改善に努めます．不整脈に対しても必要に応じて治療していきます．アミオダロンは新生児の甲状腺機能低下を惹起する可能性があります．その他の抗不整脈薬はおおかた使用に制限はなさそうです．電気的除細動や埋込み式除細動器の妊娠中の安全性を示した報告もあります[5,6]．心疾患治療で弁置換を行った場合抗凝固薬の使用が必要となります．ワーファリン内服の場合，胎児の器官形成への影響や分娩時の児の脳内出血の可能性が示唆されています．ヘパリンには胎盤通過性はないのですが，その不十分な抗凝固作用や，長期の使用で骨粗鬆症の可能性があることなどが欠点です．現在は5 mg以下のワーファリンと少量のアスピリンを妊娠中内服継続するか，妊娠6～12週の時期だけヘパリンに換えて，それ以外の時期はワーファリンを内服するという方法が薦められています．分娩が近づいたときにワーファリンからヘパリンに換え，分娩の12時間前に中止とします．必要な場合にプロタミンでのヘパリンの拮抗も行います．分娩後は6から12時間たってからプロタミンやヘパリンを再開します．また，低分子ヘパリン使用も有効であるようです．薬剤の変更時にその効果を減弱しないようにすることが大切です[5,6,9,10]．

Q 実際に心疾患合併の妊婦に関わる場合どのようにしたらいいでしょうか？

A このようなリスクの高い妊婦の管理は，個人ではなくチーム全体で行うほうがいいようです．産科医，循環器科医，小児科医，麻酔科医などが情報をできるだけ早い時期から集め，全員で共有することが大事です[6]．

実際の分娩には，経腟分娩が薦められます．帝王切開の適応としては，血圧の変動をできるだけ抑制したいMarfan syndrome，他の心合併症を伴った大動脈縮窄症やファロー四徴

症などが挙げられます．またワーファリンを分娩前 2 週間以内に中止にできず内服してしまっているような場合には，経腟分娩では新生児に脳内出血の危険性が高くなるため帝王切開が薦められるようです．分娩方法にかかわらず，観血的動脈圧測定や心電図はモニターしていることが多いようです．高度な低心拍出や肺高血圧などで適応があれば，肺動脈カテーテルの挿入も可能と考えられています．帝王切開時に硬膜外麻酔は良い方法でしょう．硬膜外腔にフェンタニルなどの麻薬を注入し十分な鎮痛効果を得ることも良いでしょう．麻酔方法にかかわらず十分な前負荷をかけることと，血圧または末梢血管抵抗の低下をきたさないことが大切です[6,9]．妊婦に低心拍や低酸素を起こさせないためです．分娩後は妊娠前の血行動態に戻るのは数週間かかるといわれており，できれば分娩後 1 週間，最低でも 72 時間は厳重なモニター下に妊婦を監視すべきといわれています[5,6]．

[文　献]

1) Siu SC, Sermer M, Colman JM et al：Cardiac Disease in Pregnancy（CARPREG）Investigators：Prospective multicenter study of pregnancy outcomes in women with heart disease. Circulation 104（5）：515-521, 2001
2) Foster E, Graham TP Jr, Driscoll DJ et al：Task force 2：special health care needs of adults with congenital heart disease. J Am Coll Cardiol 37（5）：1176-1183, 2001
3) Schultz AH, Wernovsky G：Late outcomes in patients with surgically treated congenital heart disease. Semin Thorac Cardiovasc Surg Pediatr Card Surg Annu 8：145-156, 2005
4) Sermer M, Colman J, Siu S：Pregnancy complicated by heart disease：a review of Canadian experience. J Obstet Gynaecol 23（5）：540-544, 2003（Sep）
5) Iserin L：Management of pregnancy in women with congenital heart disease. Heart 85（5）：493-494, 2001
6) Siu SC, Colman JM：Heart disease and pregnancy. Heart 85（6）：710-715, 2001
7) Davies GA, Herbert WN：Congenital heart disease in pregnancy. J Obstet Gynaecol Can 29（5）：409-414, 2007
8) Nitsche JF, Phillips SD, Rose CH et al：Pregnancy and delivery in patients with fontan circulation：a case report and review of obstetric management. Obstet Gynecol Surv 64（9）：607-614, 2009
9) Pitkin RM, Perloff JK, Koos BJ et al：Pregnancy and congenital heart disease. Ann Intern Med 112（6）：445-454, 1990
10) Vitale N, De Feo M, De Santo LS et al：Dose-dependent fetal complications of warfarin in pregnant women with mechanical heart valves. J Am Coll Cardiol 33（6）：1637-1641, 1999

Ⅷ 新生児の評価と蘇生

Q39 新生児蘇生法ガイドライン

回答：北海道立子ども総合医療・療育センター 手術部・麻酔科　川名　信

point

- 新生児蘇生は30秒ごとに状態を評価して次のステップに進む．
- 30秒間酸素投与しても心拍数が100回/min以下，中心性チアノーゼが持続，無呼吸の場合は30〜40回/minの陽圧換気を行う．
- 有効な陽圧換気を30秒行っても心拍数が60回/min以下の場合は，1分間に30回の換気と90回の胸骨圧迫を行う．
- 有効な陽圧換気と胸骨圧迫を30秒間実施しても心拍数が60回/min未満の場合は，エピネフリンを投与する．

Q 新生児の蘇生で麻酔科医はどのような役割を果たせばよいでしょうか？

A 一般的に新生児蘇生は新生児科医が中心になって行われます．しかし，いつも蘇生に精通した新生児科医がいるとは限りません．その場合は経験のある産科医，助産師，麻酔科医などが参加することが求められます．帝王切開時に麻酔科医が新生児蘇生に関わるのは，
① 母体の安全が確保されている
② 麻酔科医が新生児蘇生に知識と経験をもっている
③ 新生児科医が不在である，あるいは手が足りない

場合となります．

新生児蘇生は成人や小児の蘇生のアルゴリズムと大きく異なりますが，麻酔科医は気道確保，陽圧換気，気管挿管などを中心に役割を果たすことができます．

Q 新生児の蘇生で準備しておくものには何がありますか？

A 前もって準備する物品のリストを表1，2に示します．

陽圧換気のデバイスとしては自己拡張式バッグと流量拡張式バッグ，その他としてTピース蘇生装置がありますが，あまり一般的ではありません．出生直後には高い圧での換気が必要となるので，自己拡張式バッグに付いている圧制限バルブがロックできるかどうかを確認します．流量拡張式バッグにはマノメーターが付いているほうが望ましいでしょう．

喉頭鏡ブレードはストレートのミラータイ

表1 準備する物品

1. 気道確保
   - 酸素流量計（濃度調節器つきが望ましい）
   - マスク：出生体重に応じた各種サイズ（クッションつきが望ましい）．
   - 換気デバイス
     - 自己拡張式バッグ
     - 流量拡張式バッグ（マノメーターつき）
     - Tピース蘇生器
   - 喉頭鏡
     - ハンドル（短く軽いもの）
     - ミラータイプブレード（No. 0，No. 1）
   - 気管チューブ（表2参照）
   - スタイレット
   - 二酸化炭素検出器
   - 固定用絆創膏　4本以上
   - サクション（100 mmHg）およびサクションカテーテル 6 Fr–12 Fr

2. 静脈路確保
   - 静脈留置針　24 G
   - 臍帯静脈路用中心静脈カテーテル
   - 中心静脈確保用カットダウンセット
   - フラッシュ用生理食塩水
   - 骨髄針

3. 蘇生薬
   - エピネフリン　10倍希釈　1〜2 mLの注射器に2, 3本
   - 重炭酸ナトリウム　5%グルコースか蒸留水で2倍希釈したもの
   - 低血糖補正用 10%グルコース
   - 循環血液量増量用　生理食塩水，乳酸リンゲル液，酢酸リンゲル液

表2 気管チューブのサイズと挿管の深さ

チューブサイズ	深さ(cm)	体重(g)	在胎週数(週)	カテーテルサイズ(F)
2.0〜2.5	6〜7	1,000未満	28未満	5〜6
2.5〜3.0	7〜9	1,000〜2,000	28〜34	6〜8
3.0〜3.5	9〜10	2,000〜3,000	34〜38	8
3.5〜4.0	10〜11	3,000以上	38以上	8〜10

プ（未熟児には No. 0，成熟児には No. 1）が使用しやすいです．気管挿管の確認は二酸化炭素検出器が有用です．気管チューブ固定用の絆創膏は幅5〜10 mm，長さ15〜20 cmのものを4本以上用意します．

Q PALS（Pediatric Advanced Life Support）とNCPR（Neonatal Cardio-pulmonary Resuscitation）のアルゴリズムの違いはどのような点ですか？

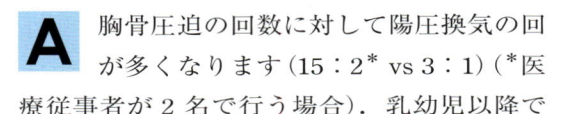

A 胸骨圧迫の回数に対して陽圧換気の回が多くなります（15：2* vs 3：1）（*医療従事者が2名で行う場合）．乳幼児以降では2分ごとに状態を評価しますが，新生児の場合には30秒ごとに状態を評価して次のステップに進みます（図1）．

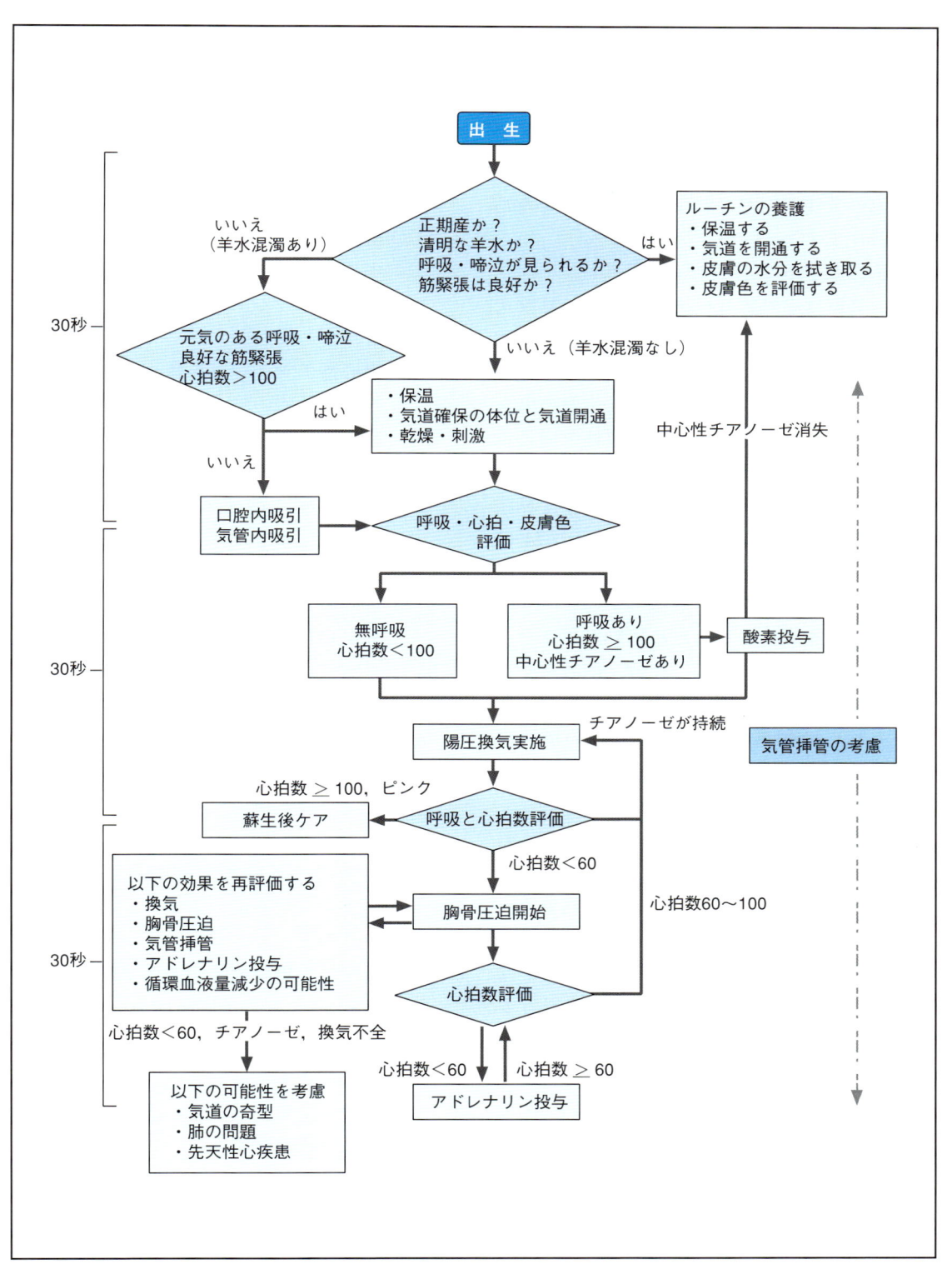

図1 新生児蘇生のフローチャート

1．正常な場合
　①満期産で羊水が清明
　②啼泣あり
　③手足を動かして筋緊張が良好
2．蘇生が必要な場合
上記の条件が満たされない場合は，次の処置をとります．
　①保温する
　　処置は赤外線ヒーターのついた解放式保育器の上で行います．
　②気道確保の体位をとり，気道確保する
　　嗅ぐ体位をとりますが，新生児の場合は頭部が大きいので薄い肩枕を挿入すると良いでしょう．吸引が必要な場合は口腔内をサクションし，続いて鼻腔をサクションします（Mouth の M は Nose の N の前と覚えます）．
　③皮膚の水分を拭き取る
　④呼吸を開始させるために刺激する
　　足底を叩く，背部，体幹，四肢をやさしくこするなどの刺激を加えます．これらの刺激でも呼吸をしない場合には，陽圧換気を開始します．
　【胎便で汚染されている場合】
　胎便汚染がある場合は，児に元気があれば口腔内，鼻腔内の分泌物を除去し，乾燥させます．呼吸していない，筋緊張が弱い，心拍数が 100 回/min 以下である場合には口腔内および気管吸引を行います．口腔内は口径の大きなサクションチューブで吸引します．気管内は胎便吸引器を接続して吸引しながら気管チューブごと抜去するか，できるだけ口径の太いサクションチューブで吸引します．
3．新生児の評価
　①呼吸
　　力強い呼吸があるかどうかを評価します．喘ぎ呼吸は無呼吸と同じと考えます．
　②心拍数
　　心拍数が 100 回/min 以上あるかどうかを評価します．心拍数は臍帯の根元を触るか，聴診で 6 秒間測定し 10 倍します．
　③皮膚色
　　中心性チアノーゼ（口唇，舌，体幹），末梢性チアノーゼの有無を判断します．
4．中心性チアノーゼを認める場合
　①呼吸をしていても中心性チアノーゼを認める場合は酸素を投与します．
　②フリーフロー酸素はフェイスマスク，流量膨張式バッグや T ピース蘇生器で投与します．
5．陽圧換気
　①無呼吸が持続する，心拍数が 100 回/min 以下，酸素投与では中心性チアノーゼが改善しない場合には陽圧換気を開始します．
　②40〜60 回/min の陽圧換気を行います．
　③マスク換気保持
　　拇指と人差指でマスク保持し，下顎は中指だけで持ち上げ密着させる I-C クランプ法を用います．
　④換気の圧
　　新生児の場合は肺が液体で満たされているので，最初の呼吸は 30〜40 cmH$_2$O 程度の高い圧が必要となります．その後はできるだけマノメーターを利用し過剰な圧を避けます．
6．陽圧呼吸の評価
児の状態が改善したかどうかは次の 4 項目をチェックします．
　①心拍数の増加
　②皮膚色の改善

③自発呼吸
　　④筋緊張の改善
　効果がみられない場合には，陽圧換気が有効であったかを検討します．

7．胸骨圧迫

　有効な陽圧換気が 30 秒間行われても心拍数が 60 回/min 未満の場合には胸骨圧迫を開始します．
　　①圧迫法
　　　a）胸郭包込み両拇指圧迫法
　　　b）二本指法
　　②圧迫部位
　　　剣状突起の上で乳頭線の下で剣状突起の上．
　　③圧迫の深さと方向
　　　胸郭の前後径の 1/3 の深さまで垂直に胸骨を圧迫し，その後完全に戻るまで圧迫を解除します．しかし指は圧迫部位から離さないようにします．
　　④胸骨圧迫と換気回数
　　　1 分間に 30 回の換気と 90 回の胸骨圧迫を行います．3 回の胸骨圧迫後に一回換気を行う 1 連の動作を 2 秒で行います．2 名で実施し「1，2，3，換気」と声を掛け合って行うとよいでしょう．

8．気管挿管

　気管挿管は蘇生中の様々な段階で考慮します．特に陽圧換気を開始しても改善がみられない場合，胸骨圧迫を開始する場合には気管挿管をしていると効率の良い心肺蘇生ができます．しかし気管挿管に時間がかかるようならマスクバッグによる陽圧換気を継続します．

9．エピネフリン投与

　30 秒間の有効な陽圧換気とさらにひき続いての 30 秒間の胸骨圧迫でも心拍数が 60 回/min 未満の場合に適応となります．
　　a）投与量は 0.01～0.03 mg/kg，10 倍エピネフリンで 0.1～0.3 mL/kg を投与します．静脈路から投与した場合には 0.5～1 mL の生理食塩水でフラッシュします．
　　b）効果がみられない場合は，2～3 分ごとに投与してもよいですが，必ず効果的な陽圧換気と胸骨圧迫が行われていることを確認しましょう．
　　c）それでも心拍数が上昇しない場合には，循環血液量の減少の可能性を考慮します．
　　d）これらの治療に反応せずに心拍が 60 回/min 未満，チアノーゼの持続がある場合には，気道の奇型，先天性心疾患などを疑います．また心拍が全くない場合には蘇生の中止を考慮します．

Q 新生児の出産時の SpO_2 の正常経過について教えてください

A　胎内での SpO_2 は 60%，PaO_2 は 28 mmHg といわれています．産道を通っている間の SpO_2 は 30% 前後になります[4]．娩出後は 1 分前後で約 60% まで回復し，ほとんどの児では 3 分以内に 85～90% となります．しかし 5 分後の SpO_2 の正常値下限は 70% であり[5]，酸素投与は SpO_2 の値のみでなく，呼吸の強さ，筋緊張などを参考として決めます．
　出生直後にはパルスオキシメーターのセンサーは右手に装着します．新生児では肺高血圧のため動脈管を介した右左シャントの影響で動脈管前後の SpO_2 に差が生じます．正常では 17～20 分で肺動脈圧が低下し右左シャントが消失し，SpO_2 の差もなくなります[6]．

Q 新生児蘇生時の酸素使用について議論があると聞きましたが、どのような内容ですか？

A 新生児は胎内では PaO_2 が 30 mmHg 以下と非常に低い値で過ごしているので出生直後には酸素は必要ないという考え方があります。また新生児、特に未熟児に高濃度酸素投与による肺障害が指摘されています。大規模無作為試験のメタ解析ではルームエアで蘇生したほうが有意に死亡率が低く、虚血性低酸素性脳症の重症度を減少させる傾向が示されています[7]。しかし未熟児では目標 SpO_2 に達するために酸素が必要という報告もあります[8]。一方、未熟児でも SpO_2 を指標に F_IO_2 を変化させた場合、低い F_IO_2 から開始した群と高い F_IO_2 から開始した群の経過に差はなく、蘇生開始後5分で両群間の F_IO_2 には差がなくなったという報告があります[9]。現時点ではできるだけ SpO_2 の値を指標に必要最小限度の酸素を投与することが望ましいと思われます。

Q 新生児蘇生の時のメイロン®の使い方に注意がありますか？

A 新生児蘇生の際にメイロン®を使う場合には5%グルコースか、蒸留水で2倍に希釈し、1 mEq/L/kg/h を越えない速度で投与します。これは7%メイロン®では電解質浸透圧比が6.0と非常に高浸透圧なので未熟児では血管がその圧差に耐え切れず破綻し、脳内出血を起こすことがあるからです。またメイロン®は体内に入るとすぐに CO_2 を遊離します。急速に投与すると一過性に $PaCO_2$ が上昇し脳血管拡張が起き、やはり脳血管の破綻による脳内出血を起こす可能性があるからです。

また蘇生時のメイロン®の有効性に関するエビデンスはなく[10]、今後のガイドラインでの指針に注目しましょう。

[文 献]

1) American Heart Association：PALS プロバイダーマニュアル．シナジー，pp153-190，2008
2) American Heart Association，田村正徳 監訳：AAP/AHA 新生児蘇生テキストブック．医学書院，pp1-11-1-27，2006
3) 田村正徳 監修，櫻井淑男 編：生体シュミレーターで学ぶ新生児/小児救急．メディカ出版，pp8-15，2009
4) Ease CE, Colditz PB, Begg LM et al：Update on intrapartum fetal pulse oximetry. Aus NZJ Obstet Gynaecol 42：119-124, 2002
5) Dawson JA, Davis PG, O'Donnell CP et al：Pulse oximetry for monitoring infants in the delivery room：A review. Arch Dis Child Fetal Neonatal Ed 92：F4-7, 2007
6) Toth B, Becker A, Seelbach-Gobel B：Oxygen saturation in healthy newborn infants immediately after birth measured by pulse oximetry. Arch Gynecol Obstet 266：105-107, 2002
7) Saustad OD, Ramji S, Soll RF et al：Resuscitation of newborn infants with 21% or 100% oxygen：an updated systematic review and Meta-Analysis. Neonatol 94：176-182, 2008
8) Dawson JA, Kamlin CO, Wong C et al：Oxygen saturation and heart rate during delivery room resuscitation of infants＜30 week's gestation with air or 100% oxygen. Arch Dis Child Fetal

Neonatal Ed 94：F87-91, 2009
9) Escrig R, Arruza L, Izquierdo et al：Achievement of targeted saturation values in extremely low gestational age neonates resuscitated with low or high oxygen concentration：A prospective, randomized trial. Pediatrics 121：875-881, 2008
10) Aschner JL, Poland RL：Sodium bicarbonate：Basically useless therapy. Pediatrics 122：831-835, 2008

索引

あ

アイソトープ　153
アスピリン　145
アドレナリン　57, 210, 213
アナフィラキシー　208, 209, 210
アナフィラキシーアルゴリズム　211
アプガースコア　52
悪性新生物　151

い

イントラリピッド　60
インファントウォーマー　36
インフォームドコンセント　19, 123
胃食道逆流　18
一回注入量　225
一過性徐脈　11
一過性頻脈　11
遺伝子組換え活性型第Ⅶ因子製剤　189
医療介入　3

え

エピネフリン　239

お

オキシトシン　83
オピオイド　74

か

カテコールアミン　3
カテーテルインターベンション　188
開業産科医　121, 122, 124
開口度　44
下肢神経障害　132
加重型妊娠高血圧腎症　84

間欠的空気圧迫法　197
完全無痛分娩　115
嵌入胎盤　104

き

器械分娩　133
危機的出血への対応ガイドライン　186
奇　形　151
基線細変動　10
基線心拍数　10
気　道　222
気道管理　172
機能的残気量　17
揮発性麻酔薬　173
気　腹　157
気腹の呼吸系への影響　157
気腹の循環系への影響　157
気腹圧　158
気腹中の換気条件の設定　158
仰臥位低血圧症候群　53
胸骨圧迫　215, 216
胸部 X 線検査　152
局所浸潤麻酔　68, 69
局所麻酔薬　70, 75, 117, 172, 179
局所麻酔薬中毒　58, 130
緊急産科的子宮全摘　187
緊急帝王切開　26, 81
緊急麻酔　98
筋弛緩薬　173

く

くも膜下誤注入　129
区域麻酔　101, 224
空気清浄度クラス　33
空気清浄度規格クラス　34

け

経気管ジェットベンチレーター　50
頸部伸展　44
血液凝固機能　170
血管内誤注入　129
血行動態　169

血中濃度　59
血糖降下薬　145

こ

コデイン　181
コミュニケーション　25
抗ヒスタミン薬　212
抗マグネシウム血症　218
抗痙攣薬　145
高血圧症　84
高性能フィルター　33, 34
交通事故　153
硬膜下カテーテル留置　127
硬膜外カテーテル　65
硬膜外フェンタニル　179
硬膜外麻酔　56, 118, 171
硬膜外無痛分娩　116, 117, 119, 126, 127, 133, 134, 135, 137, 140, 141
硬膜穿刺　127, 128
硬膜穿刺後頭痛　52, 62
誤　嚥　23, 29
呼吸機能　169, 222
呼吸中枢　17
呼吸抑制　74
国際頭痛分類　63
困難気道　43, 49, 50
困難気道アルゴリズム　46, 47, 48

さ

催奇形因子　144
催奇形性　144
臍帯脱出　29
臍帯動脈血流　8
産科危機的出血への対応ガイドライン　185, 206
産科大量出血　184, 188, 189
産科 DIC　201
産科 DIC スコア　202
産後の生理学的変化　169
産後の母体　169
産後の薬理学的変化　169
産褥期　171
産褥出血　183, 187

酸　素　　137, 240
酸素解離曲線　　3

し

シヌソイダルパターン　　97
歯　牙　　44
自家血輸血　　16
子　癇　　84, 91
子宮左方転位　　146
子宮収縮　　173
子宮収縮薬　　42
子宮血流量　　17
子宮左方転位　　214, 215
子宮全摘　　187
子宮胎盤血流　　3, 213
子宮動脈塞栓術　　105
子宮内胎児発育遅延　　8
始業点検チェックリスト　　34
自己血貯血　　105, 106
死戦期帝王切開術　　218
湿布薬　　165
市民運動　　2
周産期センター　　26
絨毛間腔血流　　4
出　血　　25, 184, 217
術後鎮痛　　73
術後評価　　1
術前検査　　19
術前診察　　1, 46
術前評価　　100
授　乳　　141
循環血液量　　16
昇圧薬　　212
常位胎盤早期剝離　　94, 95, 96, 97, 187, 201
消化管機能　　170
晶質液　　212
除細動　　216
助産師教育　　2
徐　脈　　10
神経行動学的スコア　　141
神経障害　　131
人工呼吸　　216
人口動態統計　　21
心疾患合併　　229, 232

新生児蘇生　　1, 36
新生児蘇生のフローチャート　　237
新生児蘇生法ガイドライン　　235
陣　痛　　113, 114
陣痛の原因　　111
心停止　　22, 214, 217, 218
心肺機能　　228
心肺虚脱型羊水塞栓症　　217
心肺蘇生　　214, 218
心拍出量　　16
深部静脈血栓症　　196
診療報酬　　26

せ

セルセーバー　　188
清浄度クラス　　33, 34
声門上器具　　49
生理的変化　　222
脊髄くも膜下麻酔　　52, 56, 62, 171
遷延一過性徐脈　　12
全身麻酔　　38, 101, 172, 187, 225
全身麻酔器　　34
前置胎盤　　103, 187
穿通胎盤　　104
前投薬　　39

そ

挿管困難　　18, 23, 28, 43, 44, 46, 225
挿管困難用カート　　35
相対危険度　　38
早発一過性徐脈　　11, 12
蘇生処置　　36, 217, 235

た

体液の変化　　170
胎児の well-being　　13
胎児機能不全　　13, 79, 80, 81
胎児徐脈　　138
胎児心拍陣痛図　　10
胎児心拍数　　147

胎児心拍数モニター　　35
胎児推定体重　　8
代謝機能　　169
体重の変化　　170
大出血　　103
大量出血　　101, 106, 184
多　胎　　107
多胎妊娠　　107, 108
蛋白結合率　　175

ち

チオペンタール　　59
チームコミュニケーション　　2
遅発一過性徐脈　　11, 12
虫垂炎　　153
超音波検査　　153
超緊急帝王切開　　99
直接産科的死亡　　21
鎮　痛　　74
鎮痛薬　　163

て

テストドーズ　　57
テトラサイクリン　　145
帝王切開（術）　　21, 56, 73, 74, 100, 106, 109, 110, 123, 133, 152, 218, 225
帝王切開率　　4
低血圧　　127
低分子ヘパリン　　198

と

透視検査　　153

に

妊産婦死亡　　26
妊産婦死亡率　　26
妊娠と薬　　166
妊娠高血圧　　84
妊娠高血圧症候群　　83
妊娠高血圧腎症　　84
妊娠週数　　215
妊娠蛋白尿　　84
妊娠中の急性虫垂炎　　155

妊娠中の腹腔鏡下手術　156, 159
妊娠中の卵巣腫瘍　156
妊娠中毒症　83

の
脳出血　217

は
バースプラン　2
バルーンカテーテル　105
肺血栓塞栓症　18, 196, 217
播種性血管内凝固症候群　18, 184
麦角製剤　83
抜　管　50

ひ
ビデオ気道確保器具　50
非ステロイド性抗炎症薬　147
非産科手術　20
病的肥満　45, 221
頻　脈　10

ふ
フェンタニル　40
ブピバカイン　54, 57
ブラッドパッチ　66
プレフィルドシリンジ　100
プロゲステロン　17
プロポフォール　40, 59
副腎皮質ステロイド　212
腹壁の神経支配　69
分娩監視装置　96
分娩経過　133
分娩後出血　201
分娩時間の遷延　134
分娩進行　135
分娩第1期　10
分娩第2期　10
分娩第3期　10
分娩痛　111

へ
ペインコントロール　161

ヘパリン起因性血小板減少症　199
ベンゾジアゼピン　59
変動一過性徐脈　11, 13

ほ
放射線検査　149
放射線被ばく　149, 150
母体合併症　126
母乳への移行　76, 174
母乳育児期間　179

ま
マグネシウム　42
マランパチ分類　44, 45
マレイン酸メチルエルゴメトリン　83
麻酔導入　46
麻酔薬の増量　223

み
未分画ヘパリン　197

む
無痛分娩　115, 116, 119, 121, 122, 123, 124, 179, 224

め
メイロン　240
メンデルソン症候群　146

も
モルヒネ　74, 178

や
薬剤の影響　161, 163
薬剤危険度評価基準　162
薬剤添付文書　180

ゆ
癒着胎盤　103, 104, 153, 187

よ
ヨード造影剤　152
陽圧環境　33

羊水塞栓症　191, 192, 193, 194, 217

ら
卵管結紮術　171
卵巣のう腫摘出術の手術時期　156

り
リトドリン　147
硫酸マグネシウム　83, 92, 157
輪状甲状間膜切開　50, 210
輪状軟骨圧迫　146

れ
レボブピバカイン　57
レミフェンタニル　40

ろ
ロピバカイン　57

わ
ワーファリン　145
和痛分娩　115

A
acceleration　11
ALSO　206
ASA difficult airway algorithm　46

B
baseline FHR　10
biophysical profile scoring　10
Bishop スコア　10
Bonica　70
BPS　10
bradycardia　10
Busby　71

C
chronic hypertension　84
CSEA　119
CT　153

D

deceleration　11
DIC　95，184
difficult airway　43
double versus single catheter method　112

E

eclampsia　84
EFW　8
EI　180，181
estimate of fetal weight　8
exposure index　180，181

F

FDA薬剤退治危険度分類基準　162
FHR monitoring　80

G

GABA作動性抑制性ニューロン　58
gestational hypertension　84
gestational proteinuria　84

H

Haleの原則　175
HELLP症候群　83，90
HEPAフィルター　34
HIT　199

I

ID時間　41

IUGR　8
IVPCA　75

L

lipid rescue　59
lipid sink　60
lipid therapy　131

M

M/P比　180
MAC　173
Mallampati分類　28，44
milk/plasma ratio　180
MRI　153

N

NCPR　236
neonatal cardiopulmonary resuscitation　236
non-cutting針　65
non-reactive　9
NRFS　13

P

Pageの重症度分類　96
PALS　236
PDPH　62，63，64
pediatric advanced life support　236
PIH　83，84
post dural puncture headache　62
post-mortem cesarean section　219

post-spinal hypotension　88
posterior reversible encephalopathy syndrome　92
PPH　201
pre-load　88
preeclampsia　84
PRES　92
prolonged deceleration　12

R

Ranney　72
reactive　9
relative infant dose　174，180，181
resistance index　8
rFⅦa製剤　189
RI　8
RID　174，180，181

S

SpO_2　239
Stanage　72
superimposed preeclampsia　84

T

tachycardia　10
TAPブロック　75

V

Virchowの3徴　196

その他

β遮断薬　210

検印省略

これだけは知っておきたい！
産科麻酔Q&A[第2版]　定価（本体6,400円＋税）

2010年（平成22年）6月24日発行　　第1版第1刷
2013年（平成25年）3月15日発行　　第2版第1刷Ⓒ

編　著　照井克生（てるいかつお）

発行者　渡辺嘉之

発行所　株式会社　総合医学社
　　　　〒101-0061　東京都千代田区三崎町1-1-4
　　　　電話 03-3219-2920　FAX 03-3219-0410
　　　　URL：http://www.sogo-igaku.co.jp

Printed in Japan　　　　　　　　　　　　　　　三報社印刷株式会社
ISBN978-4-88378-852-1　C3047　￥6400E

・本誌に掲載する著作物の複製権・翻訳権・上映権・譲渡権・公衆送信権（送信可能化権を含む）は株式会社総合医学社が保有します．
・JCOPY ＜（社）出版者著作権管理機構 委託出版物＞
本誌を無断で複製する行為（コピー，スキャン，デジタルデータ化など）は，「私的使用のための複製」など著作権法上の限られた例外を除き禁じられています．大学，病院，企業などにおいて，業務上使用する目的（診療，研究活動を含む）で上記の行為を行うことは，その使用範囲が内部的であっても，私的使用には該当せず，違法です．また私的使用に該当する場合であっても，代行業者等の第三者に依頼して上記の行為を行うことは違法となります．
複写される場合は，そのつど事前に，JCOPY（社）出版者著作権管理機構（電話 03-3513-6969，FAX 03-3513-6979，e-mail：info@jcopy.or.jp）の許諾を得てください．